HANDBUCH

DER

GESAMTEN AUGENHEILKUNDE

ZWEITE, NEUBEARBEITETE AUFLAGE

NEUNTER BAND

DRITTE UND VIERTE ABTEILUNG

HANDBUCH DER GESAMTEN AUGENHEILKUNDE

BEGRÜNDET VON A. GRAEFE UND TH. SAEMISCH

FORTGEFÜHRT VON C. HESS

ZWEITE, NEUBEARBEITETE AUFLAGE

HERAUSGEGEBEN UNTER MITARBEIT VON

TH. AXENFELD-Freiburg i. Br., ST. BERNHEIMER-Wien†, A. BIELSCHOWSKY-Breslau, A. BIRCH-HIRSCHFELD-Königsberg i. Pr., R. CORDS-Cöln, A. ELSCHNIG-Prag, O. EVERSBUSCH-München†, A. FICK-Herrsching a. Ammersee, B. FLEISCHER-Erlangen, E. FRANKE-Kolberg, S. GARTEN-Leipzig †, W. GILBERT-Hamburg, ALFR. GRAEFE-Halle †, R. GREEFF-Berlin, A. GROENOUW-Breslau, K. GRUNERT-Bremen, O. HAAB-Zürich, E. HEDDAEUS-Dresden, L. HEINE-Kiel, E. HERING-Leipzig†, E. HERTEL-Leipzig, C. von HESS-München†, E. von HIPPEL-Göttingen, J. HIRSCHBERG-Berlin, F. B. HOFMANN-Berlin, J. van der HOEVE-Leiden, J. IGERSHEIMER-Göttingen, E. KALLIUS-Heidelberg, J. KÖLLNER-Würzburg†, A. KRAEMER-San Diego†, E. KRÜCKMANN-Berlin, H. KUHNT-Bonn, R. KÜMMELL-Hamburg, F. LANDOLT-Paris, F. LANGENHAN-Hann.-Münden, H. LAUBER-Wien, TH. LEBER-Heidelberg†, G. LENZ-Breslau, A. LINCK-Königsberg i. Pr., W. LÖHLEIN-Jena, A. LÖWENSTEIN-Prag, F. MERKEL-Göttingen †, J. von MICHEL-Berlin †, M. NUSSBAUM-Bonn †, E. H. OPPENHEIMER-Berlin, A. PETERS-Rostock, A. PÜTTER-Kiel, M. von ROHR-Jena, TH. SAEMISCH-Bonn†, H. SATTLER-Leipzig, C. H. SATTLER-Königsberg i. Pr., O. SCHIRMER-Greifswald †, W. SCHLAEFKE-Kassel†, G. SCHLEICH-Tübingen, H. SCHLOFFER-Prag, H. SCHMIDT-RIMPLER-Halle a. S.†, OSCAR SCHULTZE-Würzburg†, R. SEEFELDER-Innsbruck, H. SNELLEN jun.-Utrecht, W. STOCK-Tübingen, A. v. SZILY-Münster i. W., W. UHTHOFF-Breslau, H. VIRCHOW-Berlin, A. WAGENMANN-Heidelberg, K. WESSELY-München, M. WOLFRUM-Leipzig

VON

TH. AXENFELD UND A. ELSCHNIG

NEUNTER BAND

DRITTE UND VIERTE ABTEILUNG

Kap. XV W. Stock, Pathologie der Tränenorgane

Mit 31 Figuren im Text

Kap. XVI O. Eversbusch, Die Erkrankungen des Auges in ihren Beziehungen zu Erkrankungen der Nase und deren Nebenhöhlen, sowie zu Erkrankungen des Gehörorganes.

Mit 20 Figuren im Text

SPRINGER-VERLAG BERLIN HEIDELBERG GMBH 1925

ISBN 978-3-662-37175-6   ISBN 978-3-662-37890-8 (eBook)

DOI 10.1007/978-3-662-37890-8

Inhalt der dritten Abteilung des neunten Bandes

Kapitel XV.

Die Pathologie der Tränenorgane.

Von **W. Stock.**

Mit 54 Figuren im Text.

A. Tränensekretion.

B. Erkrankungen der Tränendrüse.

Kapitel XVI.

Die Erkrankungen des Auges in ihren Beziehungen zu Erkrankungen der Nase und deren Nebenhöhlen, sowie zu Erkrankungen des Gehörorganes.

Von Oscar Eversbusch †.

Mit 20 Figuren im Text.

Kapitel XV.
Die Pathologie der Tränenorgane.

Von

W. Stock,

Professor in Tübingen.

Mit 31 Textfiguren.

Eingegangen im April 1924.

A. Tränensekretion.

1. Störungen der Tränensekretion.

a. Steigerung der Tränensekretion.

1. Abnorm starkes Tränen ohne anatomischen Befund.

a) Für manche seltene Fälle von Tränen ist eine einfache Hyperfunktion der Tränendrüse als Ursache anzusehen. Es besteht weder ein Reizzustand der Nase, noch des Auges, noch ein Abflußhindernis.

Einen solchen Fall, der geradezu als typisch anzusehen ist, möchte ich hier anführen: Ein Student, der im übrigen vollständig gesund war, der ganz besonders keinerlei Zeichen einer nervösen Störung hatte, kam zu mir mit der Angabe, seine Augen tränen so stark, daß er sein Gesicht immer wieder mit dem Taschentuch abwischen müsse. Irgendeine Ursache für dieses Tränen, das seit mehreren Jahren bestehe und ganz von selbst aufgetreten sei, könne er nicht angeben. Eine genaue Untersuchung der Augen ergab keinerlei Störungen: Die Bindehaut ist blaß, die Tränenpünktchen tauchen gut ein, die Tränenwege sind leicht durchspülbar, die Nase ist gesund. Eine Störung am Nervensystem ist nicht nachzuweisen. Die Augen stehen fortgesetzt voll Tränen, die auch über die Wangen herablaufen. Dieses Tränen ist auch im Zimmer bei ruhigem Sitzen unverändert vorhanden. Es muß sich also um eine reine Hyperfunktion der Tränendrüsen handeln.

Die Herausnahme der palpebralen Tränendrüsen heilte das Leiden. Einen ganz ähnlichen Fall beschreibt v. HIPPEL (1911). Er hat, sowohl was Befund als Behandlung betrifft, genau dasselbe gesehen wie ich.

b) Starkes Tränen bei Hysterischen. Es wäre wunderbar, wenn nicht die Hysterie in einzelnen Fällen zu abnorm starker Tränensekretion führen würde. Solche Fälle sind auch in der Literatur in Menge beschrieben. Ich erwähne hier nur die Beobachtungen von FROMAGET (1899), der solches Tränen anfallsweise gesehen hat, und CARPENTIER

(1905) und DE SCHWEINITZ (1895), die der Ansicht sind, daß einmal bei Nervösen der Aufenthalt im Winde usw. mehr als beim Normalen zu Tränenträufeln führe, und dann, daß die Hypersekretion in Analogie zu einer Hyperidrosis des Gesichts zu setzen sei.

CUIGNET (1889) gibt die Krankengeschichte einer jungen Dame, die ohne jeden äußeren Grund im Anfang eines nervösen Leidens mehrere Stunden lang am Tage Tränen vergießt und einer anderen, die ganz plötzlich ohne jeden Grund lebhafte Stiche in einem oder beiden Oberlidern bekommt und dann einen starken Tränenfluß. In dem zweiten Falle schuldigt er neben einer nervösen Veranlagung eine Schwangerschaft als Ursache dieses Tränenflusses an.

Zugleich mit einem Hemispasmus des Gesichts hat MEIGE (1902) bei einer Hysterischen ein abnormes Tränen derselben Seite gesehen, und in dem Falle von NIEDEN (1891), der bei einer Frau, die im 3. Monat schwanger war und an einem abnorm starken Tränen litt, ist dieses Tränen auf Kokaineinträufelungen verschwunden. Auch hier muß man wohl annehmen, daß das Tränen rein nervösen Ursprungs war.

2. Abnorm starkes Tränen infolge anderer Erkrankungen.

a) Refraktionsanomalien. MARTIN (1895) hat 154 Kranke, die über Tränen klagen, genau untersucht und dabei 124 mal Kornealastigmatismus gefunden. Er ist der Ansicht, daß dieser Astigmatismus die Ursache des Tränens war, und ebenso führen DE SCHWEINITZ (1895) und CARPENTIER (1905) aus, daß nicht richtig ausgeglichene Refraktionsanomalien Tränenträufeln verursachen können. Hier wird neben Astigmatismus besonders auch Hyperopie und sogar Presbyopie erwähnt. GALEZOWSKY (1889) und (1906) macht darauf aufmerksam, daß solches übermäßiges Tränen in seiner Sehstörung leicht zu der falschen Diagnose eines Glaukoms führen kann. Die eigentümliche Verwaschenheit des Bildes — wie man sie auch im Glaukomanfall hat — kann auch durch die vor der Hornhaut angesammelten Tränen bedingt sein.

CUIGNET (1889) beobachtet bei sich selbst ein regelmäßiges intermittierendes Tränen, das jedesmal nach einem in kühler Temperatur unternommenen Morgenspaziergang auftrat. Diese Hypersekretion verschwand anfangs nach Einnehmen von Chinin, später blieb das Mittel ohne Wirkung.

b) Tabes, Morbus Basedowii und andere Allgemeinleiden.

1. Daß bei Tabes als allererstes Symptom eine übermäßige Tränensekretion auftreten kann, wird von den verschiedensten Autoren veröffentlicht.

Solche Beobachtungen sind von TERSON (1894), FÉRÉ (1888) und
BERGER (1889) mitgeteilt. In dem Falle von KÖNIG (1891) stellte sich
zusammen mit lanzinierenden Schmerzen ein starker Tränenfluß ein,
und PEL (1888) beschreibt bei einem 41jährigen Tabiker bei schmerz-
haften Krampfanfällen im Musculus orbicularis, während zugleich die
Conjunctiven gerötet und geschwollen waren, einen ebensolchen
Tränenfluß. In den Anfällen war die Untersuchung der Augen
durch hochgradige Hyperästhesie sehr erschwert. Die Anfälle dauerten
zwischen 2 Stunden und 1 1/2 Tagen, in der anfallsfreien Zeit bestand
nur reflektorische Pupillenstarre, im übrigen waren die Augen normal.
Ich selbst habe solche Fälle nicht beobachtet und muß mich der Ansicht von WILBRAND und SÄNGER (Die Neurologie des Auges Bd. II,
S. 21) anschließen, daß dieses Symptom offenbar sehr selten ist. Diese
Autoren konnten bei ihrem doch sehr großen Material nur ein einziges
Mal ein solches Tränen zugleich mit lanzinierenden Schmerzen beobachten.

Im Gegensatz dazu beschreibt SCHIRMER (1904) ein allmähliches
Abnehmen der Tränensecretion bei einem Fall von Tabes.

2. Auf das übermäßige Tränen bei Morbus Basedowii brauche
ich hier nicht näher einzugehen. Dieses Symptom ist von SATTLER
in diesem Handbuch Bd. IX, 2. Abt. eingehend behandelt. Hier sei
nur darauf hingewiesen, daß in manchen Fällen von Basedow das
Tränen ein Initialsymptom ist. (Besonders von BERGER betont [1902].)

Andererseits ist ein übermäßiger Tränenfluß bei dieser Erkrankung
schon durch das Vorstehen der Augen und den seltenen unwillkürlichen
Lidschlag bedingt. Ganz sicher ist das aber nicht der einzige Grund
des Tränenflusses.

Es kommen nämlich bei Basedowkranken Anfälle von Tränenfluß
vor, die allein durch den Exophthalmus und den seltenen Lidschlag
nicht zu erklären sind. So berichten WILBRAND und SÄNGER (S. 137)
über einen Fall einer 45jährigen Frau, die seit 8 Jahren an Basedow
leidet, bei welcher alle 14 Tage zusammen mit rechtsseitigen Kopfschmerzen ein sehr starker Tränenfluß auftritt; merkwürdigerweise
nur am rechten Auge. Das Tränen ist so stark, daß sie nachts daran
aufwacht.

Eine ähnliche Beobachtung stammt von REINHARD (1923).

BERGER (1902) beschreibt einen 47jährigen Mann, bei welchem zusammen mit Herzpalpitationen und Carotidenklopfen Tränenfluß und
Polyurie eintrat.

Die Ursache solcher Anfälle von Hypersekretion der Tränen ist
nicht geklärt.

Es muß sich wohl um eine Reizung der Sekretionsfasern im Trigeminus handeln. Daß dabei der Sympathicus nicht in Frage kommt, dürfte wohl allgemein anerkannt sein (siehe auch SATTLER l. c. S. 122).

3. Übermäßige Tränensekretion verschiedener Ursache.

a) Bei Reizungen der Nase tränen die Augen. Daß beim akuten Schnupfen der Tränenfluß in den meisten Fällen reflektorisch durch die Reizung der Nasenschleimhaut ausgelöst ist, bin ich fest überzeugt. Ganz ebenso tränen ja die Augen bei Reizen der Nasenschleimhaut durch Salmiakgeist, Senföl usw. Hier bestehen aber erhebliche individuelle Verschiedenheiten.

Auch bei chronischen Erkrankungen der Nase — Nebenhöhlenerkrankungen — ist ein übermäßiges Tränen beobachtet worden (RIPAULT 1889).

KILLIAN (1910) hat in der Nase zwei Stellen, „hyperästhetische Zonen" gefunden, die bei Reizung auffallend starkes Tränen verursachen, einmal am Tuberkulum septi und dann über dem vorderen Rand der unteren Muschel. Diese Gebiete werden vom Nervus ethmoidalis versorgt.

b) Beim Einführen einer Ösophagussonde tränen in manchen Fällen die Augen, diese Erscheinung ist aber keineswegs konstant (CARNOT 1904, und DELAUEY 1904). Ich selbst kenne Leute, die beim Gähnen tränen, andere beim Lachen, kurz die Tränendrüse reagiert auf die verschiedensten äußeren Reize je nach der Individualität des einzelnen Menschen.

c) RUTTIN (1917) beschreibt zwei Fälle von reflektorischem Tränenträufeln bei der calorischen Reaktion am Ohre. Bei warmer Spülung eines Ohres trat das Tränen beiderseitig auf, jedoch auf der Seite des gespülten Ohres stärker, bei kalter Spülung auf beiden Seiten gleich stark. RUTTIN (1917) sucht die Ursache dieses Reflexes in der Reizung des N. meatus auditorii externi.

d) Bei Enzephalitis (KATZNELSON (1923).

4. Behandlung der übermäßigen Tränensekretion.

Es liegt nahe, durch Adstringentien und Kompressen einzuwirken. Wo es sich aber um reine Hypersekretion, nicht um Folgen conjunctivaler oder sonstiger reflektorischer Reizung handelt, wird man damit nicht viel erreichen. Zweckmäßig erscheint es, bei solchen Fällen die physiologischen Reize durch Schutzbrillen herabzusetzen. Wirkt eine allgemeine Ursache mit (Basedow usw.), so wird deren Bekämpfung auch das Tränen beeinflussen.

v. Hippel (1911) hat bei einem Studenten der Theologie, bei welchem diese Übersekretion jeder anderen Behandlung trotzte, den palpebralen Teil der Tränendrüse herausgenommen, darauf war das Leiden beseitigt. Auch ich mußte mich in einem ganz ähnlichen Falle — der oben erwähnt ist — zu derselben Operation entschließen, die das Tränen beseitigte, ohne irgendwelche Nachteile für den Operierten im Gefolge zu haben.

Dieselbe Behandlung empfiehlt Salomon (1889).

Eine ganz neue Art der Behandlung der Hypersecretion der Tränendrüse empfehlen Hensen und Lorey (1922) und Hensen und Schäfer (1924). Sie bestrahlen die Tränendrüse mit Röntgenstrahlen. Nach manchen früheren Mißerfolgen wird durch diese Behandlung jetzt entweder eine Heilung oder doch wenigstens eine wesentliche Besserung erzielt. Es wird $^3/_4$ der H. E. D. von unten her gegeben und wenn das nicht ausreicht bis zu ein H. E. D. gegangen. Einen ähnlichen Erfolg haben Brandt und Fränkel (1922) beschrieben.

Nieden hat bei einer Schwangeren durch Cocaineinträufelungen geholfen. Ich habe oben ausgeführt, daß ich der Ansicht bin, daß in diesem Falle wohl an eine Hysterie gedacht werden muß. Gerade daß einfache Cocaintropfen geholfen haben, bestärkt mich in dieser Ansicht. Es dürfte wohl die dabei angewandte Suggestionsbehandlung gewesen sein.

Metaxas (1882), der übermäßige Tränenserketion während der Gravidität und kurz nach der Entbindung beobachtet hat, ist der Ansicht, daß die Gravidität die Ursache des Tränens — eine Behandlung also unnötig sei.

b. Abnahme der Tränensekretion.

1. Angeborenes Fehlen der Tränensekretion. Kayser (1921) gibt die Krankengeschichte eines Kindes, das nie eine Träne abgesondert hat:

Das Kind ist $3^1/_4$ Jahre alt geworden. Der eine Großvater ist an Tabes, der andere an Paralyse gestorben. Das Kind selbst ist das vierte, das dritte Kind ist an „Idiosynkrasie gegen Kuhmilch", das fünfte an Hämophilie gestorben. Bei diesem dritten Kind sind beide Hornhäute und Bindehäute ganz unempfindlich. Wenn man die Augen nicht unter einer feuchten Kammer hält, treten sofort Eintrocknungserscheinungen an den Hornhäuten, Infiltrate auf. Die Bindehäute sind ganz trocken, nie sieht man eine Träne im Conjunctivalsack.

Mit $3^1/_4$ Jahren stirbt das Kind an einer Schluckpneumonie.

Eine Obduktion ist nicht gemacht worden, so ist also die Erklärung Kaysers auf ihre absolute Richtigkeit nicht zu prüfen: Kayser nimmt an, daß es sich um eine Leitungsunterbrechung im Ganglion sphenopalatinum gehandelt hat. Er glaubt, daß, da die tränensekretorischen

Fasern aus dem Facialiskern stammen und im Ganglion sphenopalatinum zum Trigeminus ziehen, da ferner die Schluckbeschwerden auf Störungen der sensiblen Fasern, die aus dem Ganglion sphenopalatinum kommen, bezogen werden können, eine periphere, doppelseitige Entwicklungshemmung im Facialis und Trigeminus bestanden habe.

Heubner (1900) beschreibt einen ähnlichen Fall (mit Obduktionsbericht):

1¹/₂jähriger Knabe aus gesunder Familie. 1. Lähmung beider Abducenten, 2. vollständige Lähmung des linken, Parese des rechten Facialis, 3. Parese des linken Oculomotorius, 4. Lähmung des linken, Parese des rechten Hypoglossus, 5. völliger Mangel jeder Tränensekretion.

Bei der anatomischen Untersuchung konnte Heubner feststellen, daß die Ursache der Störung im Gehirn in der Gegend der Kerne dieser Nerven lag: es fehlte der linke Hypoglossuskern, der linke Facialiskern, beide Abducenskerne, im rechten Hypoglossuskern und rechten Facialiskern waren die Zellen viel spärlicher als beim normalen. Heubner hält die Erkrankung für eine angeborene Aplasie, nicht die Folge irgendwelcher Entzündungen mit folgender Degeneration, weil keinerlei Zeichen einer solchen Entzündung gefunden wurden.

Dieses angeborene Fehlen der Tränensekretion ist offenbar ein sehr seltener Befund. Ich kann außer diesen zwei Fällen nur noch einen Hinweis von Wilbrand und Sänger auf eine Mitteilung von Morton finden, die mir aber im Original nicht zur Verfügung stand.

Jedenfalls kommt dieser Zustand nur bei Personen vor, die auch anderweitig schwer geschädigt sind. Beide Kinder sind sehr jung gestorben, beide an Pneumonien, die wohl mit einer Störung im Hypoglossus zusammenhingen (Schluckpneumonien).

Man muß also annehmen, daß eine Entwicklungsstörung der Tränendrüse, die zu einer Vertrocknung des Auges führen würde, für sich allein nicht beobachtet ist.

Behandlung. Da bei dem Fehlen der Tränen in der Hornhaut und auch in der Bindehaut Vertrocknungserscheinungen eintreten, muß man das Auge vor Vertrocknung schützen. Es würde also wohl eine dauernde Anfeuchtung der Bindehaut mit Ringerscher oder physiologischer Kochsalzlösung in Frage kommen. Da eine solche aber an technischen Schwierigkeiten scheitern wird, kann man nach Kaysers Vorschlag einen Uhrglasverband machen, oder eine durchsichtige Celluloidkapsel vorlegen, indem man sie annähernd luftdicht auf den Orbitalrand aufklebt. In dem Falle von Kayser war das besonders deshalb gut möglich, weil das Kind, da es auch im Gesicht gefühllos war, beim Abnehmen des Pflasters keine Schmerzen bekam und auch nicht zu Ekzem neigte.

Dagegen kommen Fälle vor, bei welchen im Laufe des Lebens eine Abnahme oder ein Versiegen der Tränensekretion beschrieben ist:

2. Abnahme der Tränensekretion ohne anderweitig nachweisbare Ursache.

Ich selbst konnte in dem letzten Jahre zwei ganz eigentümliche Fälle von Unterfunktion der Tränendrüsen beobachten.

Eine 42jährige Frau gibt an, sie sei nie ernstlich krank gewesen. Seit einigen Jahren werde sie etwas lichtscheu, dabei falle es ihr auf, daß trotz der Lichtscheu, z. B. in der Sonne, die Augen nie tränen. Seit 14 Tagen hat sich diese Lichtscheu erheblich gesteigert.

Bei der Untersuchung finden sich auf beiden Hornhäuten ganz leichte oberflächliche Epithelabhebungen mit ganz kleinen Fädchen. Mit Fluorescin färbt sich die ganze Oberfläche der Hornhaut leicht grünlich, auch die Bindehaut nimmt etwas Farbe an.

Die Bindehautoberfläche sieht etwas matt aus, die ganze Schleimhaut macht einen trockenen Eindruck.

Die Sensibilität der Hornhaut und Bindehaut ist nur ganz leicht herabgesetzt.

Die Tränensekretion ist in der Ruhe beiderseits 0,15 cm Anfeuchtung des Fließpapierstreifens (Methode SCHIRMER) nach 5 Minuten. In dem Bindehautsack ist ein ganz eigentümlich zähes schleimiges Sekret, das nur Xerosebacillen in großer Menge enthält. Irgendwelche pathogenen Keime sind nicht vorhanden.

Es wurden folgende Versuche angestellt:

Die Nasenschleimhaut wird mit einem Pinsel gereizt: Es tritt eine leichte Steigerung der Tränensekretion ein, rechts wird der Fließpapierstreifen in 5 Minuten 0,9 und links 0,6 cm weit feucht.

Auf Reizung der Nasenschleimhaut mit chemischen Mitteln, z. B. Salmiakgeist, tritt eine stärkere Tränenabsonderung als bei der mechanischen Reizung nicht ein.

Eine Untersuchung des Nervensystems (Nervenklinik) ergibt keinerlei Störung, besonders ganz normale Wirkung des Facialis, Trigeminus, Hypoglossus.

Es muß sich also um eine Unterfunktion der Tränendrüse handeln ohne anderweitigen Befund. Da die Kranke angibt, nie ein tränendes Auge beobachtet zu haben, kann man nicht genau entscheiden, ob es sich um eine angeborene oder erworbene Störung handelt. Es wäre etwas merkwürdig, wenn die Frau 42 Jahre lang nichts von dem Fehlen der Tränensekretion gewußt hätte.

Eine ganz leichte Störung der Adaptation ist als einzige weitere Störung gefunden worden. Da die Kranke aber im übrigen in einem guten Ernährungszustand ist, wird diese Störung mit der Tränensekretionsstörung wohl nichts zu tun haben.

Merkwürdigerweise habe ich in demselben Jahre eine zweite ähnliche Beobachtung gemaccht. Es wurde aber nur festgestellt, daß die Bindehäute auffallend trocken waren, das Sekret verhielt sich in seiner Zusammensetzung und im bakteriologischen Befund ganz wie das des oben beschriebenen Falles. Auch bei dieser zweiten Kranken waren ganz eigentümliche feinste Infiltrate der Hornhaut die Ursache gewesen, die sie veranlaßt hatten, den Arzt aufzusuchen. Ähnliche Beobachtungen finden sich in der Literatur bei WAGENMANN (1893 und 1902) und A. FUCHS (1919).

Eine genaue Beschreibung dieser Fälle mit Literaturzusammenstellung findet sich bei Schöninger (Kl. M. f. A. 1924 Augustheft).

Behandlung der Untersekretion der Tränen. Ich habe bei der Kranken zuerst durch feuchte Umschläge mit physiologischer Kochsalzlösung eine mechanische Anfeuchtung der Bindehaut, dann durch Einträufelung von Dionin auf die Tränendrüsen zu wirken versucht. Die Hornhaut wurde dadurch wieder normal, die Bindehaut feuchter. Aber weder diese Behandlung noch auch subcutan angewandtes Pilocarpin haben die Tränensekretion auf die Dauer vermehren können. Es wird also wohl nichts anderes übrig bleiben, als der Kranken zu raten, immer von Zeit zu Zeit physiologische Kochsalzeinträufelungen und Umschläge zu machen, um dafür zu sorgen, daß sich das Epithel der Hornhaut wieder von der Austrocknung erholt. In Frage käme auch eine Verengerung der Lidspalte.

3) Herabsetzung der Tränensekretion bei anderen Krankheiten. Genaue Untersuchungen über Herabsetzung der Tränensekretion bei infektiösen Krankheiten, die dem Körper viel Wasser entziehen, z. B. Typhus, Cholera, Durchfall der Säuglinge, finde ich in der Literatur nur sehr spärlich. Und doch wäre es von erheblichem Interesse, hier nach der Schirmerschen Methode zu genauen Feststellungen zu kommen.

Berger (1894) hat bei einer „gewissen Anzahl" von Kranken mit Typhus eine auffallende Trockenheit der Bindehaut gefunden, die er mit dafür verantwortlich macht, daß bei diesen Kranken leicht eine Keratitis entsteht. Es muß ja durch eine solche Trockenheit die Eintrocknung der Hornhaut, die auch durch den mangelhaften Lidschlag solcher Kranken entsteht, sicher begünstigt werden. (Daß die mangelhafte Befeuchtung der Bindehaut eine gewisse Rolle spielt, geht auch aus Versuchen hervor, die Schirmer (1902) angestellt hat. Er hat nachgewiesen, daß bei Cocaineinträufelung die Tränensekretion sofort, nachdem das Auge unempfindlich geworden ist, nachläßt. Es kann also bei diesen Kranken die Herabsetzung der Tränensekretion einmal durch die mangelhafte Reflextätigkeit und dann eben durch die allgemeine Vertrocknung bedingt sein.)

Allessandro (1912) hat beobachtet, daß beim Fasten die Tränensekretion abnimmt, daß sie dann bei Nahrungs- und Flüssigkeitsaufnahme sofort in normaler Weise wiederkehrt. Diese Feststellung beweist, daß also nicht allein die mangelnde Reflextätigkeit, sondern gerade die Verarmung des Körpers an Wasser sich in der Tränensekretion ausspricht. Seine weiteren Versuche bewegen sich in der Richtung der oben erwähnten Schirmerschen. Er stellt fest, daß Cocain,

Homatropin und Atropin, auch Scopolamin die Sekretion vermindern, daß sie dagegen durch Argentum nitricum, Kochsalz, Natrium bicarbonicum, Essigsäure, Eserin und Pilocarpin vermehrt wird.

Wohl durch Ausschalten der Reflextätigkeit wird die Tränensekretion auch vermindert bei der Melancholie. Döring (1898) hat bei 257 Fällen von Melancholie jeder Art die Tränensekretion genauer untersucht und dabei festgestellt, daß 22 mal tränenlos geweint wurde (9% der Fälle, 12% Frauen, 4% Männer). Diese Störung wird vorwiegend bei schweren Fällen beobachtet und schwindet bei eintretender Besserung. Nach der Ansicht von Döring wird durch das Fehlen der Tränen beim Weinen die schon abnorm gesteigerte „innere Spannung" noch vermehrt. Er selbst nimmt als Ursache dieser Erscheinung nicht ein Fehlen der Reflextätigkeit, sondern ein Überwiegen der reflexhemmenden Fasern an, die wahrscheinlich in ätiologischem Zusammenhang mit der bei der Melancholie vorhandenen Zirkulationsstörung steht.

Als Behandlung all dieser Fälle wäre bei gänzlichem Versiegen der Tränensekretion ein feuchter Verband (Berger, 1894) auf die Augen zu legen, in leichteren Fällen werden wohl feuchte Umschläge oder öfters vorgenommene Einträufelungen von physiologischer Kochsalzlösung genügen.

Herabsetzung der Tränensekretion bei Botulismus. Ein Versiegen der Tränen, neben Augenmuskellähmungen, findet sich zuerst beschrieben von Justinus Kerner (1817, 1820) in den Tübinger Blättern III, 1, S. 1 (Medizinische Polizey Vergiftung durch verdorbene Würste). Es handelt sich hier offenbar um die bekannte atropinartige Wirkung des Ptomains, entsprechend der Herabsetzung der Sekretion auch auf anderen Schleimhäuten (im Rachen usw.).

Leber (1880) gibt die Krankengeschichte einer Familie, die nach dem Genuß von Rotwurst an Übelkeit, Erbrechen, Abgeschlagenheit an den Gliedern, starkem Durst und Trockenheit im Halse erkrankt war. Vater und Mutter überwanden die Vergiftung, ein 12jähriger Sohn ging daran zugrunde. An den Augen war neben Ptosis, Doppelsehen, Mydriasis, Akkomodationslähmung besonders auffallend ein Versiegen der Tränensekretion. Nach 3 Wochen waren die Beschwerden wieder geheilt.

Ferner wird ein solches Versiegen der Tränensekretion bei der Fleischvergiftung erwähnt von Schirmer (1903), Ruge (1902), Schuhmacher (1913). Wie wenig die Kranken übrigens selbst auf diese Trockenheit der Augen aufmerksam werden, geht aus der Mitteilung Schuhmachers hervor. Er gibt an, die Frau habe, als man ihr den

Tod ihres Mannes, der an derselben Fleischvergiftung gestorben war, mitgeteilt habe, nicht geweint, weil keine Tränen gekommen seien. Dadurch wurde man erst auf das Versiegen der Tränensekretion aufmerksam.

Da in all den Fällen auch von sehr starker Trockenheit im Munde berichtet wird, die durch das Versiegen der Speichelsekretion entsteht, während in anderen Fällen nur diese Trockenheit im Munde erwähnt wird, ist wohl anzunehmen, daß das Versiegen der Tränensekretion viel häufiger ist und nur eben übersehen wird.

Ich selbst habe in der letzten Zeit zwei Geschwister in meiner Behandlung gehabt, bei dem einen war auch eine Herabsetzung der Tränensekretion bei einer Fleischvergiftung festzustellen (Anfeuchtung des Fließpapierstreifens nach SCHIRMER in 5 Minuten 0,9 und 0,8 cm, bei dem anderen in derselben Zeit 2,2 und 3 cm). Es hat sich beidemal um keine sehr schwere Vergiftung gehandelt, die Kranken waren nie in Lebensgefahr. Aber auch bei solchen leichteren Fällen wird man sicher häufiger — wenn nur genau darauf untersucht wird — eine Herabsetzung der Tränensekretion feststellen.

Literatur zu Botulismus.

1817/20 KERNER, JUSTINUS: Tübinger Blätter 1817. 1820.

1880 LEBER, TH.: Beobachtungen über Akkommodationslähmung und sonstige Störungen der Augennerven bei Wurstvergiftung. v. GRAEFES Arch. f. Ophthalmol. Bd. 26, II, S. 241.

1902 RUGE: Ein Fall von Papilloretinitis bei Botulismus. Klin. Monatsbl. f. Augenheilk. Bd. 40, II, S. 408.

1903 SCHIRMER: Studien zur Physiologie und Pathologie der Tränenorgane. v. GRAEFES Arch. f. Ophthalmol. Bd. 56, S. 205.

1904 MORELLI: Wien. med. Wochenschr. S. 389.

1913 SCHUHMACHER: Eine Gruppe von sechs klassischen Botulismuserkrankungen in der Eifel und der Nachweis ihres Erregers des Bacillus Botulinus. Münch. med. Wochenschr. S. 124.

1921 WILBRAND und SÄNGER: Die Neurologie des Auges. Bd. 1, Abt. II, S. 288. 1900 und Bd. 8, S. 267. 1921.

Störungen der Tränensekretion bei Facialis- oder Trigeminuserkrankungen. Dieses Kapitel ist von SCHIRMER in diesem Handbuch so ausführlich bei dem Kapitel „Physiologie der Tränenorgane", S. 21, behandelt, daß ich hier nur noch eine kurze Übersicht zu geben brauche, besonders da die Literatur wesentlich neue Gesichtspunkte nicht gibt.

In der Literatur finden sich nach den Arbeiten GOLDZIEHERS (1894, 1895), der zuerst darauf aufmerksam gemacht hat, daß die Frage der Innervation der Tränendrüse beim Menschen nicht durch Tierexperimente, sondern durch klinische Beobachtungen am Menschen zu lösen sei, eine Menge einschlägiger Beobachtungen. Sie sind von WILBRAND und SÄNGER (1901), von SCHIRMER (1904) zusammengestellt.

WILBRAND und SÄNGER kommen zu dem Schluß: „Aus unseren Betrachtungen und Beobachtungen geht hervor, daß die Frage nach der Innervation der Tränendrüse noch nicht gelöst ist. Manche Erfahrungen und klinische Beobachtungen sprechen zwar zugunsten des Facialis, andere wieder für den Trigeminus oder den Sympathicus. Entweder kommen weitgehende Variationen vor, die bald dem Facialis, bald dem Trigeminus, bald dem Sympathicus die Rolle des Innervators zuteilen, oder es handelt sich jedesmal um eine kombinierte Wirkung zweier dieser Nerven, oder vielleicht wirken alle drei zusammen."

SCHIRMER dagegen ist der Ansicht, daß sich die excitolacrimalen Fasern im Nervus petrosus superficialis major vom Facialis zum Ganglion sphenopalatinum und damit zum Trigeminus begeben. Ferner hält er für wahrscheinlich, daß die Nervenfasern für die Tränendrüse dem Kerngebiet des Glossopharyngeus entstammen, sich aber schon der Facialiswurzel beimischen.

Es mögen nun ganz kurz die Tatsachen angeführt werden, die für diese Ansicht zu verwerten sind:

1. Bei Facialislähmung kann die Tränensekretion gestört sein oder fehlen: GOLDZIEHER (1894, 1895), DONDERS (1859) zit. nach SCHIRMER (1897), FORSTER (1897), EMDEN (1897), ALEXANDER (1912) usw.

2. Bei Trigeminusschädigung kann die Tränensekretion ebenfalls geschädigt sein: KRAUSE (1895). Bei Kranken, denen das Ganglion Gasseri exstirpiert war, sonderte das Auge der operierten Seite regelmäßig weniger Tränen ab als das andere. Bei Kranken, welchen FRIEDRICH das Ganglion Gasseri exstirpiert hatte, war diese Verschiedenheit in der Tränensekretion nicht immer nachzuweisen. KÖSTER hat bei einer luetischen Zerstörung des Ganglion Gasseri ein Versiegen der Tränensekretion gefunden.

3. Die Inkonstanz der Befunde glaubt FRANKE aufklären zu können. Er nimmt an, daß die Schädigung des Nervus petr. sup. major, die einmal mehr, das andere Mal weniger stark gewesen sei, diese Verschiedenheit in der Funktion der Tränendrüse erkläre.

Als Beweis dieser Erklärung wäre die Arbeit von KÖSTER anzusehen:

Unter 65 Fällen von Facialislähmung war 41 mal die Tränensekretion gestört. Er kann nachweisen, daß die Tränensekretion dann gestört ist, wenn die Schädigung des Facialis im Ganglion geniculi vermutet werden muß, daß dagegen bei einer peripher davon liegenden Schädigung die Tränensekretion normal bleibt.

Bei zwei Fällen hat die anatomische Untersuchung diesen Befund bestätigt.

4. Wie kommen die Fasern vom Facialis zum Trigeminus? Nach dem unter 3. Ausgeführten verlassen die Fasern den Facialis im Ganglion geniculi und ziehen durch den Nervus petrosus superficialis zum Trigeminus, und zwar nach einer Beobachtung von UHTHOFF (1886) zum zweiten Ast. UHTHOFF (1886) hat bei einer Patientin mit einer ganz isolierten Neuralgie und wohl Neuritis des II. Astes des Trigeminus ein Versiegen der Tränensekretion dieser Seite gesehen.

Diese Beobachtung ist die einzige ganz isolierte Schädigung des II. Trigeminusastes mit Störung der Tränensekretion. Man wird also annehmen können, daß die Fasern vom Ganglion sphenopalatinum zum II. Trigeminusast und von da durch den Subcutaneus malae und den Nervus lacrimalis zur Tränendrüse gehen.

Es wäre doch zu empfehlen, daß noch weitere, besonders anatomische, Tatsachen zum Beweise dieser Ansicht beigebracht würden. Jeder Fall von Facialislähmung, besonders solche mit Störungen der Tränensekretion sollten genau aufgeschrieben, nach der SCHIRMERschen Methode untersucht und wenn irgend möglich durch Obduktion festgelegt werden.

Die Untersuchung auf Tränensekretion muß bei jeder Fazialislähmung unbedingt ausgeführt werden.

Literatur.

1877 SCHIRMER, R.: Erkrankungen der Tränenorgane. Dieses Handbuch 1. Aufl. Bd. 7, Kap. 12.

1882 METAXAS: Les troubles oculaires dans la grossesse. Thèse de Paris.

1884 MARTIN, G.: Quatrième contribution à l'étude de la kératite astigmatique. Ann. d'oculist. T. 92, p. 37.

1885 OTTAVA, J.: Tränenträufeln bei Facialislähmung. A Budapesti kir orvosegyesület. iki évkönyve p. 34.

1886 UHTHOFF: Einseitige Aufhebung der Tränensekretion. Neurol. Zentralbl. S. 542. — CUIGNET: Des névropathies oculaires ou troubles et affections de nature nerveuse des yeux et de la oue. Rec. d'ophtalmol. p. 385 et 458.

1887 PICOT: Altérations de l'œil dans la paralysie faciale. Gaz. hebdom. de Bordeaux Nr. 8, 20, 24, 28.

1888 FÉRÉ, M. CH.: Note sur un cas de dakryorrhée tabétique. Soc. de biol., Séance du 8. janvier. — PEL: Berl. klin. Wochenschr. Nr. 2.

1889 BERGER: Recherches sur les troubles oculaires dans le tabes dorsal et essai d'une explication unique du complexus des symptomes dans le tabes. Cpt. rend. des séances de la soc. de biol. No. 12, p. 225. Deutsch: Arch. f. Augenheilk. Bd. 19, S. 305 und 391. — CUIGNET: Affections périodiques ou intermittents des yeux. Recueil d'ophtalmol. p. 65. — FANO: Le larmoiement spasmodique. Journ. d'ocul. et chir. p. 21. (War mir nicht zugänglich.) — GALEZOWSKI: Des troubles visuels lacrymaux simulant le glaucome et leur traitement. Recueil d'ophtalmol. p. 705. — GALEZOWSKI et KOPFF: Des troubles visuels lacrymaux. Ebenda p. 705. — RIPAULT: Deux cas de larmoiement d'origine nasale. France méd. 29. Mai. — SALOMON: Excision of the lacrymal gland in cases of epiphora in which seven nervous shock attents its treatment by dilatation. Lancet 23. Febr.

1890 HASBROUCK: Interesting cases of epiphora. Journ. of ophthalmol., otol. and laryngol. Vol. 2, p. 169. — TROUSSEAU: Asthénopie lacrymale. Recueil d'ophthalmol. p. 65.

1891 KÖNIG: Dakryorrhoe ataxique. Progrès méd. No. 44. — NIEDEN, A.: Über abnorme Tränensekretion als Reflexerscheinung bei Schwangerschaft. Klin. Monatsbl. f. Augenheilk. S. 350.

1893 WAGENMANN: Diskussionsbemerkung zu GOLDZIEHER: Über ein bisher unbekanntes Symptom der kompletten Fascialislähmung. Vers. O. G. Heidelberg, 1893, S. 172.

1894 BERGER, M. E.: Action des toxines sur la sécrétion lacrymale, patogénie de la kératomalacie survenant dans les maladies infectieuses. Rev. gén. d'opht. p. 3105. — GOLDZIEHER: Un symptome jusqu'ici inconnu de la paralysie faciale complète. Ebenda p. 1. — JENDRASSIK, E.: Sur le rôle du nerf facial dans la sécrétion des larmes. Rev. neurol. No. 7. — SNELL: Affections of the lacrymal gland. Internat. clin. p. 286. Philadelphia. — TERSON, A.: Du larmoiement tabétique. Gaz. méd. de Paris T. 1, p. 385.

1895 GOLDZIEHER: Über die Beziehungen des Facialis zur Tränensekretion. Zentralbl. f. prakt. Augenheilk. S. 129. — KRAUSE, F.: Die Physiologie des Trigeminus nach Untersuchungen am Menschen. Münch. med. Wochenschr. S. 602. — SCHWEINITZ, DE: Three varieties of epiphora. Americ. journ. of ophthalmol. p. 78. — TRIBOUDEAU: Du rôle du facial dans la sécrétion lacrymale. Journ. méd. de Bordeaux. 3. Nov.

1897 CAMPOS: La sécrétion lacrymale après la section du grand nerf pétreux superficiel. Gaz. hebdom. No. 52. — EMBDEN: Ein Kind mit einseitigem Weinen bei kompletter Facialislähmung. Münch. med. Wochenschr. S. 1216. — FORSTER, V.: Zwei Fälle von einseitigem Weinen bei totaler Facialisparalyse. Ebenda S. 952.

1898 DOERING: Über die Herabsetzung der Tränensekretion bei Melancholie. Inaug.-Diss. Freiburg i. B.

1899 FROMAGET: Larmoiement paroxystique hystérique. Ann. d'ocul. T. 122, p. 61.

1900 HEUBNER: Über angeborenen Kernmangel. Berl. klin. Wochenschr. S. 477.

1901 LAMBERT: Hypertrophy of lacrymal gland. Transact. of the Americ. ophth. soc. p. 403. — WILBRAND und SÄNGER: Die Neurologie des Auges Bd. 2. Wiesbaden: Bergmann.

1902 ANTONELLI: Anomalie fonctionelle congénitale de la glande lacrymale du côté droit. Clin. ophtalmol. p. 35. — BERGER: Über Epiphora als Initialsymptom von Basedowscher Krankheit. Arch. f. Augenheilk. Bd. 46, S. 113. — LÉPLAT: Le larmoiement. Le scalpel No. 32. — MEIGE: Hémispasma de la face. Ann. d'oc. T. 127, p. 380. — PARSONS: The nerve-supply of the lacrymal gland. Ophth. hosp. rep. Vol. 15, part II, p. 81. — WAGENMANN: Einiges über die Erkrankung der Tränenorgane, bes. auch der Tränendrüse. Münchner med. Wochenschr. Nr. 16.

1903 SCHIRMER: Studien zur Physiologie und Pathologie der Tränenabsonderung. v. Gräfes Arch. f. Ophth. Bd. 56, S. 197. — SOMMER: Angeborener Mangel des psychischen und reflektorischen Weinens. Klin. Monatsbl. f. Augenheilk. Bd. XLI, 1, S. 482. —

1904 AXENFELD: Über die Tränen. Dtsch. med. Wochenschr. Nr. 19. — CARNOT: Réflexe œsophago-salivaire et réflexe œsophago-lacrymal. Presse méd. No. 103. — DELAUNAY: Le réflexe œsophago-lacrymal. Ebenda p. 837. — SCHIRMER: Mikroskopische Anatomie und Physiologie der Tränenorgane. Dieses Handbuch Bd. 1.

1905 CARPENTIER: Epiphora unassociated with lacrymal construction. Ophthalmol. rec. p. 235. — LIEBERS: Ein Fall von Diabetes mellitus mit komplizierender *Kleinhirnerkrankung.* Münch. med. Wochenschr. S. 145.

1906 ENGELEN: Einseitiges, nur beim Essen auftretendes Tränenfließen nach Facialislähmung. Dtsch. med. Wochenschr. S. 1437. — MARKBREITER: Beitrag zur Frage der sekretorischen Nerven der Tränendrüse. Szemészeti lapok No. 1. — SCHIRMER: Konvergenzschielen und Tränenträufeln. Dtsch. med. Wochenschr. S. 84.

1908 ALLESSANDRO: Influenza della mazeratione acida di mucosa duodeno-diguanale sulle secrezione lagrimale. Arch. di ottalmol. T. 55, p. 85. — GÉRARD: Sécrétion lacrymale et larmoiement. L'Echo méd. du nord 16. août.

1909 SCHIRMER: Über den Einfluß des Sympathicus auf die Funktion der Tränendrüse. Pflügers Arch. f. d. ges. Physiol. Bd. 126, S. 351.

1910 KILLIAN: Über Ethmoidalneurosen. Verhandl. d. Ver. deutsch. Laryngologen. 1910, S. 356.

1911 HIPPEL, V.: Demonstration eines mit Erfolg wegen rein nervöser Hypersekretion der Tränendrüsen operierten Patienten. Klin. Monatsbl. f. Augenheilk. Bd. 49, I, S. 93.

1912 ALEXANDER, L.: Einseitige Facialislähmung mit einseitigem Weinen. Münch. med. Wochenschr. S. 1738. — ALLESSANDRO: Secretione delle lagrime nel digiumo. Arch. di ottalmol. p. 117 e 193.

1917 RUTTIN, E.: Über reflektorisches Tränenträufeln bei kalorischer Reaktion. Med. Klin. Nr. 40. Ref.: Klin. Monatsschr. f. Augenheilk. Bd. 60, S. 568.

1918 KISCH: Lidschlag und Tränenreflex. Med. Klin. S. 949. Ref.: Klin. Monatsbl. f. Augenheilk. Bd. 61, S. 704.

1919 A. FUCHS: Funktionsstörung der Speichel- und Tränendrüsen. Ophthalmol. Ges., Wien. Ref.: Klin. Monatsbl. f. Augenheilk. Bd. 63, S. 405.

1920 PUGNAT: Epiphora of ear origin. Rev. de Laryng. v. 41. p. 389.

1921 CHARLTON: Protein in the tears and innervation and secretio of the lacrimal gland. Am. journ. of. ophthalmol. Bd. 4, p. 647—649. — GABRIÉLIDÉS: Ophthalmodynie et dacryorrhée pendant les mouvements du maxillaire inférieur. Arch. d. ophthalmol., Bd. 38, No. 10, p. 584. — GILBERT, JOHN J.: Epiphora after exstirpation of lacrimal sac. Laryngoscope Bd. 31, No. 12, p. 938. — JALCOWITZ, A.: Zur Kenntnis der peripheren Facialislähmung (mit besonderer Rücksicht der vegetativen Störungen). Jahrb. f. Psychiatr. u. Neurol. Bd. 41, S. 55. — KAYSER, B.: Ein Fall von angeborener Trigeminuslähmung und angeborenem totalen Tränenmangel. Klin. Monatsbl.. f. Augenheilk. Bd. 66, S. 652. — WADA: Chemical constituents of lacrimal fluid. Nippon Gank. Zasshi May. June, August.

1922 BRANDT und FRAENKEL: Verödung der Tränendrüse durch Röntgenstrahlen. Deutsche med. Woch. 48, p. 159. — HENSEN und LOREY: Über die Behandlung des Tränenträufelns durch Röntgenbestrahlung der Tränendrüse. Münch. med, Woch. 69, 1573. — FRIEDE: Epiphora bei Tiefstand der Lidspalte. Kl. M. f. A., Bd. 69, S. 309—311. — HEIMANN: Radikale Heilung des Augentränens durch die Stricturotomie. Kl. Woch. Jg. 1, Nr. 12, S. 580. — KUSONOKI: Alkaleszenz der Tränenflüssigkeit. Jahresvers. d. japophth. Ges. Kyoto., 2 u. 3 IV. 1922. — RÖTTH, A. V.: Über die Tränenflüssigkeit. Kl. M. f. A. Jg. 68, S. 598.

1923 KATZNELSON: Ärzteverein Prag, Med. Kl. S. 367. — REINHARD, WILHELM: Die Sympathicus-Ganglionexstirpation bei Morbus Basedowi. Dtsch. Zeitschr. f. Chirurg. Bd. 180, H. 1/3, S. 177.

1924 HENSEN und SCHÄFER: Über die Ergebnisse der Röntgenstrahlenbehandlung bei Augenkrankheiten bzw. Tumoren des Sehapparats, Arch. f. O.-G. Bd. 114. S. 123.

c) Blutige Tränen.

Blutbeimischung in der Tränenflüssigkeit tritt in zwei Formen auf: 1. aus der Bindehaut, 2. aus dem Tränennasenkanal. Die klinischen Erscheinungen sind natürlich je nach der Ursache verschieden. Bei der Absonderung des Blutes aus der Bindehaut sieht man in der Tränenflüssigkeit mehr oder weniger Blut beigemischt. Zweifellos spielt hier die Hysterie eine Rolle. So hat DAMALI (1882) bei einem jungen Mädchen, das auch sonst verschiedene hysterische Symptome zeigte, manchmal in der Tränenflüssigkeit Blut gesehen, und OTSCHAPOWSKY (1902) beschreibt diese Erscheinung bei einem 13jährigen hysterischen Knaben, SALVA (1899) konnte dieses Tränen bei einer Hysterica nicht durch Kauterisieren eines blutenden Gefäßes, dagegen durch Protargoleinträufelungen heilen. CROSS (1891) gibt bei einem 21jährigen anämischen Mädchen an, es seien keinerlei andere Zeichen einer Erkrankung als eine gewisse Anämie vorhanden gewesen, es ist aber nicht ausdrücklich erwähnt, daß eine funktionelle Erkrankung nicht vorhanden gewesen sei. Zwei ähnliche Fälle beschreibt GABRIELIDES (1923). 1. 36jährige Frau, die nach dem Tode ihres Mannes von Zeit zu Zeit blutige Tränen weint, und 2. 14jähriges Mädchen, die in Abständen von 20 bis 30 Tagen blutig weint. Den Tränen sind in dem zweiten Fall Luftblasen beigemischt. GABRIELIDES ist geneigt, die Störung auf Menstruationsanomalien zu beziehen.

FIEUZAL (1887) beschreibt vier Fälle: Bei dem einen waren Schwellungen und mehrfache Exfoliationen der Conjunctiva festzustellen, bei dem anderen eine kleine, dem oberen Tarsusrand aufsitzende Geschwulst, die bei Berührung leicht blutete. Er nimmt an, daß das Bluten durch Reiben am Lid entstanden sei.

Einen ganz ähnlichen Fall habe ich selbst gesehen:

Ein 12jähriges Mädchen wird von der Mutter gebracht, weil bei intensivem Weinen die Tränen bei ihr am linken Auge blutig seien. Bei der ersten Untersuchung konnte ich keinen Grund dieser Erscheinung finden und nahm an, daß es wohl durch Reiben entstanden sei. Nach 14 Tagen kam die Kranke wieder. Da fand ich am oberen Tarsusrande eine kleine Gefäßschlinge, die etwas über die Oberfläche vorragte und beim Wischen sofort blutete. Nachdem diese Stelle mit dem Galvanokauter verätzt war, blieb das Kind dauernd geheilt. Es hat sich also um ein kleines, isoliert aufgetretenes Angiom gehandelt.

Ehe also die Diagnose Hysterie gestellt wird, muß man immer erst ganz genau — am besten mit dem Hornhautmikroskop — nach solchen blutenden Stellen suchen, damit man sich nicht irrt.

Eine andere Ursache solcher blutiger Tränen beschreibt KONIKOW (1917): Bei einem 50jährigen Manne mußte starkes Nasenbluten durch vordere und hintere Tamponade gestillt werden. Nachher liefen blutige Tränen aus dem Auge heraus. Hier ist wohl das Blut durch den Tränennasenkanal in die Bindehaut zurückgelaufen. Ganz dieselbe Beobachtung hat SCHENK (1903) gemacht. Er tamponierte bei einem 68jährigen Manne wegen Nasenblutens die Nase von vorn. Der erste

Tampon wurde sehr hoch hinaufgeschoben. Als nun ein zweiter Tampon eingelegt wurde, liefen, nachdem er sich den Mund ausgespült hatte, blutige Tränen über die Wange. SCHENK konnte bei genauer Beobachtung mit Sicherheit feststellen, daß dieses Blut aus dem Tränenröhrchen kam. Er glaubt, daß zwischen dem ersten und zweiten Tampon gerade der Ausführungsgang des Tränensackes in die Nase lag und daß das gestaute Blut mechanisch in diesen hineingedrückt wurde. Nachdem das Nasenbluten beseitigt war, blieben auch die blutigen Tränen aus.

Endlich erwähnt LINDEMANN (1920) einen Fall von blutigen Tränen bei einem 13jährigen Mädchen. Die Menses waren noch nicht eingetreten, kamen aber 2 Monate später. L. hält einen Zusammenhang hiermit nicht für ausgeschlossen. LAGRANGE (1900 S. 46) beobachtete auch einen Fall, wo regelmäßig mit dem Eintritt der Menstruation sich eine entzündliche Schwellung der Tränendrüsen, bald rechts bald links eingestellt habe, was ebenfalls für einen derartigen Zusammenhang spricht, so daß der LINDEMANNsche Fall vielleicht als eine Art „vikariierender Menses" aufgefaßt werden kann.

Literatur.

1882 DAMALIX, A.: Des larmes du sang. Arch. d'ophthalmol. T. 2, No. 4, p. 429.

1883 HOADLEY, GABB: Blutung aus der Nase und dem Tränenkanal. Brit. med. journ. April.

1887 FIEUZAL: Les' larmes' du sang. Bull. de la clin. nat. opht. de l'hosp. des Quinze-Vingts p. 153.

1890 GROSS, F. R.: Supposed sanguineous lacrymation.   Brit. med. journ. Vol. 2, p. 1476.

1891 GROSS, F. R.: A case of supposed sanguineous lacrymation. Lancet p. 21.

1893 MALBEC: Hémorrhagie par les points lacrymaux, suite d'épitaxis. Rev. gén. d'ophthalmol. p. 284.

1899 SALVA: Hémorrhagies oculaires. Hémorrhagies conjonctivales. Ann. d'ocul. T. 121, p. 193.

1900 RICHMOND: Haemorrhage through the lachrymal duct after plugging the nares. Brit. med. journ.

1902 OTSSHAPOWSKI: Ein Fall von blutigen Tränen mit funktioneller Erkrankung des Auges hysterischen Charakters. Russk. Wratsch. Vol. 1, Nr. 48.

1903 SCHENK, G.: Blutige Tränen durch Blutung aus dem Ductus naso-lacrimalis. Klin. Monatsbl. f. Augenheilk. Bd. XLl, 1, S. 481.

1917 KONIKOW: A case of „bloody tears". Americ. journ. of ophthalmol. Febr. Ref.: Klin. Monatsbl. f. Augenheilk. Bd. 59, S. 177.

1920 LINDEMANN: Ein Fall von blutigen Tränen. (Ver. d. Augenärzte. d. Prov. Sachsen, Anh. u. d. Thür. Lande.) Klin. Monatsbl. f. Augenheilk. Bd. LXV, 2, S. 418. — STOCK, W.: Blutige Tränen. (Ver. d. Augenärzte d. Prov. Sachsen, Anh. u. d. Thür. Land Ebenda Bd. LXV, 2, S. 417.

1923 GABRIÉLIDÉS: Larmes de sang. Ann. d'ocul. Bd. 160, H. 9, S. 705—719. Ref. Zentralbl. f. d. ges. Ophth., Bd. 11, S. 391.

2. Wirkung der Tränen auf Mikroorganismen.

Über die chemische Wirkung und Zusammensetzung der Tränen ist der ausführlichen Bearbeitung von SCHIRMER (dieses Handbuch Bd. I, S. 32) nichts hinzuzufügen.

Auch die Wirkung der Tränen auf Mikroorganismen ist dort S. 34 ausführlich behandelt. In der Zwischenzeit sind aber doch eine Menge neuer Arbeiten erschienen, ganz besonders ist in AXENFELD, Bacteriologie des Auges, S. 71, eine so eingehende Bearbeitung dieses Themas gegeben, daß ich doch noch einmal kurz darüber referiere: Im wesentlichen dürfte zur Reinigung des Bindehautsackes das mechanische Moment beim Durchströmen der Tränen wichtig sein. BACH (1893, 1894) weist nach, daß bei einer Infektion des Bindehautsackes mit roten Kielerwasserbakterien, die Keime sehr bald in der Nase erscheinen und daß nach einigen Stunden die Keime aus dem Bindehautsack verschwunden sind, und das um so rascher, je mehr geblinzelt wird.

Aus den neueren Arbeiten ergibt sich als Resultat, daß die bacterizide Eigenschaft der Tränen selbst — in gewissem Gegensatz zu der Ansicht von SCHIRMER — eine recht geringe ist.

VAN GENDEREN erzielte gegen Bacterium Coli keine keimtötende Wirkung.

BERNHEIM will eine solche gegen Staphylococcus aureus und Bacillus subtilis gesehen haben — um so deutlicher, je geringer die Zahl und Virulenz der benutzten Bacterien war.

MARTHEN (1893) bestätigte diese Wirkung Staphylokokken gegenüber, auch gegen Saprophyten will er eine gewisse Wirkung gefunden haben.

BACH (1894) gibt ähnliche Resultate bei Staphylococcus aureus und Typhusbacillen an.

AHLSTRÖM, der mit Tränen, die er aus einer Tränendrüsenfistel gewinnen konnte, gearbeitet hat, konnte eine Wirkung auf Staphylokokken nicht feststellen.

HELFENBERG spricht den Tränen eine gewisse Wirkung dem Staphylococcus aureus gegenüber zu, diese Wirkung soll aber verloren gehen, wenn die Tränen über 58° erhitzt werden. Er glaubt deshalb, daß es sich um eine Wirkung der den Tränen beigemischten „Alexinen" handle.

RÖMER konnte eine Wirkung auf Milzbrandsporen nicht feststellen.

Alle diese Versuche liegen aber relativ weit zurück, und es wäre dringend wünschenswert, wenn sie mit der modernen Technik noch einmal in ausgedehnter Weise wiederholt würden. Gegen eine auch nur beschränkte Wirkung der Tränen selbst sprechen doch die Untersuchungen der Bindehautflora. Es wird besonders von AXENFELD festgestellt, daß in der Bindehaut je nach der Umgebung, in der der Mensch lebt, die allerverschiedensten Keime — auch pathogene — nachgewiesen werden können. Wenn man, wie es in meiner Klinik geschieht, jeden Starpatienten genau auf den Gehalt der Bindehaut an pathogenen Keimen prüft, so findet man am Aufnahmetag in die Klinik außerordentlich häufig Pneumokokken, aber auch Kettenkokken, neben weißen Staphylokokken, Xerosebacillen u. a. m.

Neuere Untersuchungen von BAIL (1923), FLEMMING (1922) und besonders von ONARI NAKAMURA (1923) haben in Tränen, Hühnereiweiß und andern Flüssigkeiten des menschlichen Körpers Stoffe festgestellt, die diese Autoren Lysozyme nennen. Diese haben gegen gewisse saprophytische, hauptsächlich in der Luft vorkommende, Keime keimtötende Wirkung, und zwar von solcher Stärke, daß dichte Aufschwemmungen solcher Saprophyten in kurzer Zeit völlig aufgelöst werden. Sie sind in hohem Grade wärmebeständig und werden durch den Auflösungsvorgang nicht zerstört. Bei besonders empfindlichen Bakterien oder Sarzinen können Verdünnungen menschlicher Tränen noch im Verhältnis 1 : 5 000 000 Lösung trüber Aufschwemmungen in Kochsalzlösung herbeiführen. Die Wirkung der Lysozyme erschöpft sich nicht.

Literatur.

1893 BACH: Über die Wirkung der Tränen auf den Keimgehalt des Bindehautsacks. Verhandl. d. Ges. dtsch. Naturforsch. u. Ärzte Bd. 2, S. 231. — MARTHEN: Experimentelle Untersuchungen über Antisepsis bei Augenoperationen und die Bakteriologie des Conjunctivalsacks. Beitr. z. Augenheilk. H. 12, S. 1.

1894 BACH: Über die Wirkung der Tränen usw. Arch. f. Augenheilk. Bd. 40, 3, S. 130.

1904 DEMARIA: Experimentelle Untersuchungen über antitoxische Wirkung der Tränen gegenüber dem Diphtherietoxin. Klin. Monatsbl. f. Augenheilk. Bd. 42, 2, S. 246. — SCHIRMER: Mikroskopische Anatomie und Physiologie der Tränenorgane. Handbuch d. Augenheilk. Bd. 1, 1, S. 85.

1906 MONESI: Ricerche sperimentali sulle vie lacrimali. Ann. di ottalmol. T. 35, S. 843.

1907 AXENFELD: Die Bakteriologie in der Augenheilkunde. S. 40 u. 71—74. Jena: Fischer. Nachtrag zu der dort angegebenen Literatur.

1908 LINDAHL: Zur Kenntnis der bakterientötenden Wirkung der Tränen. Mitt. a. d. Augenklinik Stockholm H. 9, S. 11 u. 53.

1922 FLEMING, A.: Proc. of the Royal Soc. Biol. Sciences Vol. 93, p. 306. — FLEMING und ALLISON: Proc. Royal Soc. Vol. 94, p. 142.

1923 BAIL, O.: Über das Lysocym A. FLEMINGS. Wien. Klin. Woch. Jg. 36, Nr. 6, S. 107. Ref. Klin. Woch. Jg. 2, Nr. 31, S. 1470. — ONARI NAKAMURA: Über Lysozymwirkungen. Zeitschr. f. Immunitätsforschung Bd. 38, S. 1470, H. 5.

3. Übergang von Antikörpern in die Tränen.

Ob die Tränen antitoxische Wirkungen haben ist von verschiedenen Autoren untersucht worden:

GOSETTI (1898) und JONA (1898) injizierten 1 ccm Tränen, die sie besonders von Ziegen, aber auch von anderen Tieren gewonnen hatten, zugleich mit einer Öse virulenter Diphtheriebacillen und fanden, daß dabei eine Wirkung im Sinne einer Abtötung oder Abschwächung nicht eintrat. Dagegen glaubten sie eine Abschwächung der Toxine durch Tränen erzeugen zu können. Sie fanden nämlich, daß Diphtheriekulturen die sehr virulent waren, bei Zusatz von Tränen auf die Bindehaut von Meerschweinchen, auch wenn diese verletzt war, nicht mehr wirkten. Ebenso konnten sie feststellen, daß der Tod eines Meerschweinchens sich um so mehr verzögern läßt, wenn man dem Diphtherietoxin immer mehr Tränenflüssigkeit zusetzt. Ähnliche Untersuchungen sind von DE BONO (1899) und FRISCO (1899) gemacht worden. Sie konnten allerdings bei gleichzeitiger Injektion von Tränen und Diphtheriekultur oder Toxin eine Wirkung nicht feststellen. Nur wenn die Tränen vor der Injektion längere Zeit mit dem Toxin zusammengebracht wurden, trat eine gewisse Abschwächung der Wirkung ein. Diese beiden Autoren messen aber diesem Resultat keine große Bedeutung bei, weil vielleicht die Wirkung eben durch den längeren Kontakt, wohl durch chemische Umsetzungen entstehe. COPPEZ (1899), der mit menschlichen Tränen arbeitete, konnte eine Wirkung auf Toxine nicht feststellen.

RYMOWITSCH (1902) immunisierte zwei Hunde, den einen gegen Cholera, den anderen gegen Typhus, und untersuchte, ob die Tränen agglutinierende Eigenschaften gegen diese Keime zeigten. (Das Blut zeigte in beiden Fällen solche Agglutination.) Die Versuche hatten ein negatives Ergebnis.

Um diese Versuche nachzuprüfen, hat DEMARIA (1904) Versuche mit Diphtherietoxin gemacht und folgendes gefunden:

1. Künstlich hergestellte Tränen haben keine Wirkung auf das Diphtherietoxin.

2. Tränen vom normalen Menschen (8 Versuchspersonen) haben keine Wirkung auf das Diphtherietoxin.

3. Tränen, die von Menschen stammen, die gegen Diphtherie immunisiert sind, haben keine antitoxischen Wirkungen auf Diphtherietoxin. Er hat damit festgestellt, daß Antitoxine, auch bei hochimmunisierten Menschen, nicht in die Tränen übergehen.

Contino (1911) stellte mit Tränen syphilitischer Individuen die Wassermannsche Reaktion an und konnte nie irgendein positives Resultat bekommen.

Hegner (1916) hat bei 40 Menschen, die entweder gegen Typhus geimpft waren oder einen Typhus durchgemacht hatten, die agglutinierende Wirkung der Tränenflüssigkeit untersucht. Er kam im Gegensatz zu den früheren Untersuchern zu dem Resultat, daß bei drei Patienten, die einen Typhus durchgemacht hatten, auch die Tränen eine agglutinierende Wirkung hatten, bei 17 war der Versuch negativ, ebensowenig konnte er agglutinierende Eigenschaften der Tränen bei den nur geimpften feststellen.

Daraus geht hervor, daß es doch wohl möglich ist, wenn nur der Immunisierungsprozeß sehr intensiv ist, daß die Tränenflüssigkeit an diesem Prozeß teilnimmt.

Da diese Frage doch eine erhebliche Wichtigkeit hat, wären weitere Versuche durchaus nötig.

Literatur.

1898 Gosetti e Jona: Congiuntiviti pseudomembranose e congiuntiviti difteriche. Ann. di ottalmol. T. 27, p. 50.

1899 De Bono e Frisco: Sul comportamento della giandola lagrimale e del suo secreto verso i microorganismi. Arch. di ottalmol. T. 6, p. 420. — Coppez: Études sur la diphthérie oculaire. Arch. d'opht. T. 19, p. 604.

1902 Rymowitsch: Zur Frage der bakteriziden Eigenschaften. Russ. Arch. f. Pathol., med. Klin. u. Bakteriol. Zitiert nach Demaria.

1904 Demaria: Antitoxische Wirkungen der Tränen gegenüber dem Diphtherietoxin. Klin. Monatsbl. f. Augenheilk. Bd. 42, 2, S. 246.

1911 Contino: Ricerca degli anticorpi spezifici nelle lacrime dei sifilitici con manifestazioni oculari. Clin. oculist. T. 12, p. 601.

1916 Hegner: Über das Vorkommen von Agglutininen in der Tränenflüssigkeit. Klin. Monatsbl. f. Augenheilk. Bd. 57, 2, S. 48.

1922 Kusunoki: Alkaleszenz der Tränenflüssigkeit. Jahresvers. d. jap. opth. Ges., Kyoto, 2 u. 3. IV. 1922. Ref. Zentralbl. f. d. ges. Opth., Bd. 9, S. 146.

B. Erkrankungen der Tränendrüse.

1. Dakryops.

Unter Dakryops versteht man eine Cyste, die von der Tränendrüse ausgeht.

Der Dakryops ist eine seltene Erkrankung. Schirmer (1877) berichtet in der 1. Aufl. dieses Handbuches über 6 Fälle. zur Nedden (1903) konnte im Jahre 1903 nur 33 Fälle zusammenstellen, die in der Literatur veröffentlicht sind. Seit dieser Zeit finden sich noch folgende Fälle: Goldzieher (1905) 1 Fall, Goerlitz (1908, 1917) 3 Fälle, Gilbert (1906) 1 Fall, Ahlström (1904) 1 Fall. Im ganzen sind also

39 Fälle veröffentlicht worden. Die alte Literatur bis 1904 findet sich ganz vollständig zusammengestellt bei LAGRANGE (1904) S. 582 bis 608.

Klinische Erscheinungen. In den meisten Fällen entsteht unter dem Oberlid in der Gegend der Tränendrüse eine Geschwulst, die ganz langsam größer wird. Die Geschwulst sitzt unter dem Oberlid, nur in den Fällen VON BADAL (1902) und AUBARET (1902) wird angegeben, sie sei im Oberlid selbst gewesen. Die Geschwulst ist leicht beweglich, meist eiförmig oder flach (FRANCKE 1896), sogar gelappt (DE WECKER 1866), sie sitzt der Sklera beweglich auf, die Conjunctiva zieht darüber weg, der Tumor schimmert bläulichrot durch. Durch Druck läßt sich Fluktuation feststellen, dabei kann es vorkommen, daß sich bei stärkerem Druck einzelne Tropfen des Inhalts entweder aus einem deutlich sichtbaren Ausführungsgange oder aus kleinen punktförmigen Öffnungen entleeren (BROCA, 1861, JARJAVAY, 1856, FRANCKE, 1896).

Der Tumor kann sich in seltenen Fällen etwas beim Weinen vergrößern. Diese Erscheinung ist aber selten (nur in zwei Fällen) beobachtet [GOLDZIEHER 1905]. Einen Fall von doppelseitigem Dakryops beschreibt LANGE (1899) bei einer 52jährigen Frau. Eine Trockenheit der Bindehaut wird nie beschrieben.

In einem Falle ist ein intermittierender Dakryops beschrieben, der sich von Zeit zu Zeit durch eine Öffnung entleerte und dann wieder entstand (JARJAVAY 1856).

Die Kranken haben kaum Beschwerden, nur ein lästiges Druckgefühl oder eine leichte Reizung der Bindehaut führt sie zum Arzte.

Differentialdiagnostisch kämen Tumoren der Tränendrüse in Betracht, die aber eine härtere Konsistenz haben, oder Dermoide, die aber eine derbere Struktur haben und meist der Sklera oder Cornea fest aufsitzen.

Anatomische Untersuchungen. Von den bis jetzt beschriebenen Fällen sind nur 11 wirklich genau anatomisch untersucht.

Es sind das 3 Fälle von GÖRLITZ (1908, 1917), einer von AHLSTRÖM (1904), einer von GOLDZIEHER (1905), einer von DUBREUIL (1870), einer von LAGRANGE (1898), einer von FRANCKE (1896), LANGE (1899) und zwei von ROGMAN (1899).

Bei der anatomischen Untersuchung handelt es sich einmal um die Frage, wie ist die Cyste ausgekleidet, und dann wie hängt sie mit der Drüse zusammen.

1. Auskleidung der Cyste: Als Auskleidung der Cyste geben an: Zylinderepithel DUBREUIL (1870), LAGRANGE (1898), mehrschich-

tiges Epithel mit unregelmäßigen plattgedrückten Epithelzellen GOLD-
ZIEHER (1905). FRANCKE (1896), LANGE (1899) und ROGMAN (1899)
geben als Auskleidung ein einfaches Lager von Epithel oder Endothel-
zellen an. SOURDILLE (1899) schreibt, das Epithelium ist größtenteils
aus kubischen Zellen gebildet, die bald ein- bald zweischichtig liegen.

Es ist also nach diesen Veröffentlichungen eine Einheitlichkeit
nicht festzustellen.

Ich möchte mich in der mikroskopischen Beschreibung an GÖRLITZ
anschließen, da mir ein eigener Fall nicht zur Verfügung steht. Er
hat drei ganze Drüsen mit den Cysten, die operativ entfernt waren,
untersuchen können.

1. Fall. Bei einem 27jährigen Manne war nach einer Säbelverletzung der Gegend
der Tränendrüse ein cystische Geschwulst entstanden, die mit der Drüse operativ
entfernt wurde.

Die ganze Cyste ist ausgekleidet mit einem zweischichtigen Epithel. Die Epithelzellen sind nicht überall gleich, es finden sich Übergänge vom typischen Cylinder-
epithel bis zu ganz flachem Plattenepithel. An einzelnen Stellen finden sich Schleimzellen. Daraus, daß nirgends Drüsenzellen vorhanden sind, schließt GOERLITZ, daß
die Cyste sich in einem Ausführungsgange entwickelt hat.

2. Fall. 25jähriges Mädchen. Seit $^1/_2$ Jahre entwickelt sich eine Geschwulst
unter dem linken Augenlid. Operative Entfernung der Cyste mit der Tränendrüse.
Die ganze Cyste ist mit einem einschichtigen flachen Epithelbelag bedeckt.

3. Fall. 36jähriger Mann. Seit $^1/_2$ Jahre Entwicklung der Cyste. Die Cyste wird
im ganzen operativ entfernt. Die Cyste ist mit einem einschichtigen platten Epithel
ausgekleidet. Es finden sich in der Tränendrüse selbst einzelne erweiterte Tubuli.

Während GÖRLITZ bei dem ersten Falle annimmt, daß die Cyste,
weil eben der Epithelbelag mehrschichtig ist, aus einem erweiterten
Ausführungsgang der Drüse besteht, glaubt er in den zwei anderen
Fällen an eine Entstehung aus erweiterten Drüsentubulis selbst. Ich
kann dieser Ausführung nur beistimmen. Man müßte also zweierlei
Arten von Dakryops unterscheiden, die aber nur anatomisch, nicht
klinisch zu trennen sind: einmal Cysten des oder eines Ausführungsganges und dann cystische erweiterte Drüsentubuli.

Entstehung des Dakryops. Für das Zustandekommen einer
solchen Cyste im Zusammenhang mit der Tränendrüse kommen dreier-
lei Möglichkeiten in Betracht, für die alle Beweise vorliegen:

1. Narbiger Verschluß eines Ausführungsganges der Drüse. Hier-
für ist beweisend der Fall von GÖRLITZ (1908), bei welchem nach einer
Säbelverletzung ein Dacryops zustande kam. Die Wunde war primär
ohne jede Entzündung geheilt.

2. Verstopfung eines Ausführungsganges durch Detritus-
massen. In dem von GOLDZIEHER (1905) beschriebenen Falle sieht
man solche in einem Ausführungsgange liegenden Massen in der bei-
gegebenen Abbildung; ebenso LANGE (1899).

3. Entzündliche Veränderungen der Drüse mit nachfolgender Degeneration und cystischer Erweiterung der Tubuli. Eine solche Ursache der Entstehung der Cyste nimmt GÖRLITZ (1917) an.

Daß aber zu dem Zustandekommen einer Cyste nicht nur ein einfacher Verschluß eines Ausführungsganges gehört, darüber sind sich die Autoren, die über diese Erkrankung sich ausgesprochen haben, einig. Es müßte sonst viel häufiger zu einer solchen Cystenbildung kommen.

GÖRLITZ denkt sich den Hergang in der Weise, daß es zunächst zu narbigem Verschluß eines Teiles eines Ausführungsganges kommt, der sich dann durch Fortdauer der Sekretion seiner Wandungen allmählich erweitert. Später entstehen infolge zunehmenden Druckes im Innern des Hohlraumes Veränderungen der Epithelien und endlich auch Dehnungen der Wandungen mit Kontinuitätstrennungen ihrer inneren Auskleidung.

Daß ein Dakryops nicht einfach dadurch entsteht, daß die Ausführungsgänge der Tränendrüse verschlossen werden, ist dadurch bewiesen, daß in den Fällen, in welchen der palpebrale Drüsenteil operativ entfernt wird, nie eine solche Cyste im orbitalen beschrieben worden ist. Experimentell hat diese Frage NATANSON (1904) behandelt. Er hat bei Hunden, bei welchen ja nicht eine orbitale und palpebrale, sondern nur eine Tränendrüse vorhanden ist, die Ausführungsgänge dieser Drüse operativ entfernt. Er hat bei einem Hunde diese Operation ausgeführt und nach 14 Tagen die Drüse untersucht: es fanden sich keinerlei Veränderungen in der Drüse. Bei einem zweiten Hunde wurde die Drüse nach 4 Wochen untersucht. Hier sind die Ausführungsgänge erweitert, das Drüsenepithel etwas niederer als normal. Nach 6 Wochen wurde in zwei Fällen festgestellt, daß eine Vermehrung des Zwischengewebes eintritt, die Tubuli werden kleiner, unregelmäßiger, die Zellen sind beträchtlich niedriger. Die Zellen selbst zeigen leichte Degenerationserscheinungen.

Eingehende Versuche mit Kaninchen, die sich in ganz derselben Fragestellung bewegen, sind auch von SEYDEWITZ (1906) in der Augenklinik Greifswald angestellt worden. SEYDEWITZ hat die Ausführungsgänge der Tränendrüse des Kaninchens (nicht der Harderschen Drüse) durchschnitten. Nach einiger Zeit prüft er mit der Schirmerschen Fließblattmethode die Funktion der Drüsen.

Es werden nur Tiere verwertet, bei welchen nach der Durchschneidung der Ausführungsgänge der Drüse eine erhebliche Herabsetzung der Tränensekretion eintrat. (5 Minuten wird der Streifen eingelegt und die Länge der befeuchteten Strecke gemessen: Es finden sich

Unterschiede in folgendem Ausmaß: 2,0 : 1,7 cm, 1,9 : 3,0, 1,41 : 0,5, 2,0 : 8,0, 2,4 : 0,8 und 2,8 : 0,77, 1,9 : 0,5.)

Die Drüsen werden nach verschieden langer Zeit herausgenommen. Bei der anatomischen Untersuchung ist das Resultat dem von NATANSON gefundenen ganz ähnlich:

Zuerst findet sich eine leichte Erweiterung der einzelnen Lumina der Tubuli. Dabei ändert sich das Drüsenepithel etwas, die secretleeren Zellen werden häufiger. Dann werden die Tubuli weiter, die Epithelzellen niederer. Dann tritt eine Vermehrung des Bindegewebes ein, die Tubuli umgeben sich mit einem feinen Bindegewebsstrang. Dann verlieren die Epithelien langsam überhaupt ihre Fähigkeit zu sezernieren. Es können sich aber Epithelzellen noch sehr lange halten. Viele Epithelzellen gehen aber zugrunde und werden durch Bindegewebe ersetzt. Daß beim Menschen ähnliche Verhältnisse vorliegen, zeigt eine Untersuchung einer Tränendrüse, die seit 8 Jahren durch eine Kalkverletzung ausgeschaltet war. Auch hier findet SEYDEWITZ die Drüse im wesentlichen in Bindegewebe umgewandelt, er kann aber doch immer noch einzelne Epithelzellen nachweisen.

Es geht also aus diesen Versuchen hervor, daß wenigstens beim Hunde die Drüsenzellen, wenn das Sekret nicht abfließen kann, nicht weiter sezernieren, sondern degenerieren. Es muß also zum Zustandekommen des Dakryops noch eine besondere — mir bis jetzt nicht einwandfrei erklärte Ursache kommen, ein Verschluß der Ausführungsgänge allein genügt wohl nicht.

Eine Erkrankung der Tränendrüse, die in das Gebiet des Dakryops gehört, die bis jetzt von anderer Seite noch nicht beschrieben ist, teilt STREBEL (1921) mit. Er weist darauf hin, daß man bei Klagen der Kranken über Tränen seine Aufmerksamkeit besonders auf die Tränen produzierenden Organe lenken müsse. Dort finde man bei genauer Untersuchung viel häufiger als man bis jetzt angenommen habe kleine Retentionscystchen der palpebralen Tränendrüse, die durch Ablagerung von kohlen- und phosphorsauren Kalksalzen in den Ausführungsgängen entstanden seien. Eine Bestätigung dieses Befundes liegt nicht vor.

Behandlung. Die Behandlung des Dakryops kann natürlich nur eine operative sein.

FLEISCHER (Dieses Handbuch, Augenärztliche Operationslehre S. 1571) gibt an: „Aus der Cystenwand wird ein entsprechend großes Stück, am zweckmäßigsten wohl von der Conjunctiva her, excidiert, so daß eine Wiederverheilung der Wundränder nicht erfolgen kann.

Radikaler und sicherer ist die Entfernung der Drüse mit der Cyste." Dazu wäre noch hinzuzufügen, daß in früheren Jahren mit negativem Erfolg (SCHMIDT, zit. nach FRANCKE 1896) die Cyste einfach pungiert wurde. Auch Injektion von verdünntem Alkohol hatte ein Rezidiv nicht verhindert. In der folgenden Zeit wurde durch die Cyste ein Faden durchgelegt und geknotet. Der Faden bleibt liegen (v. GRAEFE, SCHIRMER 1877). Die Erfolge dieser Behandlung werden von den Autoren als gut angegeben, obgleich sich der Faden schon nach 3 Tagen abgestoßen hatte (v. GRAEFE). SCHIRMER (zit. nach FRANKE [1896], S. 283) hat ein oväläres Stück der vorderen Wand abgetragen und so Heilung erzielt.

In neuerer Zeit ist wohl die Herausnahme der Cyste die beliebteste Operationsmethode. Diese Operation kann von außen oder von der Bindehaut aus gemacht werden.

FOSTER (1892), ebenso GÖRLITZ (1908), incidiert von außen am Orbitalrand, weil die Wand zum Teil mit dem Periost verwachsen war. Es gelingt nicht, die Cyste in toto herauszunehmen, sondern nur in Stücken. Kein Rezidiv. In neuerer Zeit ist die Operation wesentlich einfacher durch die Möglichkeit der lokalen Anästhesie. Die Incision ist von der Bindehaut aus zu machen, nach Eversion des Lides (GÖRLITZ 1917, ZUR NEDDEN 1903, BRIDE 1914) wird die Cyste sehr sorgfältig ausgeschält. Das Herausnehmen der Cyste im ganzen ist bei der Dünne der Wand häufig recht schwierig. Eine Naht ist nicht nötig. Ich selbst würde davon abraten, da ich selbst einmal eine sehr unangenehme Blutung gesehen habe. Die Tränendrüse soll bei der Operation womöglich mit entfernt werden (FRANCKE, GÖRLITZ u. a.). Nach den Untersuchungen von NATANSON, SEYDEWITZ ist es ja ganz unwahrscheinlich, daß nach der Herausnahme der Ausführungsgänge der Tränendrüse, wenn nur die Cyste ganz entfernt ist, wieder ein Dakryops entsteht. Jedenfalls wäre es sehr interessant, wenn nach einer wirklich sicheren Entfernung der Cyste in toto von neuem ein Dakryops entstehen würde. Dann könnte man ja schließen, daß nur eine persönliche Disposition zu dieser Erkrankung führt, daß sie eben deshalb so selten ist, weil die meisten Menschen eine solche Disposition nicht haben.

Komplikationen bei der Operation sind nicht beschrieben. BRIDE (1914) hat bei einem 17 monatlichen Kind einen Dakryops operiert. Es sei nachher eine schwere Conjunctivitis aufgetreten. Da die Hornhautoberfläche schon vor der Operation zerfallen war, kann man das Ulcus mit Perforation und nachheriger Staphylombildung der Operation nicht zur Last legen.

Ich möchte aber hier doch darauf hinweisen (s. S. 64), daß mir selbst eine sehr unangenehme Komplikation bei einer Herausnahme einer Tränendrüse (bei einem Tumor der Drüse) passiert ist: Nach der Operation war kaum eine Blutung eingetreten, die Operation war in Lokalanästhesie gemacht worden. Nach einigen Stunden klagte der Kranke über Schmerzen. Der Verband wurde abgenommen und es zeigte sich, daß ein großes Hämatom entstanden war, das auch zu einer erheblichen Vortreibung des Auges geführt hatte. Die Sehschärfe war auf Erkennen von Hell und Dunkel herabgesetzt. Das Hämatom war zwar in einigen Tagen wieder resorbiert, aber es blieb eine Sehstörung und ein Gesichtsfeldausfall, ein Ausgang, der um so unangenehmer war, als es das bessere Auge des Kranken gewesen war. Die Sehherabsetzung auf $^5/_{20}$ war nach einem Jahre unverändert.

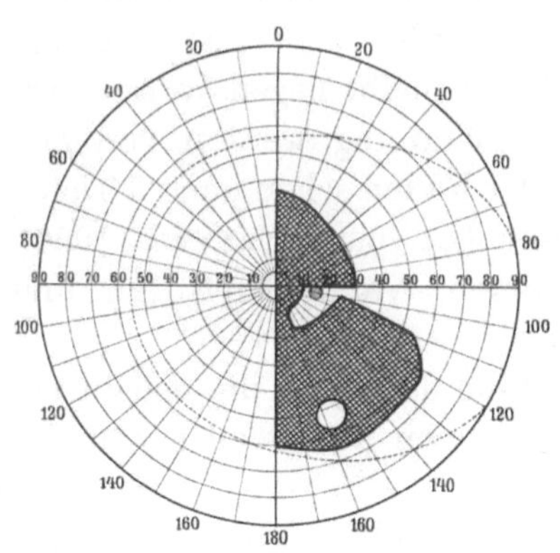

Abb. 1. Gesichtsfelddefekt nach einer Tränendrüsenexstirpation, entstanden durch eine Nachblutung in die Orbita.

Abbildung des dazugehörigen Gesichtsfeldes Abb. 1.

Literatur.

1856 JARJAVAY: De la tumeur lacrymale, formée par la dilatation des conduits excréteurs des larmes. Ann. d'oculist. T. 34, p. 281.

1861 BROCA: Kyste lacrymale. Ann. d'oculist. T. 42, p. 72.

1866 DE WECKER: Dacryops, dilatation cystoide de l'un des conduits excréteurs de la glande lacrymale. Gaz. hebdom. No. 25. (Übers. Klin. Monatsbl. f. Augenheilk. Bd. 5, S. 34. 1867.)

1870 DUBREUIL: Kyste d'un des conduits excréteurs de la glande lacrymale. Gaz. des hôp. civ. et mil.

1877 SCHIRMER: Erkrankungen der Tränenorgane. Handbuch d. Augenheilk. 1. Aufl. Bd. 7, S. 12. Leipzig: Engelmann.

1885 ALVARADO, E.: Quiste de la porcion palpebral de la glandala lagrimal. Corr. méd. castellano, Salamanco T. 2, p. 50. — MARÉCHAL: Tumeur kystique et volumineuse de l'orbite substituée à la glande lacrymale. (Soc. franç. d'opht.) Arch. d'opht. T. 5, p. 180. — v. REUSS, A.: Erkrankungen der Tränendrüse. Ophthalmol. Mitt. a. d. II. Univ.-Augenklin. in Wien. Wien. med. Presse Nr. 52.

1892 FOSTER: Ein cystenartiger Tumor in der Tränendrüse. Arch. f. Augenheilk. Bd. 24, S. 269.

1893 FROMAGET: Tumeur cystique formée par la dilatation d'un conduit excréteur de la glande lacrymale. Gaz. hebdom. des sciences méd. de Bruxelles No. 7.

1896 DUMONT: Dakryops. Journ. méd. de Bruxelles, Avril. — FRANCKE: Ein Fall von Dakryops. v. Graefes Arch. f. Ophth. Bd. 42, 1, S. 279.

1897 LAWSON and SUTHERLAND: Retention cyst of the lachrymal gland. Ophthalmol. Review. p. 32.

1898 Lagrange, F.: Un cas de dacryops. (Soc. d'anat. et de physiol. de Bordeaux.) Ann. d'oculist. T. 119, p. 156.

1899 Lange, O.: Zur Anatomie und Pathogenese des Dacryops. v. Graefes Arch. f. Ophth. Bd. 47, 3, S. 503. — Rogman: Sur le dacryops. Ann. d'oculist T. 121, p. 401. — Sourdille, G.: Les tumeurs kystiques bénignes de la glande lacrymale. Arch. d'opht. T. 19, p. 482.

1902 Badal et Aubaret: Kyste sousconjonctival de la région lacrymo-palpébrale. Journ. de méd. de Bordeaux, Sept.

1903 zur Nedden: Über Dakryops und Fistula glandulae lacrymalis. Klin. Monatsbl. f. Augenheilk. Bd. 41, 1. S. 381.

1904 Ahlström: Über Dakryops. Klin. Monatsbl. f. Augenheilk. Bd. 42, 1, S. 70. Lagrange: Traité des tumeurs de l'œil de l'orbite et des annexes. Livre 8. Tumeurs de l'appareil lacrymal. Chap. I. Kystes des glandes lacrymales. T. 2, p. 578. Paris: G. Steinheil. — Natanson, A.: Experimentelle Untersuchungen über die Veränderungen der Tränendrüse nach Exstirpation ihrer Ausführungsgänge. Klin. Monatsbl. f. Augenheilk. Bd. 42, 1, S. 541.

1905 Capolongo: Osservazione clinica ed anatomica su di un caso di dacriops. Arch. di ottalmol. T. 12, p. 451. — Goldzieher, M.: Über die Cyste der Tränendrüse. — Dakryops. v. Graefes Arch. f. Ophth. Bd. 61, S. 339. — Derselbe: Cyste der Tränendrüse. Szemészeti lapote No. 2.

1906 Gilbert: Zur Pathogenese und Histologie des Dakryops. Arch. f. Augenheilk. Bd. 55, S. 13. — Seydewitz: Experimentelle Untersuchungen über die Veränderungen der Tränendrüse nach Durchschneidung der Ausführungsgänge. v. Graefes Arch. f. Ophth. Bd. 62, S. 73.

1907 Dor: Kyste de la glande lacrymale. Rev. gén. d'opht. S. 337.

1908 Goerlitz: Über Dakryo adenitis und Dakryops. Klin. Monatsbl. f. Augenheilk. Bd. 46, 2, S. 406.

1909 Weekers: Contribution à l'anatomo-pathologie et à la pathogénie des kystes de la glande lacrymale palpébrale. Arch. d'opht. T. 29, p. 203. — Welikanow: Dacryops glandulae lacrymalis mobilis. Wjestn. Ophth. T. 26, p. 120.

1911 Thomson: On dacryops. Ophthalmoscope p. 396.

1913 Lacompte: Un cas interessant de dacryops. Ann. d'oculist. T. 150, p. 276.

1914 Bride, T. M.: Ein Fall von Dakryops. Ophthalmol. Review p. 99. — Piccaluga, S. F.: Über den Dakryops. Ann. di ottalmol. T. 43.

1917 Goerlitz: Zwei weitere Fälle von Dakryops. Klin. Monatsbl. f. Augenheilk. Bd. 58, 2, S. 520.

1921 Strebel, J.: Über kleine cystische Veränderung der unteren Tränendrüse als Ursache von Tränenträufeln. Schweiz. med. Wochenschr. Bd. 51, S. 895. Arch. f. Augenheilk. Bd. 92, S. 24—30.

1922 Cowper, H. W.: Symmetric cystic enlargement of the lacrimal glands due to syphilis. Americ. journ. of ophthalmol. Vol. 5, p. 122. — van Duyse, D. et van Lint: Kyste congénital de la glande lacrymale orbitaire. Arch. d'opht. T. 39, p. 331.

1923 Cramer: Rückfälliger eitriger Dacryops. Zeitschr. f. Aug. 51, 337.

2. Steinbildung im Ausführungsgang der Tränendrüse.

Levi (1903) findet in dem Ausführungsgange einer Tränendrüse, die wegen zu starker Tränensekretion nach Tränensackexstirpation entfernt worden war, als Zufallsbefund ein konzentrisch geschichtetes Kalkkonkrement in der Gegend des Drüsenhilus. Die Ausführungsgänge der Drüse waren etwas erweitert. Irgendeine krankhafte Veränderung konnte sonst an der Drüse nicht festgestellt werden.

In dem Konkrement fanden sich hellere Stellen, die wohl aus abgestoßenen Zellen bestehen. Levi ist der Ansicht, daß diese Zellhaufen der Kristallisationskern für das Konkrement gewesen sind. Ein Dakryops hat sich nicht entwickelt, weil der Stein den Ausführungsgang nicht vollständig verschlossen hat.

Einen ähnlichen Fall beschreibt Samelsohn (1880): Bei einem $3^1/_2$ jährigen Kinde fand er beim Ectropionieren in der linken Tränendrüse eine hellere Stelle, die etwas vorragte und am Augapfel rieb. Es gelang ihm, das Konkrement herauszuziehen. Der Stein enthielt $CaCO_2$ und $Ca_3P_2O_8$. Aus einer Schichtung und knochenartigen Anordnung schließt Samelsohn, daß es sich um eine richtige Neubildung gehandelt habe.

Literatur.

1880 Samelsohn, J.: Zur Kasuistik und Anatomie der Lithiasis glandulae lacrymalis. Zentralbl. f. Augenheilk. Dez.

1887 Fieuzal: Dakryolithe. Bull. de la clin. nat. opht. de l'hosp. de Quinzevingts p. 159. (Stand mir nicht zur Verfügung.)

1903 Levi, Emil: Steinbildung im Ausführungsgang der Tränendrüse. Klin. Monatsbl. f. Augenheilk. Bd. 41, Beilagenheft S. 214.

3. Tränendrüsenfistel.

Noch viel seltener als der Dakryops ist die Fistel der Tränendrüse. In den verschiedenen Veröffentlichungen kommen immer wieder dieselben Fälle zur Beschreibung.

Es gibt zweierlei Formen:

a) Angeborene Tränendrüsenfistel (nur einmal beobachtet),

b) erworbene Tränendrüsenfistel.

a) Moritz (1898) stellt einen jungen Mann vor, bei welchem zwei Querfinger breit nach außen vom äußeren Lidwinkel eine feine Öffnung sichtbar ist, aus welcher sich immer wieder ein Tropfen einer klaren Flüssigkeit entleert. Bei Reizung des Auges wird die Sekretion stärker. Da bei der Reizung des Auges auch eine stärkere Tränensekretion in den Conjunctivalsack hinein erfolgt — aber schwächer als auf der anderen Seite — schließt Seggel in der sich anschließenden Diskussion, daß die Fistel nur aus dem orbitalen Teile der Tränendrüse stammen könne, während die Ausführungsgänge der palpebralen in den Conjunctivalsack münden müssen.

b) Die erworbenen können verbunden sein mit einer cystischen Erweiterung des Ausführungsganges der Drüse (Dacryops fistulosus von A. Schmidt, zit. nach Schirmer). (Einziger Fall.)

Die erworbenen entstehen nach Verletzungen, Abscessen oder operativen Eingriffen.

JARJAVAY (1854) gibt die Krankengeschichte eines 45jährigen Mannes, bei welchem im Anschluß an eine Verletzung der Haut in der Gegend der Tränendrüse eine Geschwulst entstand. Auf Druck entleerte sich aus einer haarfeinen Öffnung über dieser Geschwulst Tränenflüssigkeit.

BOWMAN (1858) und ALFRED GRAEFE (1861) beschreiben zwei ganz ähnliche Fälle: Der erstere hat eine Fistel nach einem Absceß der Haut entstehen sehen, die dann durch Anlegung eines Haarseiles heilte, und bei dem Patienten von GRAEFE (1861) konnte die Fistel, die nach einer Balggeschwulstoperation entstanden war, nur durch Herausnahme der Drüse heilen. AHLSTRÖM (1895) hat in eine Tränendrüsenfistel, die durch eine Schrotschußverletzung entstanden war, ein Röhrchen eingelegt und mit den gewonnenen Tränen experimentieren können.

In dem Falle von AUBARET und LAFON (1904) hatte sich ein 5jähriges Kind an einem rotglühenden Ofen die Lider stark verbrannt. In der Narbe waren zwei bis drei feine Öffnungen sichtbar, aus welchen sich Tränenflüssigkeit entleerte. Und Mosso (1910) beschreibt einen Fall, bei welchem nach Zerstörung der Lider aus der Gegend der Tränendrüse sich aus feinen Öffnungen Tränen entleerten.

Eine andere Ursache gibt ZUR NEDDEN (1903) in zwei Fällen an. Bei dem einen war infolge einer Schrumpfung der Bindehaut mit Entropium durch Pemphigus eine Kanthoplastik gemacht worden, bei dem anderen dieselbe Operation wegen phlyktänulärer Augenerkrankung. In beiden Fällen sah er in der Narbe am Oberlid eine feine Öffnung, aus welcher sich Tränenflüssigkeit nach außen entleerte. Bei Reizung des Auges war die Sekretion stärker. Es muß sich also um Tränendrüsenfisteln gehandelt haben.

Behandlung der Tränendrüsenfistel. Eine sichere Heilung wird — wenn überhaupt eine Behandlung nötig ist, nur durch Herausnahme der Tränendrüse zu erzielen sein (ZUR NEDDEN).

Diese Operation wird ganz ebenso wie die Entfernung der Tränendrüse gut ertragen, worauf schon A. v. GRAEFE (1861) hinweist.

Literatur.

1803 SCHMIDT, J. A.: Über die Krankheiten des Tränenorgans. S. 63. Wien.

1817 BEER, G. J.: Die Lehre von den Augenkrankheiten. Wien.

1854 JARJAVAY: De la tumeur lacrymal, formée par la dilatation des conduits excréteurs des larmes. Ann. d'oculist. T. 34, p. 281.

1858. BOWMAN: Ein Fall von Tränenfistel nach Lidabsceß. Ophth. hosp. rep. Vol. 1, p. 286. (Zitiert nach ZUR NEDDEN.)

1859 HULKE: Dacryops fistulosus palpebrae superioris. Ann. d'ocul. T. 43.

1861 GRAEFE, ALFRED: Verlauf und Heilung einer Tränendrüsenfistel. v. Graefes Arch. f. Ophth. Bd. 8, 1, S. 279.

1876 HENDRICKS: Observation de fistule de la glande lacrymale. Ann. d'oculist. T. 76, p. 52.

1880 MORANO, R.: Fistola della glandula lacrymale. Giorn. delle mal. degli occh. T. 3, p. 11.

1895 AHLSTRÖM, G.: Über die antiseptische Wirkung der Tränen. Zentralbl. f. prakt. Augenheilk. Bd. 19, S. 193.

1898 MORITZ: Ein Fall von abnormer Ausmündung einer Tränendrüse. (Ärztl. Ver. München.) Münch. med. Wochenschr. S. 948. — SEGGEL: Diskussionsbemerkung zu MORITZ' Vortrag. (Ärztl. Ver. München.) Ebenda S. 948.

1903 ZUR NEDDEN: Über Dakryops und Fistula glandulae lacrymalis. Klin. Monatsbl. f. Augenheilk. Bd. 41, 1. S. 381.

1904 AUBARET et LAFON: Un cas de fistule de la glande lacrymale. Journ. de méd. de Bordeaux p. 49.

1910 Mosso: Un caso di fistola della gliandola lacrimale. Ophthalmol. T. 1, p. 367.

Ferner: ARLT: Ein Fall von Tränendrüsenfistel nach Lidoperation wegen Lupus. Aus: Glande lacrymale, Diction. encycl. de Déchambre. Zitiert bei ZUR NEDDEN ohne Jahresangabe. (Nicht zugänglich.)

4. Luxation der Tränendrüse.

Die Lageveränderung der Tränendrüse kommt in zweierlei Formen vor: 1. Traumatische und 2. spontane Verlagerung.

Traumatische Verlagerung. Klinische Erscheinungen: In den meisten Fällen war die Ursache der Verlagerung der Tränendrüse eine scharfe Verletzung des Orbitalrandes mit einer Wunde. In der Wunde liegt ein mandelförmiger Körper von roter Farbe, den man beim Betasten leicht als die Tränendrüse erkennt.

Nur in einem Falle (CROWDER, 1906) ist eine solche Verlagerung nach einer stumpfen Verletzung bei einem 13jährigen Mädchen beschrieben. Das Kind hatte einen Schlag auf das Auge bekommen. Nachdem das Lid abgeschwollen war, fand sich ein mandelgroßer beweglicher Körper unter der Lidhaut, der durch Fingerdruck unter den Augenhöhlenrand zurückgeschoben werden konnte. Da er auch durch längeren Verband noch nicht festheilte und Doppelbilder auftraten, wurde dieser Tumor, der als die Tränendrüse erkannt wurde, festgenäht. Die Wunde heilte, die Tränenabsonderung war normal.

Bei den übrigen Fällen lag die Drüse immer in der Wunde: v. GRAEFE (1866) gibt die Krankengeschichte eines 10jährigen Knaben, der sich mit einem Glasscherben verletzt hatte. Die vorgefallene Drüse heilte nach Naht wieder an der normalen Stelle an. Bei GOLDZIEHER (1876) betraf die Verletzung ein 1jähriges Kind, bei HALTENHOFF (1895) einen 2 1/2 jährigen Knaben. Hier wurde die vorgefallene Drüse abgetragen, ohne daß der Kranke nachher irgendwelchen Schaden erlitten hätte. BISTIS (1895) hat diese Verletzung bei einem 1jährigen Mädchen ge-

sehen und AHLSTRÖM (1898) bei einem 2jährigen Knaben. Dieser
Knabe kam aber erst 12jährig in Behandlung, weil der Tumor unter
der Lidhaut eine erhebliche Ptosis verursachte. Obgleich keinerlei
Beschwerden vorhanden waren, hat AHLSTRÖM (1898) aus kosmetischen
Gründen die Drüse entfernt.

In all diesen Fällen handelte es sich um Kinder — auch der von
HILBERT (1900) beschriebene Fall betrifft einen 1 ½ jährigen Knaben —
so daß man annehmen muß, daß gerade die Lage im kindlichen Ge-
sichtsschädel der Drüse weniger Schutz gewährt als die beim Erwachsenen.

In der ganzen Literatur ist nur von OLOFF (1910) eine solche traumatische Luxation der Tränendrüse bei einem Erwachsenen mitgeteilt.
Er hat einen 20jährigen Matrosen gesehen, dem ein Bootshaken in die
rechte Augenhöhle eingedrungen war. In einer 2 cm langen Rißwunde,
die im Oberlid horizontal verlief, hing an einem Stiel ein mandelgroßer fleischiger Körper heraus. Dieser Körper war gelappt und aus
einem Riß der Fascia tarso-orbitalis herausgetreten. Es konnte sich
also nur um die Tränendrüse handeln. Die Drüse wurde reponiert,
die Wunde genäht. Die Heilung war ungestört.

Es handelt sich in all diesen Fällen um eine Luxation der orbitalen
Tränendrüse. Daher kommt es auch, daß auch bei den Fällen, bei
welchen der Tumor entfernt wurde, keine Störung der Tränensekretion
eintrat. Hier hat eben die palpebrale Drüse genügend Tränen abgesondert.

Spontane Verlagerung der Tränendrüse. Da eine spontane
Verlagerung der Tränendrüse nur bei dem Krankheitsbilde der Ble -
pharochalasis vorkommt, muß ich auf dieses ganz kurz eingehen:

SICHEL (1844) beschreibt im Jahre 1844 in „Aphorismes pratiques
sur divers points d'ophthalmologie" eine Ptosis, die dadurch entsteht,
daß die schlaffe Lidhaut herunterhängt: Ptosis atonica. Es ist ihm
auch bekannt, daß als Abart dieser Ptosis atonica die Ptosis adiposa
sich entwickeln kann, dadurch, daß sich Orbitalfett unter dieser
schlaffen Lidhaut ansammelt.

FUCHS (1897) hat diese Formen von Ptosis als Blepharochalasis
von neuem beschrieben. WEINSTEIN (1908) gibt eine sehr ausführliche
Zusammenstellung aller einschlägigen Literatur und kommt zu dem
Schlusse: Die Ptosis atrophica ist das Resultat eines lokalen atro-
phischen Prozesses, dessen nächste Ursachen noch nicht aufgeklärt sind.

Die Ptosis adiposa ist nur eine Abart der Ptosis atrophica. Sie
wird bedingt durch den Vorfall des Orbitalfettes unter die Lidhaut.
Dieser Fettvorfall kommt dadurch zustande, daß der Krankheitsprozeß
auf das Orbitalseptum übergreift.

Wenn der atrophische Prozeß (oder der Prozeß der Erschlaffung) sich auf den die Tränendrüse stützenden Apparat erstreckt, so kann eine Senkung der Tränendrüse zustande kommen.

Solche Fälle von Senkung oder Luxation der Tränendrüse sind einige in der Literatur beschrieben:

Loeser (1908) hat bei einem 13jährigen Waisenknaben auf beiden Seiten ein sehr starkes Herabhängen der Haut der Oberlider gefunden und unter dieser schlaffen Haut neben Fetträubchen links die bewegliche nach unten vorn gesunkene orbitale Tränendrüse. Ascher (1920) weist darauf hin, daß bei Blepharochalasis in manchen Fällen eine Doppellippe gefunden wird.

Weinstein (1908) konnte einen 21jährigen Mann, der beiderseits an einer Ptosis adiposa litt, auf der einen Seite operieren. Das subcutane Fett hatte keine Kapsel und setzte sich in das Orbitalfett fort. Auf der linken Seite wurde die nach unten und vorn gesunkene Tränendrüse entfernt. Die Heilung erfolgte ungestört, irgendwelche Beschwerden hatte der Kranke nachher nicht. Die anatomische Untersuchung des Fettes und der Drüse ergab ganz normale Verhältnisse. Der Fall von Weidemann (1911) betraf eine 17jährige Patientin mit Ptosis adiposa.

Nur ganz wenige Fälle finde ich, bei welchen eine Luxation der Tränendrüse nicht ohne weiteres durch eine Ptosis adiposa oder atonica erklärt ist:

Pritchard (1906) demonstriert ganz kurz folgenden Fall: Eine Frau von 43 Jahren bekam nach einem ungefähr 2 Tage fortgesetzten Weinen eine Anschwellung in der Gegend der rechten Tränendrüse. Er konnte unter der Lidhaut die bewegliche Tränendrüse fühlen. Da die Patientin angab, daß nach starkem Weinen die Tränendrüsen immer anschwellen, glaubt Pritchard (1906), daß das 24stündige Weinen die Drüse so stark zum Schwellen gebracht haben könnte, daß die Kapsel geplatzt wäre und so die Drüse aus ihrem Platz herausfallen konnte. Irgendeine Beschwerde hatte die Kranke durch die Verlagerung der Drüse nicht.

Golowin (1902) nimmt an, daß eine Schwellung der Drüse bei Mumps die Kapsel so gedehnt hätte, daß dadurch die Drüse beweglich wurde, Robertson (1887) glaubt, daß eine große Enge der Orbita die Ursache der Beweglichkeit der Drüse in seinem Falle war, und Snell (1881/82) schuldigt für dieselbe Erscheinung einen in die Orbita hineingehenden Nävus an, der durch Zug zu einer Verlagerung der Drüse geführt habe.

Behandlung der Luxation der Tränendrüse. Wenn die Drüse nach einer Verletzung in der Wunde liegt, ist es nicht in allen Fällen nötig, die Drüse herauszunehmen. Man kann versuchen, die Drüse an der richtigen Stelle festzunähen und dann die Wunde zu schließen.

Bei der Ptosis atonica oder adiposa wird man die Drüse dann operativ entfernen, wenn den Kranken erhebliche Beschwerden — vielleicht nur kosmetischer Art — entstehen.

Da es sich empfiehlt, bei der Ptosis adiposa auch noch etwas von dem überschüssigen Fett wegzunehmen, ist es empfehlenswert, von der Haut aus — nicht von der Conjunctiva — einzugehen.

Literatur.

1844 SICHEL: Ptosis lipomatosa. Ann. d'oculist. T. 12.

1866 v. GRAEFE: Ein Fall von Prolapsus der Tränendrüse. v. Graefes Arch. f. Ophth. Bd. 12, 2, S. 224.

1876 GOLDZIEHER: Verletzung des linken oberen Augenlides, Prolapsus der Tränendrüse. Pester med.-chir. Presse Nr. 33.

1881/82 SNELL, SIMEON: A case of dislocation of the lachrymal gland. Ophthalmol. Rev. Vol. 1, p. 207.

1884 RAMPOLDI: Un caso di lussazione della glandola lagrimale. Ann. di ottalmol. T. 13, p. 68.

1887 NOYES, M. D.: Removal of a prolapsed lachrymal gland. Transact. of the Americ. ophthalmol. soc. p. 594. — ROBERTSON, ARGYLL: A case of enlargement and displacement of the lachrymal gland into the upper eyelid. Transact. of the med.-chir. soc. of Edinbourgh p. 224. Ref. MICHEL-NAGEL. — SYM, W. G. A.: A case of spontaneous displacement of the lachrymal gland. Chicago med. journ. Vol. 33, p. 31. (Nicht zugänglich.)

1895 BISTIS, J.: Hernie traumatique de la glande lacrymale orbitaire. Ann. d'oculist. T. 114, p. 457. — HALTENHOFF: Prolapsus traumatique de la glande lacrymale orbitaire. Annales d'oculist. Bd. 113, S. 319.

1896 GOLOVINE: Déplacement des glandes lacrymales. Arch, d'opht. T. 16, p. 104.

1897 FUCHS, E.: Über Blepharochalasis (Erschlaffung der Lidhaut). Wien. klin. Wochenschr. Nr. 7.

1898 AHLSTRÖM: Beitrag zur Kenntnis der traumatischen Dislokation der Tränendrüse. Zentralbl. f. prakt. Augenheilk. S. 300. — CHOLOUS: Étude sur les déplacements de la glande lacrymale orbitaire. Thèse de Paris. (Orig. nicht zugänglich.)

1900 HILBERT: Ein Fall von traumatischem Prolaps der Tränendrüse. Klin. Monatsbl. f. Augenheilk. S. 478.

1901 MITTENDORF: Dislocation of lacrymal gland. Transact. of the Americ. ophth. soc. p. 382.

1902 GOLOWIN, D.: Beiderseitige Dislokation der Tränendrüse. (Moskauer augenärztl. Ges. 27. März.) Wratsch Bd. 22, S. 955. — KUROPATWINSKI: Eine komplette Luxation der Tränendrüse. Postep okul. Nr. 5. Ref.: MICHEL-NAGEL.

1903 SANTUZZI: Contributo alla casuistica della lussazioni traumatiche della glande lacrymale. Ann. di ottalmol. T. 32, p. 827. — VILLARD: Luxation traumatique de la glande lacrymale orbitaire. Rev. gén. d'opht. p. 193.

1904 JACKSON: Traumatic dislocation of the lachrymal gland with foreign body in the orbit. Ophthalmol. rec. p. 345. — RAMOS: Vorfall der Tränendrüse. Ann. de oft. Mexic., Febr. (Nicht zugänglich.) — ROY: A case of spontaneous prolapse of both lachrymal glands. Transact. of the Americ. ophth. soc. p. 179. — SHOEMAKER: A case of bilateral enlargement of the lachrymal glands. Ann. of ophth. p. 513.

1905 PERINI: Des glandes lacrymales orbitaires mobiles. Arch. d'opht. T. 25, p. 592.

1906 COLLOMB et DORET: Luxation traumatique de la glande lacrymale orbitaire. Ann. d'oculist. T. 136, p. 381. — CROWDER: Dislocation of the lachrymal gland. Ophthalmol. rec. p. 422. — PRITCHARD: Non traumatic dislocation of the right lacrymal gland. Ophthalmol. rev. p. 153.

1908 CONSTANTIN: Hernie traumatique de la glande lacrymale. Arch. d'opht. T. 28, p. 243. — LOESER: Mitteilung eines Falles von Blepharochalasis mit Spontanluxation der Tränendrüse. Arch. f. Augenheilk. Bd. 61, S. 252. — RUGGERO, FRACARO: Vorfall der Tränendrüse beim Rinde. La clin. vet. p. 772. (Nicht zugänglich.) — WEINSTEIN: Ein Fall von Ptosis adiposa mit spontaner Senkung der Tränendrüse. Klin. Monatsbl. f. Augenheilk. Bd. 47, 2, S. 190. (Hier findet sich die Literatur über Blepharochalasis.)

1910 OLOFF: Ein Fall von Luxation der Tränendrüse. Klin. Monatsbl. f. Augenhilk. Bd. 48, 2, S. 472.

1911 WEIDEMANN: Ein Beitrag zur Kenntnis der Ptosis adiposa nebst Mitteilung eines Falles mit spontaner Senkung der Tränendrüse. Inaug.-Diss. Königsberg.

1920 ASCHER: Blepharochalasis mit Struma und Doppellippe. Kl. M. f. A,. Bd. 65, S. 86.

5. Entzündungen der Tränendrüse.

1. **Akute Entzündung der Tränendrüse.** a) **Häufigkeit.** Die Entzündung der Tränendrüsen ist sicher eine sehr seltene Erkrankung. Ich selbst habe in 10 Jahren bei einem jährlichen Zugang von etwa 7000 neuen Kranken, also bei etwa 70000 Augenkranken, nur 5 Tränendrüsenentzündungen gesehen. SEELIGSON (1891) teilt unter 24000 Kranken der Gutmannschen Klinik zwei solche Fälle mit. Die Erkrankung ist manchmal doppelseitig. (PES, 1905, und SEELIGSON 1891). Ich selbst habe einen doppelseitigen Fall einer akuten Tränendrüsenentzündung nicht gesehen. Da es sich später darum handeln wird, wie eine solche Tränendrüsenentzündung zustande kommt (exogen oder metastatisch), ist es wichtig, darauf zu achten, ob ein- oder doppelseitige Entzündung vorliegt.

b) **Klinische Symptome.** Die Kranken klagen über ein plötzlich aufgetretenes spannendes Gefühl in der Gegend der Tränendrüse, manchmal auch über empfindliche Schmerzen. Diese Schmerzen steigern sich beim Versuch, das Lid zu heben, und ganz besonders bei Augenbewegungen, manchmal ganz auffallend beim Blick nach unten innen. Der Augapfel kann nach unten innen verdrängt sein, so daß sogar Doppeltsehen auftritt, oder es kommt sogar zu einem leichteren Grad von Exophthalmus. Das Oberlid ist geschwollen, manchmal in ganzer Ausdehnung, häufiger vorwiegend außen. Beim Betasten des Lides findet man häufig einen mandelgroßen Tumor in der Gegend der Tränendrüse, Druck auf den Tumor löst Schmerzen aus. Beim Aufheben des Lides wölbt sich oben außen in der Übergangsfalte die Tränendrüse vor. Anfangs ist diese Gegend der Bindehaut gerötet. Diese Rötung kann wieder verschwinden und damit der Prozeß ausheilen. In anderen Fällen fühlt man Fluktuation auftreten, dann bildet sich eine gelbe Verfärbung und der Eiter bricht nach einiger Zeit in den Bindehautsack durch.

Es empfiehlt sich, wenn man Eiter unter der Bindehaut erscheinen sieht, eine kleine Incision zu machen, damit kürzt man die Krankheitsdauer um Tage ab.

In den meisten Fällen ist nach einigen Wochen klinisch nichts mehr nachzuweisen. Die Tränendrüse fühlt sich genau wieder so groß wie auf der anderen Seite an. In den von mir beobachteten 5 Fällen (siehe unten) trat eine vollständige Heilung ein.

Nur in einem Falle trat nach einigen Wochen eine neue Eiterung auf, aber auch hier heilte die Erkrankung nach Entleerung des Eiters spurlos ab. Ganz dasselbe beschreibt SEELIGSON (1891). SCHIRMER (1877) hat bei Fällen, bei welchen eine Abscedierung nicht eingetreten war, noch längere Zeit eine umschriebene Härte, die nicht deutlich den Charakter einer geschwollenen Drüse hatte, gefühlt. Diese Härte ging nur langsam zurück.

Einen Dakryops nach Tränendrüsenentzündung beschreibt BIALETTE (1897), SOURDILLE (1900) und REUSS (1885). Diese Autoren nehmen an, daß durch die Entzündung die Ausführungsgänge der Drüse verstopft worden sind.

Ich lasse nun die Krankengeschichten der von mir beobachteten 5 Fälle folgen.

F., Gertrud, Arzttochter. 20 Jahre. Hamburg. P. J. 1918.
Die Kranke kommt am 20. Januar in meine Behandlung mit der Angabe, seit 2 Tagen sei das linke Oberlid geschwollen und schmerzhaft. Eine Ursache der Erkrankung weiß sie nicht anzugeben. Vielleicht, meint sie, könnte sie sich bei der Kinderpflege im Krankenhaus angesteckt haben. Es findet sich in der Gegend der Tränendrüse am linken Oberlid eine Schwellung und Rötung. Die Tränendrüse fühlt man ganz deutlich vergrößert, ziemlich hart; sie ist auf Druck sehr schmerzhaft. Nachdem 2 Tage lang heiße Überschläge gemacht worden sind, wird der Absceß von der Bindehaut aus incidiert, es entleert sich ziemlich viel Eiter.
In dem Eiter finden sich Staphylokokken. Die Schwellung geht zurück; nach 8 Tagen ist von der Tränendrüse nichts mehr zu fühlen, die Kranke ist geheilt.
Nach $^1/_2$ Jahr kommt sie zur Vorstellung und berichtet mir, daß sie 3 Wochen später an ganz derselben Stelle noch einmal eine Schwellung bekommen habe, daß sie zu Hause noch einmal operiert worden sei, und daß sich wieder Eiter entleert hätte. Seither sei sie gesund. Irgendeine Allgemeinkrankheit konnte nicht gefunden werden.
Es handelt sich also um eine akute Entzündung der linken Tränendrüse, die zur Abscedierung geführt hat. Nachdem der Eiter abgelassen ist, heilt die Erkrankung in 8 Tagen. Nach 3 Wochen tritt ein Rezidiv ein, das auch wieder nach Incision und Entleerung des Eiters ausheilt.
K., Erich, 6 Jahre alt, aus Milbitz. Krankengeschichte 1916 Nr. 34.

Seit 3 Tagen ist das Oberlid des linken Auges geschwollen. Irgendeine Ursache weiß der Kranke nicht.

Am 31. XII. 15 findet sich folgendes:

Das linke Oberlid ist stark geschwollen, in dem Oberlid fühlt man die Tränendrüse ungefähr mandelgroß, sehr deutlich. Dieser Tumor ist auf Druck sehr schmerzhaft. Die Bindehaut ist in der Übergangsfalte oben außen sehr stark ödematös.

Im übrigen ist der Augapfel normal. (Wassermannsche Reaktion negativ.)

Anfangs werden feucht-heiße Überschläge gemacht. Am 5. I. 16 wird vom Conjunctivalsack aus der Absceß der Tränendrüse eröffnet. Es entleert sich eine Menge Eiters (Fig. 2 u. 3).

Am 15. I. wird der Kranke entlassen. Man fühlt die Tränendrüse noch als leicht vergrößertes, hartes Gebilde.

In diesem Falle handelt es sich also um eine akute Schwellung der ganzen Tränendrüse. Die Entzündung führt zur Abscedierung. Nachdem der Eiter entleert ist, heilt der Prozeß in 10 Tagen aus.

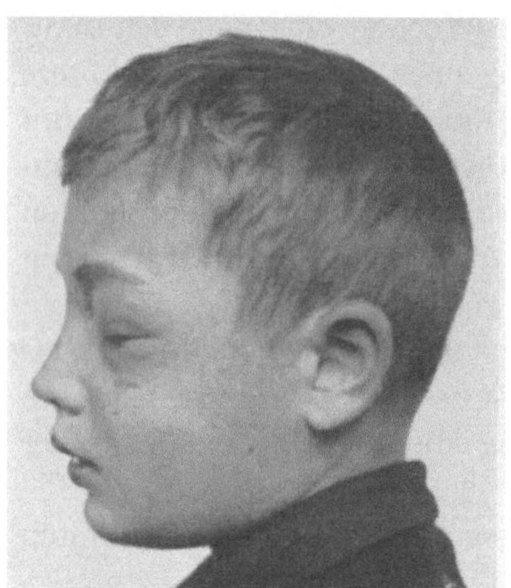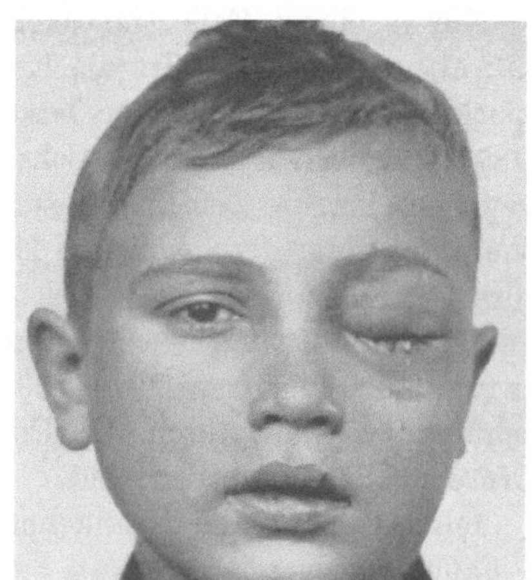

Fig. 2 u. 3. Dacryoadenitis acuta.

B., Hermann, Waldarbeiter, 30 Jahre alt, aus Neundorf. Krankengeschichte 1914 Nr. 275.

Seit 3 Tagen ist das rechte Auge entzündet. Irgendeinen Grund der Erkrankung weiß der Mann nicht.

Bei der Aufnahme findet sich eine Rötung und Schwellung des Oberlides, so daß dieses kaum gehoben werden kann. Auch das Unterlid ist geschwollen. Die Schwellung greift auf Wange und die Schläfen über.

Im Oberlid findet sich temporal in der Gegend der Tränendrüse eine brettharte, sehr schmerzhafte Infiltration.

Die Bindehaut sondert sehr stark ab, die Cilien sind durch den Schleim verklebt. In dem Sekret finden sich massenhaft Staphylokokken. Die Conjunctiva ist chemotisch. Im übrigen ist der Augapfel normal. Auf heiße Überschläge geht die ganze Entzündung in 4 Tagen zurück. Ein Durchbruch erfolgt nicht. Der Mann kann als vollständig geheilt entlassen werden.

In diesem Falle handelt es sich also um eine akute Schwellung der ganzen Tränendrüse rechts. Die Entzündung geht nach 4 Tagen zurück. In dem Sekret der Bindehaut finden sich Staphylokokken. Irgendeine Allgemeinkrankheit ist nicht nachzuweisen (Fig. 4).

P., Helene, 12 Jahre, aus Weida. Krankengeschichte 1913 Nr. 519. Aufnahme am 14. VII. 13.

Seit 4 Tagen Schwellung und Rötung des rechten Auges. Schmerzen sind kaum vorhanden.

Das linke Auge ist normal. Das Oberlid des rechten Auges ist stark geschwollen und etwas gerötet. Die Schwellung greift auch auf das Unterlid über. Der ganze Bulbus ist etwas nach der Nase hin verdrängt; diese Verdrängung wird verursacht durch einen Tumor, der außen oben unter dem Knochen hervorkommt. (Vergrößerte Tränendrüse.)

Die Bindehaut ist außen sehr stark chemotisch; im Bindehautsack findet sich schleimig-eitriges Sekret, das auch die Wimpern verklebt. In diesem Sekret sind wenig Pneumokokken.

Am nächsten Tage entleert sich aus der temporalen Ecke unter dem Oberlid Eiter, die Schwellung geht zurück. 6 Tage später wird das Kind entlassen. Man fühlt unter dem rechten Oberlid an Stelle der Tränendrüse noch einen kleinen harten Tumor. Es besteht noch sehr starke Ab-sonderung aus der Bindehaut.

Unter heißen Überschlägen heilt nach 10 Tagen alles aus, so daß nichts Krank-haftes mehr nachzuweisen ist.

In diesem Falle handelt es sich also um eine eitrige Entzündung vorwiegend der orbi-talen Tränendrüse. Die Eiterung ist verur-sacht durch Pneumokokken. Irgendeine All-gemeinerkrankung läßt sich nicht nachweisen, Fieber war nie vorhanden.

M. Sch., 21jähriges Dienstmädchen aus Schkölen. Krankengeschichte 1912 Nr. 59.

Die Kranke war vor 4 Jahren wegen Phlyktänen 10 Tage in der Klink aufge-nommen.

Seit 4 Tagen klagt sie über Schmerzen am rechten Auge. Das Oberlid ist seit dieser Zeit geschwollen und gerötet.

Irgendeine Ursache dieser Erkrankung weiß sie nicht.

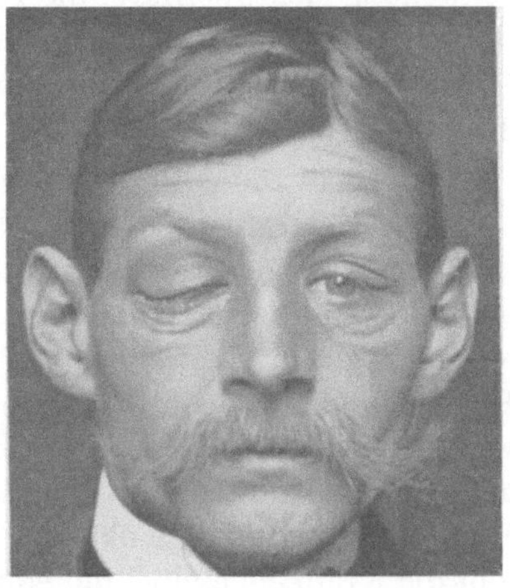

Fig. 4. Dacryoadenitis acuta.

Bei der Aufnahme fand sich folgendes: Das linke Auge ist mit Ausnahme von Hornhautflecken normal. Das Oberlid des rechten Auges ist stark geschwollen und gerötet. Auf Druck ist es schmerzhaft. Die größte Schmerzempfindlichkeit ist am äußeren Ende des Oberlides. Hier fühlt man auch eine mehr umschriebene Geschwulst in der Tiefe.

Am nächsten Tage bricht der Eiter in der Gegend der Tränendrüse nach dem Bindehautsack durch. Die Schmerzhaftigkeit läßt nach. Nach 10 Tagen ist die Schwellung verschwunden, der Prozeß ist geheilt.

In dem Eiter waren Staphylokokken nachzuweisen.

Es handelte sich also um einen Absceß in der Tränendrüse, der nach dem Binde-hautsack durchbricht und dann heilt. Irgendeine Komplikation von seiten des übrigen Körpers läßt sich nicht nachweisen. Fieber war nicht vorhanden. Die Eiterung ist durch Staphylokokken hervorgerufen gewesen.

c) Ursache der Tränendrüsenentzündung. Wenn man nach der Ursache der Tränendrüsenentzündung forscht, muß man die Er-krankung *der* palpebralen und der orbitalen Drüse trennen.

In den meisten Fällen von akuter Tränendrüsenentzündung scheint es sich um eine Erkrankung der palpebralen Drüse zu handeln. Ich glaube, daß in meinen Fällen immer der palpebrale Teil der betroffene war.

α) **Entzündungen der Tränendrüse nach Verletzungen.** Daß in diesen Fällen die Entzündung der Tränendrüse von außen, d. h. durch direktes Eindringen von Mikroorganismen in die Drüse entstehen muß, dürfte allgemein anerkannt sein. Allerdings ist der Weg der Mikroorganismen nicht immer ganz klar.

Bock (1896) beschreibt folgende Fälle: Ein 38 jähriger Schlosser bekommt mit einer Eisenstange einen Schlag gegen das rechte Auge. Am dritten Tage nach der Verletzung — ohne äußere Wunde — starke Schwellung des Oberlides, die Haut ist nicht gerötet, dagegen ist die Bindehaut in der Gegend der Tränendrüse dunkelrot. Nach einigen Tagen Durchbruch des Eiters in der Übergangsfalte über der Tränendrüse und rasche Heilung.

Bei einem zweiten Falle (50 jähriger Kaufmann) wird dieselbe Erkrankung auf das Hineinfallen von Mörtel zurückgeführt. Die Krankengeschichte ist ganz ähnlich wie in dem ersten Falle. Mackenzie hat eine Tränendrüsenentzündung als Folge einer in den Bindehautsack eingedrungenen Schweinsborste gesehen, Sgrosso (1890) eine solche Entzündung bei einem 12 jährigen Knaben, der sich den äußeren Augenwinkel mit einer glühenden Kohle verbrannt hatte. Daß die Tränendrüse für **Infektionen von außen** her sehr empfindlich ist, sucht Bock (1896) durch genaue Serienuntersuchungen zu beweisen. Er gibt die Krankengeschichten einzelner Fälle: Schwellung beider Tränendrüsen bei einem 14 jährigen Mädchen, das an skrofulösen Allgemeinerscheinungen litt. Er excidiert kleine Stückchen der Drüse und weist eine Infiltration von „Rundzellen" nach. Eine Tuberkulose scheint nicht in Frage zu kommen. Im Anschluß an diesen Fall gibt er noch die Krankengeschichten von weiteren fünf ganz ähnlichen Beobachtungen. Ferner war die Tränendrüse in 84 Fällen von Skrofulose nicht sichtbar, in 55 Fällen deutlich sichtbar. Ebenso in einer großen Zahl von Fällen von Ulcus corneae, bei Hordeolum, er schließt eben daraus auf eine sehr hohe Empfindlichkeit der Drüse gegenüber äußeren Reizen. (Unter 372 Augenkranken war die akzessorische Tränendrüse 102 mal sichtbar.)

Hirschberg (1890) gibt an, er hätte eine Entzündung der Tränendrüse bei Skrofulösen öfters gesehen und auch Albrecht v. Graefe habe damit „gelegentlich einen gelehrten Besucher seiner Klinik aufs Glatteis geführt". Dasselbe habe auch Desmarres d. V. getan.

β) **Entzündungen der Tränendrüse ohne nachweisbare Ursache.** Bock (1896) gibt sieben Krankengeschichten von Tränendrüsenentzündung bei Skrofulösen. Es sind das alles Kranke von 10—22 Jahren. Ob hier die Skrofulose wirklich die Ursache der Tränendrüsenentzündung ist, läßt sich natürlich nicht beweisen. Da bei der ungeheuren Zahl von Skrofulösen, die in allen Kliniken immer wieder zur Behandlung kommen, die Tränendrüsenentzündung nicht als eine auch nur relativ häufige Komplikation beschrieben wird, ist wohl auch in den Fällen von Bock diese Erkrankung als zufällige Komplikation anzusehen. Lor (1901) beschreibt fünf Fälle von Tränendrüsenentzündung bei Kindern von 10—15 Jahren, eine Ursache weiß er nicht anzugeben.

Ebensowenig kennen die Ursache der Erkrankung: Reuss (1885), zwei Fälle, einer mit, einer ohne Absceßbildung geheilt, Seeligson (1891) bei einem 21jährigen und bei einem 33jährigen Manne, Lindahl (1911) in seinem zweiten Falle.

γ) **Erkältung als Ursache.** Chandron (1890): Ein Zugführer ist sehr starker Kälte mit Wind ausgesetzt, nach 3 Tagen Entzündung der Tränendrüse. Ebenso ein anderer 26jähriger Mann, 2 Tage nach der Erkältung Entzündung der Tränendrüse.

δ) **Allgemeinkrankheiten,** die für die Entstehung der Dakryoadenitis verantwortlich gemacht werden:

1. **Gelenkrheumatismus:** Debièrre (1893), Lagrange (1900), Valude (1896).

2. **Mandelentzündung:** Panas (1895). Ein 25jähriger Mann hat seit 3 Wochen eine Mandelentzündung. Auf beiden Mandeln finden sich Strepto- und Staphylokokken. Daneben besteht eine Ozaena. Es entwickelt sich plötzlich eine doppelseitige Dakryoadenitis, die nach einigen Tagen abheilt.

3. **Influenza:** Lindner (1891), Pignatari (1894), Legendre (1891). In der Veröffentlichung von Legendre hat die Schwangerschaft sicher mit der Tränendrüsenentzündung nichts zu tun. Die Frau bekommt im 7. Monat Fieber und eine doppelseitige Dakryoadenitis. Da zu gleicher Zeit auch die Submaxillar- und Präaurikulardrüsen geschwollen sind, könnte man am ehesten, wenn man nicht an eine Influenza denken will, einen Mumps der Drüsen annehmen.

4. **Masern:** Gayat (1874), Brière (1874), Sichel (1875), Lindner (1891), Bock (1896), Adler (1900).

5. **Scharlach:** Lindner (1891), Bock (1896).

6. **Flecktyphus:** Lindner (1891) (doppelseitig).

7. **Cholämie:** Sgrosso (1890).

8. **Polyadenitis:** Scheffels (1890). Dieser Fall ist mir nicht ganz klar. Es waren die Cervical-, Cubital- und Inguinaldrüsen geschwollen. Auch die Milz ist vergrößert. Da eine Blutuntersuchung nicht gemacht ist, muß es als möglich angesehen werden, daß es sich um eine Leukämie gehandelt hat.

9. **Phlegmonöses Erysipel.** Ich selbst habe bei einem phlegmonösen Erysipel, das sich noch in die Orbita fortsetzte, eine Tränendrüsenentzündung gesehen. Der anatomische Befund folgt unten.

ε) **Besonders erwähnenswerte Ursachen der Dakryoadenitis.** Chandron (1890) gibt die Krankengeschichte einer Frau, die seit 6 Monaten immer zur Zeit der Menses beobachtet, daß sie eine Schwellung am Oberlid bekommt. Ch. findet in dieser Zeit eine Schwellung der Tränendrüsen. Was aus der Frau geworden ist, weiß der Autor nicht, da sich die Frau der Behandlung entzogen hat, und Lagrange (1900) stellt in einer Sitzung eine Patientin vor, bei welcher immer während der Menses einmal die rechte und dann die linke Tränendrüse anschwillt.

Eine sehr auffallende Ursache der Entzündung der Tränendrüse beschreibt Prioux (1903): Ein 36 jähriger Mann nimmt wegen eines eingenommenen Kopfes täglich 1,2 g Jodkali. Am Abend des 9. Tages, nachdem schon vorher Schnupfen und Schmerzen in den Nackenmuskeln aufgetreten waren, stellte sich eine akute Tränendrüsenentzündung rechts ein. Nachdem das Jod weggelassen war, trat in 24 Stunden Heilung ein. Diese Heilung war um so auffälliger, als man den Eindruck hatte, die Geschwulst würde vereitern. Damit dürfte wohl ein Zusammenhang der Entzündung mit der innerlichen Anwendung von Jod sichergestellt sein.

In dem einen Falle von Legendre (1907), der nach dem Titel als mit der Schwangerschaft in Beziehung stehend scheinen konnte, hat die Schwangerschaft mit der Tränendrüsenentzündung sicher nichts zu tun (siehe oben).

Bock (1896) dagegen gibt die Krankengeschichte einer 36 jährigen Frau, bei welcher er eine doppelseitige Schwellung der Tränendrüsen fand. Die Frau war im 5. Monat schwanger, und die Schwellung der Tränendrüsen verschwand erst — ohne Behandlung — mit dem Ende der Schwangerschaft. Nach zwei Jahren wurde sie wieder schwanger, im 6. Monat stellte sich die Tränendrüsenschwellung wieder ein, um nach der Geburt wieder zu verschwinden. Die Kranke klagte besonders über ein lästiges Gefühl der Trockenheit in den Augen und im Mund. (Von einer Erkrankung der Speicheldrüsen ist nicht die Rede.) In diesem Falle möchte ich auch unbedingt die Erkrankung der Tränendrüsen mit der Schwangerschaft in Beziehung bringen.

ζ) **Dakryoadenitis bei Gonorrhoe.** Daß bei der Gonorrhöe eine Dakryoadenitis vorkommt, ist ganz sicher. Es kommen hier zweierlei Möglichkeiten der Infektion in Frage:

a) **Infektion von außen**, von einer Conjunctivitis gonorrhoica aus.

Ob überhaupt eine Dakryoadenitis von einer gonorrhoischen Conjunctivitis aus entstehen kann, ist sehr zweifelhaft. In der ganzen Literatur ist hier nur ein einziger Fall zu verwerten: FERRY (1902) und MORAX (1902) haben zusammen einen 25jährigen Mann beobachtet, der seit einem Monat an einer Gonorrhoe der Urethra litt. Seit 14 Tagen bestehen bei ihm Lichtscheu und Schmerzen an den Augen. Nach weiteren 8 Tagen tritt eine Schwellung der Oberlider auf. Bei der ersten Untersuchung fand sich eine doppelseitige Dakryoadenitis und eine Conjunctivitis und Iritis. In der Conjunctiva fanden sich beiderseits ebenso wie in der Urethra Gonokokken. Die Gonokokken sind in der Bindehaut schon am nächsten Tage nicht mehr nachzuweisen. Die Dakryoadenitis heilt nach kurzer Zeit auf der einen Seite aus, auf der anderen wurde die Tränendrüse entfernt.

Da hier neben der Conjunctivitis auch eine Iritis bestand, ist es mindestens zweifelhaft, daß die Infektion der Tränendrüse von der Bindehaut aus erfolgt ist; wahrscheinlicher handelt es sich bei diesem Falle — wie bei den folgenden — um eine endogene Metastase.

Die Mitteilung des Befundes in der herausgenommenen Tränendrüse ist offenbar nicht erfolgt — ich kann sie nirgends finden.

b) **Metastatisch gonorrhoische Dakryoadenitis.** Die Fälle, in welchen bei einer bestehenden Urethralgonorrhoe auf metastatischem Wege eine Dakryoadenitis auftritt, sind nicht so sehr selten: PES (1905) beschreibt vier Fälle, die er selbst beobachtet hat. In zwei Fällen trat die Entzündung nach einem geschlechtlichen Exceß bei bestehender Urethralgonorrhoe auf, in beiden Fällen waren andere Metastasen nicht vorhanden. Im dritten Falle (57jähriger Mann), der seit 3 Jahren an einer Harnröhrengonorrhoe litt, trat zugleich mit einer Exacerbation dieser Gonorrhoe eine Arthritis und die Entzündung der Tränendrüse auf.

Im vierten Falle, 21jähriger Mann, trat die Dakryoadenitis ohne weitere Komplikation und auslösende Ursache auf. In der Bindehaut aller Fälle wurden Gonokokken nicht gefunden.

In allen Fällen war die Tränendrüsenentzündung doppelseitig. Fälle von akuter doppelseitiger Dakryoadenitis mit Gelenkerkrankungen beschreiben GONELLA (1895), einer einseitigen PANAS (1894).

Doppelseitige Dakryoadenitis bei Gonorrhoe des Mannes haben gesehen: TERSON (1900) und ETIÉVANT (1903), bei der Frau GONELLA (1895).

Die Aussichten dieser gonorrhoischen Dakryoadenitis sind gut, sie heilt unter warmen oder kalten Umschlägen aus.

η) Dakryoadenitis bei Mumps. Von manchen Autoren, z. B. HIRSCHBERG (1890) wird angenommen, daß die akute Tränendrüsenentzündung fast immer eine Erkrankung sei, die mit dem Mumps der Parotis identisch sei. Diese Ansicht ist wohl sicher nicht richtig. Man kann von einem Mumps der Tränendrüse nur sprechen, wenn eben die Speicheldrüsen auch ergriffen sind.

Als erster beschreibt so HIRSCHBERG (1890) eine akute doppelseitige Dakryoadenitis bei einem 15jährigen Mädchen als Mumps der Tränendrüse, obgleich die Speicheldrüsen nicht erkrankt waren. Auch seinen zweiten Fall kann ich eben nur zu der akuten Form der Dakryoadenitis ohne weitere Komplikationen zählen, da auch hier die Erkrankung nur auf die Tränendrüsen lokalisiert war.

Dagegen ist der erste derartige typische Fall von v. SCHROEDER (1891) ausführlicher mitgeteilt. Eine 27jährige Frau erkrankt nach einer Erkältung an einem doppelseitigen Mumps. Nach 4 Tagen stellt sich eine Schwellung der linken, nach weiteren 4 Tagen auch der rechten Tränendrüse ein. Unter Behandlung mit Kompressen mit 4%iger Borlösung heilt die Erkrankung in 14 Tagen ab. Ähnliche Beobachtungen werden von KARTH (1883), ADLER (1894), WALTER (1901) und JOLY (1903) mitgeteilt. Leider konnte ich hier die Originalarbeiten nicht bekommen.

Unter indifferenten Umschlägen heilt die Erkrankung in 2—3 Wochen aus.

Pathologische Anatomie der akuten Tränendrüsenentzündung. Anatomische Untersuchungen von akuter Dakryoadenitis sind in der Literatur sehr selten ausgeführt. Es kommt dies sicher daher, daß, da die Erkrankung in den meisten Fällen abheilt, eine Indikation zur Exstirpation nicht vorliegt.

Die erste Zusammenstellung der pathologisch-anatomischen Befunde gibt BOCK (1896). Ich möchte vorausschicken, daß seine Beschreibung nur schwer verwertbar ist.

Er hat bei folgenden Erkrankungen Untersuchungen vorgenommen:

1. Bei einem skrofulösen Mädchen von 14 Jahren, bei welchem die Tränendrüsen geschwollen waren, wird aus beiden Drüsen ein keilförmiges Stückchen excidiert. Anatomischer Befund: Das Bindegewebe zwischen Bindehaut und Drüse ist auffallend stark entwickelt. Das Bindegewebe ist überall von Rundzellen durchsetzt. Bis in die

entlegensten Teile des Bindegewebes sind Inseln von Drüsengewebe, bisweilen nur ein bis zwei Läppchen versprengt. Straßen von Rundzellen lassen sich bis in die feinen Verzweigungen des Bindegewebes zwischen den Läppchen verfolgen. Um die Ausführungsgänge, deren Epithel geschwollen ist, findet sich dichte kleinzellige Infiltration, welche um die ganz großen auf kleinere, runde Inseln zusammengedrängt ist. Im Bindegewebe unter der Bindehaut liegen Kolonien von Mikrokokken, welche die Saftlücken des Bindegewebes ausfüllen.

2. Bei einem zweiten skrofulösen Mädchen wird derselbe Befund beschrieben.

3. Bei einem Falle von Trachom ergab die Untersuchung einen Befund, welcher in histologischer Beziehung vollkommen mit den vorigen übereinstimmte.

Daß solche Befunde von „Rundzellen in der Tränendrüse" nur mit äußerster Vorsicht als pathologisch verwertet werden dürfen, geht aus einer Untersuchung von AXENFELD hervor.

Er hat festgestellt, daß im höheren Alter das interstitielle Gewebe zunimmt, ferner, daß echte follikuläre Zellanhäufungen in ganz normalen Drüsen vorkommen. Nur der Neugeborene entbehrt derselben. Man muß also in der Deutung besonders in pathologischer Beziehung solcher „Rundzellenanhäufungen" sehr vorsichtig sein. Ich stehe nicht an, zu glauben, daß die Befunde von BOCK sehr wahrscheinlich noch in das Gebiet des Normalen fallen. (Auf den Befund von Kokkenhaufen komme ich noch zurück.) Die Untersuchungen von KRÜDENER (1903) sind in dieser Beziehung besser zu verwerten.

Bei einem 35jährigen Mann besteht die Tränendrüsenschwellung schon seit $^1/_2$ Jahr. Eine Ursache der Entzündung läßt sich nicht feststellen. Die Drüse ist umgeben mit einer zarten, bindegewebigen Hülle, in der Nähe dieser Hülle ist das Drüsengewebe wenig verändert. Mehr nach der Mitte der Drüse zu besteht eine ausgesprochene kleinzellige Infiltration. Eine Abscedierung ist nicht vorhanden, wohl aber zeigen einige Rundzellenkonglomerate im Zentrum Andeutungen von Zerfall. Bakterien konnten nicht nachgewiesen werden.

2. Fall: 45jähriger Mann. Entzündung der Tränendrüse seit 14 Tagen. Da sehr starke Schmerzen bestehen, wird die Drüse herausgenommen. Eine Ursache der Erkrankung wird nicht festgestellt. Bei der anatomischen Untersuchung fand sich eine starke Wucherung des interstitiellen Gewebes mit fibröser Verdickung auch der Umgebung der Drüse. Innerhalb der Drüse desgleichen starke interstitielle Infiltration; dieselbe hält sich auffallend an die Ausführungsgänge der Drüsen, ebenso an die Gefäße und zum Teil auch an die erweiterten Lymphbahnen, die mit einem entzündlichen Infiltrationsmantel von Zellen umgeben sind. Das Drüsengewebe ist erheblich degeneriert.

3. Fall: 25jähriges Fräulein. Seit einigen Wochen Schmerzen in den Augen, seit 14 Tagen Schwellung der Drüse beiderseits.

Gleich nach der Operation wurden die Tränendrüsen in Bouillon getan: aus beiden Drüsen wuchs der Fränkel-Weichselbaumsche Pneumococcus in Reinkultur.

Anatomisch läßt sich eine fleckweise über die Drüse verteilte kleinzellige Infiltration feststellen, während die Tubuli lacrimales, die Zylinderzellen und das bindegewebige Stratum gesund sind.

Die kleinen Herde gruppieren sich anscheinend regellos durch das Parenchym, besonders findet sich eine stärkere Ansammlung von Leukocyten um die kleineren Gefäße und Nervenstämmchen. (Dies ist bemerkenswert, weil nach der scheinbaren Genesung Schmerzen im linken Infraorbitalis eintraten, die erst nach längerer Behandlung schwanden.)

Bei dem 4. Fall handelte es sich um einen Absceß der orbitalen Drüse, der durch Streptokokken und Influenzabazillen entstanden war. Der Mann litt an einer Ozaena.

Die pathologische Anatomie der akuten Dakryoadenitis ist also nach diesen vorliegenden Veröffentlichungen in folgender Weise zusammenzufassen:

In der Drüse sind unregelmäßig zerstreut Herde von Rundzellen und Leukocyten. Diese Herde lokalisieren sich manchmal besonders an den feineren Gefäßen und Nervenendigungen. In anderen Fällen finden sie sich besonders um die Ausführungsgänge. In fortgeschritteneren Fällen schmilzt das Zentrum dieser Herde ein, es bildet sich Eiter. Dieser Eiter bahnt sich einen Weg nach außen. Eine solche Eiterung braucht aber nicht einzutreten. Die Herde können durch Bindegewebe ersetzt werden. In diesen Fällen geht dann ein Teil der drüsigen Substanz zugrunde.

Ich selbst habe bei einer Patientin, die an einem phlegmonösen Erysipel des Gesichts zugrunde gegangen ist, anatomisch eine Entzündung der Tränendrüse feststellen können, die sich von den oben beschriebenen erheblich unterscheidet. Die Umgebung der Drüse war sehr stark mit Leuko- und Lymphocyten infiltriert. Zwischen diesen Zellen finden sich massenhaft Pneumokokken. An einzelnen Stellen kann man feststellen, daß diese Entzündung durch die Wand der Drüse durchgeht und sich auf die Drüse selbst fortsetzt. Zwischen den einzelnen Drüsenläppchen sind viele Leuko- und Lymphocyten. Die Anordnung dieser Infiltration ist ganz unregelmäßig, jedenfalls ist sie nicht herdförmig, sondern mehr gleichmäßig über die entzündeten Partien verteilt. Zwischen den einzelnen Zellen sind nur ganz spärlich Pneumokokken zu finden (Fig. 5).

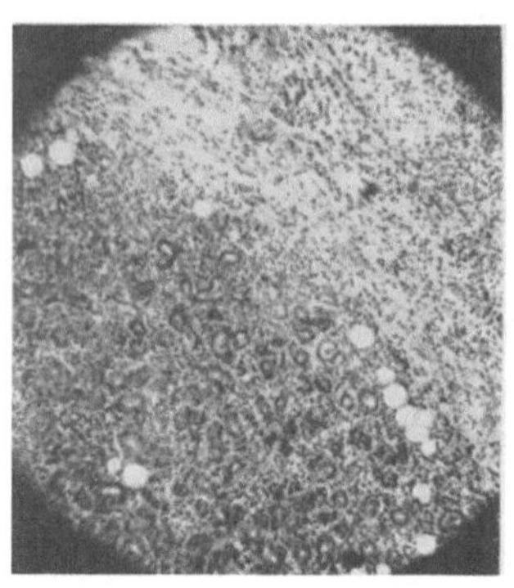

Fig. 5. Akute Dakryoadenitis bei Erysipel.

Interessant ist, daß auch zwischen den Drüsenzellen an einzelnen Stellen Wanderzellen liegen, ja auch in den Ausführungsgängen der Drüse finden sich Eiterzellen (Fig. 6). Es muß also das Sekret, das die Drüse geliefert hat, mit Eiter durchsetzt gewesen sein. Leider ist diese Beobachtung klinisch nicht festgestellt worden, da eine genaue Untersuchung der sterbenden Frau nicht möglich war.

Es gibt also zweifellos nach diesem Befund eine gleichmäßig über die Drüse sich ausbreitende Entzündung, die sehr wohl, wenn das Erysipel zur Heilung gekommen wäre, zu einer Atrophie der ganzen Drüse hätte führen können.

Bakteriologische Befunde bei akuter Tränendrüsenentzündung. Staphylokokken sind wohl die häufigsten Erreger dieser Erkrankung. Solche Keime beschreiben: Bock (1896) im anatomischen Präparat, Byers (1912) züchtet den Micrococcus haemorrhagicus (eine nicht selbständige Art des Staphylococcus pyog. aureus), Beauvieux (1909) im Eiter von abscedierenden Dakryoadenitiden Staphylokokken, ich selbst fand in drei von vier abscedierenden Fällen den Staphylococcus pyogenes aureus.

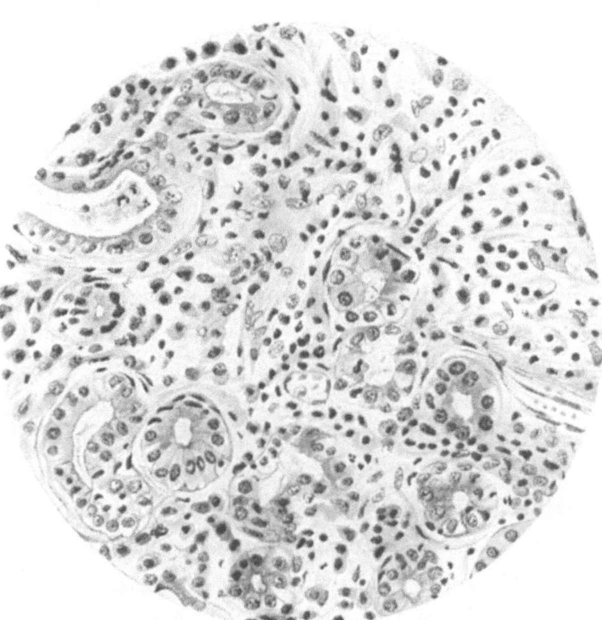

Fig. 6. Dakryoadenitis bei Erysipel des Gesichts. Infiltration der Drüse mit Leukozyten.

Pneumokokken finden Gasparrini (1903) und Orlandini (1905), dieser bei einem Manne, der an einer Pneumonie erkrankt war. Ich selbst fand Pneumokokken einmal, ebenso Beauvieux (1909).

Influenzabacillen beschreibt Krüdener (1903).

Ganz besonders wichtig sind die Fälle von gonorrhoischer Dakryoadenitis in bakteriologischer Beziehung:

Etiévant (1903) hat in dem Eiter, der bei einer akuten Dakryoadenitis bei Gonorrhoe der Urethra in die Bindehaut durchbrach, Gonokokken gefunden. Brons (Ergebnisse Lubarsch-Ostertag 1907, Erg.-Bd. S. 818) bezweifelt diesen Befund, weil keine gonorrhoische Conjunctivitis aufgetreten ist. Ich bin nicht dieser Ansicht. Ich glaube nicht, daß bei jeder Impfung der Conjunctiva mit Gonokokken eine Conjunctivitis gonorrhoica auftreten muß. Es kann sehr wohl sein, daß bei einem solchen Patienten eine gewisse Immunisierung eingetreten ist.

Morax hat ebenso in einem Falle, den Ferry vorstellt, in dem Sekret der Tränendrüsen einmal Gonokokken gefunden, ohne daß eine Conjunctivitis gonorrhoica aufgetreten wäre. Ich kann mir nicht denken, daß ein so geschulter Bakteriologe wie Morax sich getäuscht hätte.

Ich glaube aus diesen Befunden schließen zu können, daß es eine richtige metastatische Dacryoadenitis gonorrhoica gibt. Ob sie allein durch Toxine der Gonokokken entstehen kann, ist nicht bewiesen.

Infektionsweg bei der akuten Dakryoadenitis.

a) Infektion von außen. Ob eine Infektion der Tränendrüse durch ihre Ausführungsgänge entstehen kann, halte ich nicht für bewiesen.

In dem einen Falle von Bock (1896) war bei einer Panophthalmie, während die Bindehaut sehr chemotisch war, die palpebrale Tränendrüse sehr geschwollen. Mit der Heilung der Panophthalmie ging auch die Tränendrüsenschwellung zurück. Ob es sich in diesem Falle nicht um eine nur scheinbare Vergrößerung der Drüse gehandelt hat, die eben durch die Schwellung der Umgebung vorgewölbt wurde, kann ich nicht entscheiden. Der Verdacht liegt vor.

Ob es sich beim Mumps um eine endogene oder exogene Infektion handelt, läßt sich an unserem Material nicht entscheiden.

Ebensowenig kann man aus dem Anschwellen der Tränendrüse bei Skrophulösen die Diagnose der exogenen Infektion stellen. Daß durch ganz direkte Verletzungen der Drüse eine Entzündung des Gewebes der Drüse entstehen kann, ja, daß sich sogar die ganze Drüse nekrotisch abstoßen kann, beweist ein Fall von Bock (1896). Bei einem 38jährigen Manne ist durch einen Steinschlag auf die Augengegend eine große Wunde am oberen Orbitalrande entstanden. Die gequetschte Wunde vereitert und am 6. Tage stößt sich die ganze Tränendrüse als ein bohnengroßer nekrotischer Pfropf ab. Ebenso kann bei einem Erysipel (mein Fall) die Drüse von der Umgebung her infiziert werden.

b) Endogene Infektion. Bei der Gonorrhoe handelt es sich sicher in den meisten Fällen um eine endogene Metastase von Gonokokken. Das ist besonders für all die Fälle anzunehmen, in welchen neben der Dakryoadenitis noch eine Arthritis gonorrhoica vorhanden war (Panas, Gonella). In den Fällen, in welchen nur eine Dakryoadenitis vorhanden war — ohne weitere Beteiligung des Körpers — ist eine sichere Entscheidung über den Infektionsweg nicht möglich. Selbst der Fall von Gonella (1895) gibt keinen sicheren Aufschluß: Ein 20jähriges Mädchen mit Vaginalgonorrhoe bekommt eine einseitige akute gonorrhoische Conjunctivitis mit Gonokokken im Sekret. Nachdem diese Gonorrhoe abgeheilt ist, stellt sich eine doppelseitige Dakryoadenitis ein (ohne Gonokokken in der Conjunctiva). Außerdem bekam sie noch eine Arthritis gonorrhoica, an der sie ein Jahr lang krank war. Hier ist wohl auch eine Allgemeininfektion mit Gonokokken aufgetreten und die Dakryoadenitis eine Metastase.

Ob die Dakryoadenitis allein durch Toxine der Gonokokken entstehen kann, wird von verschiedenen Autoren besprochen (Gonella, Pes), ohne zu einem sicheren Resultat zu kommen. In herausgenommenen Tränendrüsen sind Gonokokken nicht beschrieben.

Daß die Tränendrüse durch chemische Mittel angegriffen wird, beweist einmal die Mitteilung von Prioux (1902), der bei kleinen Jodgaben eine Schwellung der Tränendrüsen beobachtet hat (siehe oben) und dann eine experimentelle Untersuchung von Grunert (1902). Dieser hat das Paraphenylendiamin, ein auch in der Kosmetik (zum Haarfärben) benütztes Mittel, Hunden subkutan eingespritzt und festgestellt, daß dadurch eine Schwarzfärbung der Tränendrüse entsteht. Diese Schwarzfärbung tritt im Protoplasma der Drüsenzellen auf. Es handelt sich um eine vitale Färbung der Granula der sezernierenden Drüsenzellen. Da bei dieser Färbung auch die Zellen der Ausführungsgänge den Farbstoff annehmen, glaubt Grunert schließen zu können, daß auch diese sich an der Sekretion beteiligen. Eine Entzündung der Tränendrüse ist dabei nicht beobachtet.

Auf die Bedeutung der Zellgranula bei der Sekretion (Axenfeld, Stankuleanu und Théphari) gehe ich nicht ein, die Frage ist von Schirmer eingehend behandelt.

Behandlung der akuten Dakryoadenitis. Die Behandlung der akuten Dakryoadenitis ist von den meisten Autoren als äußerst einfach angegeben:

Warme oder kühle Überschläge mit indifferenten Mitteln. Darauf tritt in sehr vielen Fällen in einigen Tagen oder Wochen Heilung ein. Für diese Behandlung eignen sich alle Fälle im Anfang.

Treten die Zeichen einer Abscedierung ein, so ist unter örtlicher Betäubung von der Bindehaut aus ein kleiner Einschnitt zu machen, damit der Prozeß abgekürzt wird. Auch spontan kann sich der Eiter entleeren.

Eine Exstirpation der Drüse ist öfters nur von Krüdener ausgeführt worden. Nach seiner Beschreibung war die Schmerzhaftigkeit der geschwollenen Drüse so groß, daß dieser Eingriff berechtigt erscheint. Da die anderen Autoren, z. B. Bock, eine Keilexcision aus der Drüse nur aus diagnostischen Gründen gemacht haben, kann man wohl sagen, eine so eingreifende Operation wird nur sehr selten nötig werden.

Eine ganz besondere Therapie beschreibt Dreyfuss (1905). Ein 13 jähriger Knabe mit einer allerdings nicht akuten, sondern schon wochenlang bestehenden Tränendrüsenschwellung, deren Ursache ganz dunkel ist, wird zuerst mit Jodkalisalbe massiert. Eine Wirkung konnte nicht erzielt werden. Als aber täglich mit einem elektrischen Massierapparat (2000 Schläge in der Minute), die Drüse behandelt wurde, verschwand die Schwellung in kurzer Zeit. Eine Bestätigung der Wirkung einer solchen Behandlung liegt von keiner Seite vor.

Literatur.

1856 Mackenzie: Traité des maladies de l'œil. Trad. par Warlomont et Testelin. Paris.

1874 Brière: Dacryoadénite partielle aiguë. Ann. d'oculist T. 72, p. 102. — Gayat: Inflammation suppurative de la glande lacrymale. Ebenda T. 71, p. 26.

1875 Sichel: Thèse de Variot. Paris.

1877 Schirmer: Erkrankungen der Tränenorgane. Handbuch d. Augenheilk. 1. Aufl. Bd. 7, Kap. 12.

1880 Hock, J.: Dakryoadenitis. Eulenburgs Realenzykl. Bd. 3, S. 627.

1881 Galezowski: Étude sur l'inflammation de la glande lacrymale. Recueil d'opht. T. 2. p. 62. — Ott: Inflammation de la glande lacrymale (dacryoadénite) terminée par suppuration. Ebenda T. 2, p. 292.

1882 Ayres, S. L.: Inflammation of the lachrymal glands. Med. news Vol. 40, p. 294. — Carré: De l'inflammation de la glande lacrymale. Gaz. d'opht. No. 5, p. 451. — Power, H.: Tränendrüsenschwellung. Transact. of the ophth. soc. of the unit. kingd. Vol. 2.

1883 Karth: Dakryoadenitis bei Parotitis epidemica. Thèse de Paris.

1885 Ferret: Dacryoadénite aiguë. Bull. de la clin. nat. opht. de l'hospice des Quinze-vingts T. 3, 2, p. 112. — Fulton, J. F.: A case of acute primary inflammation of the lachrymal gland, occurring twice in the same individual. Arch. of ophthalmol. New York Vol. 14, p. 161. — Pooley, T. R.: A case of acute dacryoandenitis. Transact. of the Americ. ophth. soc. XX. annual meeting, p. 729. — v. Reuss, A.: Erkrankungen der Tränendrüse. Ophthalmol. Mitt. a. d. II. Univ.-Augenklin. Wien. Wien. med. Presse Nr. 52.

1886 Armaignac, H.: Dacryoadénite aiguë terminée par suppuration. Rev. clin. d'oculist. No. 7, p. 156.

1887 Caudron, V.: Notes et observations cliniques. Double dacryoadénite. Rev. gén. d'opht. T. 6, p. 15.

1888 Armaignac: Dacryoadénite aiguë terminée par suppuration. Mém. et bull. de la soc. de méd. et chir. de Bordeaux 1887. p. 459.

1889 Michel, C. E.: A case of acute dacryoadenitis. St. Louis Polyclin. Vol. 1, p. 234.

1890 Caudron: Deux observations de dacryoadénite aiguë. (Soc. d'opht. de Paris.) Recueil d'opht. T. 12, p. 650. — Dufour, M.: Dacryoadénite. Rev. de la Suisse romande. — Hirschberg: Mumps der Tränendrüse. Zentralbl. f. prakt. Augenheilk. Bd. 14, S. 77 und Arch. f. Augenheilk. Bd. 8, S. 186. 1879. — Norrie, Gordon: Parotitis epidemica in glandula lacrymalis anfangend. Nord. ophth. tidskr. p. 19. Ref.: Zentralbl. f. prakt. Augenheilk. Bd. 14, S. 223. — Scheffels, O.: Ein Fall von akuter doppelseitiger, nicht eitriger Tränendrüsenentzündung. Zentralbl. f. prakt. Augenheilk. Bd. 14, S. 136. — Sgrosso: Reporto anatomo-pathologico di un caso di dacrioadenite acuta. (22. congresso dell'assoc. oftalmol. ital.) Ann. di ottalmol. T. 19, p. 533. — Derselbe: Contributo alla dacrioadenite acuta. Ebenda T. 19, p. 159.

1891 Delens: Traité de chirurgie. Maladie des yeux. Paris: G. Masson. — Elschnig, A.: Ein Fall akuter Dakryoadenitis. Zentralbl. f. prakt. Augenheilk. S. 353. — Lindner, L.: Über die Behandlung einiger Augenkrankheiten nach erloschener Influenzaepidemie. Wien. med. Wochenschr. Nr. 16 u. 17. — v. Schröder, Th.: Ein Fall von Dacryoadenitis acuta bei Parotitis epidemica. Klin. Monatsbl. f. Augenheilk. Bd. 29, S. 427. — Seligsohn: Zwei Fälle von Dacryoadenitis spontanea. Ebenda Bd. 29, S. 25. — Sgrosso: Reporto anatomico della dacryoadenite acuta. (Communicatione fatta al 12. Congresso dell'assoc. ottalmol. ital. Pisa, Sept. 1890.) Ann. di ottalmol. T. 20, p. 291. — Trousseau: Fluxion de la glande lacrymale. (Soc. d'opht. de Paris.) Arch. d'opht. T. 11, p. 381.

1892 Joland Gabriel, G.: De la dacryoadénite. Thèse de Lille. — de Lapersonne, F.: Dacryoadénite aiguë simple. Rev. gén. de clin. de Huchard. Recueil d'opht. T. 14, p. 187.

1893 Antonelli: Dacrioadenite acuta dei lobuli accessori inferiori. (Osservazione clinica e considerazioni.) Ann. di ottalmol. T. 22, p. 499. — Debierre: Un cas de tuméfaction symmétrique des glandes lacrymales et parotidiennes. Rev. gén. d'opht. T. 12.

1894 Adler: Ein Fall von beiderseitigem Mumps der Tränendrüse. Wien. med. Wochenschr. Nr. 14 und Mitt. a. d. Wien. med. Doct.-Koll. Bd. 20, S. 113. — Leriche: Dacryoadénite compliquant les oreillons. Journ. de méd. et de chir. prat. de Lucas-Championnière. 25. Nov. 1897 et Recueil d'opht. T. 16, p. 119. — Panas: Traité des maladies des yeux. p. 322. Paris: Masson. — Derselbe: Traité des maladies des yeux. II. Ebenda. — Derselbe: Dacryoadénite, iritis et conjonctivite sérovasculaire d'origine blennorrhagique. Rev. gén. de clin. et de thérap. T. 8, p. 169. — Pignatari, F.: La dacryoadénite consécutive à l'influenza. Rev. gén. d'opht. p. 11.

1895 Adler: Mumps der Tränendrüsen. Wien. med. Presse, 17. Febr. — Gonella: Ein Fall von doppelseitiger akuter Dakryoadenitis nach Abheilung einer rechtsseitigen Conjunctivitis gonorrhoica bei Blennorrhagie der Vagina. Soc. dei cultori dello science mediche Cagliari, Luglio. Zitiert bei Pes. (1905), Arch. f. Augenheilk. Bd. 51, S. 157. — Holmström, J.: Zwei Fälle von akuter Tränendrüseninflammation. Hygiea. Bd. 57, S. 51. — Panas: Dacryoadénite double d'origine amygdalienne. Semaine méd. No. 5. Ref. nach Ann. d'oculist T. 114, p. 79.

1896 Baquis, E.: Das Trachom der Tränendrüse. Zieglers Beitr. z. pathol. Anat. Bd. 19, H. 2. — Bock: Zur Kenntnis der gesunden und kranken Tränendrüse. Wien: J. Safar — Sauvineau: Kératite à répétition par dacryoadénite infectieuse. Recueil d'opht. T. 18, p. 394. — Valude: Dacryoadénite double aiguë. France méd. p. 84.

1897 Bialetti, Cl.: Sopra un caso di cisti delle ghiandole acino tubulari. Atti della R. accad. di med. di Torino T. 4, anno 61, fasc. 5—7. — Döring, H.: Ein Fall von akuter Dakryoadenitis. Inaug.-Diss. Greifswald.

1898 Gonella: Ein Fall von akuter doppelseitiger Dakryoadenitis bei Urethritis gonorrhoica mit Conjunctivitis gonorrhoica. (15. Congr. dell'assoc. oft. ital.) Ophthalmol. Klinik Bd. 3, S. 241. — Sgrosso: Ein Fall von rechtsseitiger Dakryoadenitis bei Gonorrhoe. Ebenda Bd. 3, S. 241.

1900 AXENFELD: Über die feinere Histologie der Tränendrüse, besonders über das Vorkommen von Fett in den Epithelien. Heidelb. ophthalmol. Ges. Bd. 28, S. 161. — LAGRANGE: Dacryoadénite aiguë périodique et dépendant de menstruation. Rev. gén. d'opht. p. 329. — PETELLA, G.: Periottalmite sierosa secondaria a dacrioadenite palpebrale suppurato. Ann. di med. nasale T. 6, p. 1293. — SOURDILLE: Des abscès chauds de la glande lacrymale palpébrale de Rosenmüller. — TERSON: Dacryoadénite blennorrhagique. (Soc. d'opht. de Paris.) Recueil d'opht. T. 22, p. 162.

1901 LOR: De la dacryoadénite palpébrale suppurée. Ann. d'oculist. T. 126, p. 254. — MAKLAKOW: Dakryoadenitis mit Bildung eines periglandulären Abscesses. Ophthalmol. Klinik Bd. 5, S. 355. — Derselbe: Dacryoadénite avec formation d'un abscès périglandulaire. Clin. opht. p. 280. — WALTER, O.: Über Mumps der Tränendrüse. (Russisch.) Verhandl. d. Ges. russ. Ärzte in Odessa Bd. 3.

1902 BONDI: Ein Fall von akuter Tränendrüsenentzündung. Wien. med. Presse Nr. 15. — FERRY: Dacryoadénite, iritis, conjonctivite chez un malade atteint de blennorrhagie. (Soc. d'opht. de Paris.) Recueil d'opht. T. 24, p. 585. — GRIMALDI: Contributo alle casuistica della dacryoadenite acuta. Giorn. internat. delle scienze med., April. — GRUNERT: Die Augensymptome bei Vergiftung mit Paraphenylendiamin nebst Bemerkungen über die Histologie der Tränendrüse. Ophthalmol. Ges. Heidelb. Bd. 31, S. 208. — MORAX: Dacryoadénite blennorrhagique, renseignement bactériologique. (Soc. d'opht. de Paris.) Recueil d'opht. T. 24, p. 645. — PRIOUX: Dacryoadénite aiguë consécutive à l'ingestion de l'jodure de potassium à faible dose. Clin. opht. No. 19, p. 285.

1903 AUBARET et GAIGNEROT: Un cas de dacryoadénite aiguë. (Soc. d'anat. et phys. de Bordeaux.) Rev. gén. d'opht. p. 283. — ETIÉVANT: Dacryoadénite blennorrhagique. Lyon méd. p. 283. — GASPARRINI: Inflammazione acuta simmetrica delle ghiandole di Krause. Clin. oculist. p. 1233. — JOLY: Epidemie d'oreillons observée au 94. régiment d'infanterie en Mai-Octobre 1902. Localisation oculaire. Arch. de méd. et de pharmacol. milit. No. 6. — v. KRÜDENER, H.: Über Erkrankung der Tränendrüse. Ophthalmol. Ges. Heidelb. Bd. 31, S. 71. — Derselbe: Demonstration mikroskopischer Präparate a) zu dem Vortrage: Über Erkrankung der Tränendrüse; Ebenda Bd. 31, S. 272. — PRIOUX: Akute Dakryoadenitis nach kleinen Jodkaligaben. Ophthalmol. Klinik Bd. 7, S. 19. — SNEGIREW: Akute Erkrankung der Tränen- und Speicheldrüsen. Sitzungsber. d. Moskauer augenärztl. Ges. 22. April. — SUMAU: Akute Dakryoadenitis. Ophth. hosp. rep. Vol. 15, p. 379.

1904 CAUSÉ: Metastatische Tränendrüsenentzündung bei Gonorrhoe. Zeitschr. f. Augenheilk. Bd. 11, S. 399. — FEKETE: Dacryoadenitis acuta. Szemészet. Nr. 1. — ZIEGLER: Eitrige Dakryoadenitis. Will's hosp. ophth. soc., Nov., Ref.: Rev. gén. d'opht. p. 375.

1905 DREYFUSS: Ein Fall von Dacryoadenitis chronica. Behandlung mit Vibrationsmassage. Heilung. Münch. med. Wochenschr. Bd. 52, S. 80. — LAFON et VILLEMONTE: Dacryoadénite aiguë suppurée. Journ. méd. de Bordeaux, 7. Mai. — MORETTI: Sopra un caso di dacrioadenite orbitaria suppurata consecutiva al erisipela facciale. Ann. di ottalmol. T. 34, p. 3. — ORLANDINI: Studi sulle dacrioadeniti. Ebenda T. 34, p. 304. — PES: Die akute bilaterale Entzündung der Tränendrüse bei Blennorrhagie der Urethra. Arch. f. Augenheilk. Bd. 51, S. 144. — WERNCKE: Ein Fall von Adenitis lacrimalis. Sitzungsber. d. ophth. Ges. in Odessa, 3. Mai. — WHARTON: A case of unilateral dacryoadenite simulating sarcoma. Lancet 1. Okt. — WICHERKIEWICZ: Sur les dacryoadénites aiguës. Arch. d'opht. T. 25, p. 347.

1906 CASALI: Due casi di dacrioadenite acute. Ann. di ottalmol. T. 35, p. 911.

1907 BARSCHAWSKY: Akute beiderseitige Dakryoadenitis. Westn. Ophth. S. 52 — LEGENDRE: Dacryoadénite bilatérale accompagnante une sinusite grippale avec polyadénopathie préauriculaire au cours d'une grossesse. Bull. et mém. de la soc. méd. des hôp. de Paris p. 261.

1909 BEAUVIEUX: De la dacryoadénite palpébrale aiguë. Arch. d'opht. T. 29. p. 772. — WIENER: Unilateral dacryoadenitis of metastatic origin. (Gonorrhoe.) (Ophth. sect. of the St. Louis med. soc.) Ophthalmol. rec. p. 33.

1910 IGERSHEIMER u. POELLOT: Über die Beziehungen der Mikuliczschen Krankheit zur Tuberkulose und über den Infektionsweg bei der tuberkulösen Erkrankung der Tränendrüse. v. Graefes Arch. f. Ophth. Bd. 74, S. 411. — LINDAHL, C.: Tva fall af dacryoadenit. (Sitzungsber. d. schwed. augenärztl. Ver. zu Stockholm 1909.) Beilage z. Hygiea. — TAMAMSCHEFF: Ein Fall von akuter Dakryoadenitis. Westn. Ophth. S. 590.

1911 LINDAHL, C.: Zwei Fälle von akuter Dakryoadenitis. Klin. Monatsbl. f. Augenheilk. Bd. 49, 2, S. 133.

1912 BYERS: A case of acute suppurative dacryoadenitis. Transact. of the Americ. ophth. soc. Vol. 13, part 1, p. 81.

1915 NORDENSON: La dacryoadénite palpébrale aiguë. Arch. d'opht. T. 34, No. 12, p. 759.

1917 CALDERARO: Tränendrüsenexstirpation. Ref.: Klin. Monatsbl. f. Augenheilk. Bd. 59, S. 470.

1919 FUCHS: Funktionsstörung der Speichel- und Tränendrüsen. Ophth. Ges. Wien. Ref.: Klin. Monatsbl. f. Augenheilk. Bd. 63, S. 405.

1920 STOCK: Über einige besondere Fälle von Erkrankungen der Tränenorgane. Klin. Monatsbl. f. Augenheilk. Bd. 65, S. 16.

1922 CANAVAN, MYRTELLE: The histology of the superior lachrimal gland in mental disease and defect. Journ, of med. research Bd. 43, No. 4, p. 447.

1923 LINCK: Parotitis epidemica. Arch. f. Ohren-, Nasen- und Kehlkopfheilk. Bd. 111, H. 1, S. 1. — MORTON, HOWARD: Dacryoadenitis following bronchopneumomia. Amer. journ. of. ophth. Bd. 6, No. 8, p. 682. — TRISTAINO: Due casi di dacrioadenite orbitaria acuta. Nota clinica. Bool. d'ocul. Jg. 2, No. 3, p. 144.

h) Dakryoadenitis bei Trachom.

In der Literatur finden sich einige Angaben über Entzündung der Tränendrüse bei Trachom. BOCK (1896 S. 46) findet bei einem 39 jährigen Manne, der an einem akuten Trachom mit Körnern und sulziger Schwellung der Bindehaut leidet, beim Umstülpen der Lider einen spontanen Fortsatz der akzessorischen (palpebralen) Tränendrüse in die obere Übergangsfalte ziehen, ohne daß man die Tränendrüse von dem mit Trachomkörnern durchsetzten Bindehautgewebe sicher abgrenzen könnte. Nach 11 wöchentlicher Behandlung ist die Erkrankung so gut wie ausgeheilt, die Tränendrüsen sind wieder normal. Ein excidiertes Stückchen der Drüse ist anatomisch untersucht worden. Der Befund ist derselbe wie bei einer einfachen Schwellung bei Skrofulose (siehe oben). (Ich habe schon erwähnt, daß ich es für möglich halte, daß BOCK die normale Anhäufung von Lymphzellen zwischen den Drüsenläppchen für einen pathologischen Befund gehalten hat.)

Eine sehr eingehende Arbeit von BAQUIS (1894) mag hier deshalb ganz besonders ausführlich referiert werden, weil sie eigentlich die einzige ist, die ein Trachom der Tränendrüse zu beweisen sucht. Ein 37 jähriger Mann kommt zu ihm in Behandlung mit einer doppelseitigen sehr erheblichen Schwellung der Tränendrüsen. Diese Schwellung bestand schon seit „langer Zeit". Dabei fand sich ein Trachom der Conjunctiva, das nach Angabe des Mannes schon seit mehreren Jahren bestand. Die Erkrankung macht dem Patienten sehr starke Schmerzen. Baquis (1894) entschließt sich dazu, die eine Tränendrüse von außen her herauszunehmen. Schnitt am Orbitalrand und Eingehen auf den Tumor. Es stellt sich heraus, daß der Tumor aus der vergrößerten palpebralen und orbitalen Tränendrüse besteht. Da die Drüse mit der Umgebung fest verwachsen war und sich weit in die Orbita hineinerstreckte, wurde ein kleiner Teil zurückgelassen. Auf der anderen Seite geht der Tumor ohne örtliche Behandlung zurück in demselben Maße, als das Trachom ausheilt. Die Behandlung dauert ein Jahr.

Anatomisch findet sich in der herausgenommenen Drüse folgendes:

a) Bindegewebe: Das Bindegewebe in der Drüse ist sehr vermehrt, so daß zwischen den einzelnen Läppchen der Drüse sehr viel mehr Bindegewebe liegt als in einer normalen Drüse.

b) Blutgefäße: Die Arterienwände sind im ganzen verdickt, an den Venen sind diese Veränderungen nicht so ausgesprochen.

c) Der wichtigste Befund ist eine Durchsetzung der ganzen Drüse mit Follikeln, die aus einer peripheren Schicht von Lymphocyten und aus einem Zentrum von epitheloiden Zellen bestehen. Diese Epitheloidzellen sind groß, blasser Kern, zum Teil mit zwei Kernen, Mitosen sind häufig. Zu einzelnen dieser Follikel zieht ein Blutgefäß, das sich in viele Capillaren teilt und bis zur Mitte des Knötchens geht.

d) Die Wand der Ausführungsgänge erscheint sehr verdickt, das Lumen verengert. Die Ausführungsgänge sind umgeben von massenhaften epitheloiden Zellen.

e) Die Drüsenelemente sind teilweise rarefiziert und durch Follikel oder Bindegewebe ersetzt.

Baquis ist der Ansicht, daß die Follikel ganz so aussehen wie Trachomfollikel, daß es sich also um ein richtiges Trachom der Drüse handelt. Ich kann mich nach genauem Studium der Arbeit nicht so ohne weiteres davon überzeugen. Es sind zwar keine Tuberkelbacillen in den Herden gefunden worden, auch wird ausdrücklich erwähnt, daß Riesenzellen nicht nachzuweisen sind — trotzdem muß man entweder an eine wirkliche Tuberkulose oder doch an eine Mikuliczsche Erkrankung denken. Ich kann diesen Fall nicht als einen Beweis dafür ansehen, daß es ein wirkliches Trachom der Tränendrüse gibt.

De Vintenitiis (1876) gibt an, er hätte in der Tränendrüse von Trachomatösen eine interstitielle Infiltration gefunden; auch diese Mitteilung stellt keinen Beweis eines Trachoms der Tränendrüse dar.

Auch Kreiker (1922) findet bei Trachomatösen nur Degenerationserscheinungen in der Tränendrüse. Ein eigentliches Trachom kann er nicht feststellen.

So ist also bis jetzt ein Trachom der Tränendrüse noch nicht sicher beschrieben.

Literatur.

1876 De Vincentiis: Su di un tumore della glandula lacrimale. Movimento med.-chirurg. (Zitiert nach Baquis.)

1894 Baquis, E.: Il tracoma della glandola lacrimale. Contribuzione clinica ed anatomo-patologica alla etiologia delle adenopatie lacrimali simmetriche. Ann. di ottalmol. T. 23, p. 227.

1896 Derselbe: Das Trachom der Tränendrüse. Zieglers Beitr. z. pathol. Anat. Bd. 19, H. 2.

1906 Basso: Il tracoma nella patologia delle vie lagrimale. Pavia 1906.

1908 Truc et Peretz: Examen histologique de la glande lacrymale chez une ancienne granuleuse. Rev. gén. d'opht. p. 241.

1912 Marongiu: Sul tracoma della apparato d'escrezione delle lacrime. Cagliari, 1912.

1922 Kreiker: Krankhafte Veränderungen der Tränendrüsen bei Trachom. Z. f. A., Bd. 47, H. 2/3, S. 111.

1923 Gangi Pietro: Il tracoma della ghiandola lacrimale. Boll. d'ocul. Jg. 2, No. 8, p. 397.

Tuberkulose der Tränendrüse.

Eine Infektion der Tränendrüse mit Tuberkulose ist nicht gar so selten. Sie kommt in verschiedenen Formen vor:

1. Als Miliartuberkulose.

2. Als lokalisierte isolierte Tuberkulose einer oder beider Tränendrüsen.

3. Als sekundäre Tuberkulose, fortgeleitet von einer Tuberkulose der Umgebung (Bindehaut oder Haut oder Knochen).

4. Als sogenannte Miculiczsche Erkrankung (1892) — eine symmetrische Schwellung der Tränen- und Speicheldrüsen auf tuberkulöser Grundlage.

Zu 1. Miliartuberkulose. Axenfeld (1899) hat bis jetzt als einziger Autor bei akuter universeller Miliartuberkulose die Tränendrüsen untersucht. Klinisch waren Erscheinungen nicht vorhanden gewesen. Er findet in der Drüse ganz frische Epitheloidtuberkel von typischer Struktur. Das Zentrum ist deutlich verkäst mit retikulärer Grundsubstanz und umlagert von einem Leukocytenwall. Die Entstehung der Erkrankung liegt sicher erst ganz kurze Zeit zurück, so daß eine Vergrößerung der Drüse nicht eingetreten war.

Experimentell hat Stock (1903 und 1906) festgestellt, daß bei Kaninchen, welchen zur Erzeugung einer Chorioiditis disseminata tuberculosa Tuberkelbacillen in die Ohrvene eingespritzt worden waren, sehr häufig die Harderschen Drüsen tuberkulös erkranken. Es tritt eine ganz typische Tuberkulose mit Verkäsung auf. Da bei solchen Tieren nach seinen Untersuchungen hauptsächlich die Lungen, Nieren und die Chorioidea erkranken, diese Gewebe also eine gewisse Disposition zur Tuberkulose haben, muß man in den Kreis der zu untersuchenden Organe auch noch die Tränendrüse ziehen. Es wäre angebracht, einmal eine Serie von Kranken ,die an Miliartuberkulose gestorben sind, daraufhin zu untersuchen.

Eine Bestätigung dieser Versuche ist bis jetzt in der Literatur nicht zu finden.

Daß eine Tuberkulose der Tränendrüse sicherlich häufiger ist als man gewöhnlich annimmt, beweist auch ein Befund einer Drüse meiner Sammlung. Bei einer Kranken wurde die Tränendrüse wegen eines Sarkoms herausgenommen. In dem Präparat sind große Teile der Drüse von dem Sarkom ganz unberührt. In diesen Teilen finden sich ganz typische Tuberkel: Knötchen, die in der Peripherie aus Rundzellen, im Zentrum aus Epitheloid- und Riesenzellen bestehen. Eine genaue Untersuchung dieses Präparates läßt irgendwelche Fremdkörper, die zu einer solchen Bildung Veranlassung gegeben hätten, mit Sicherheit ausschließen, ebensowenig kann es sich um Reste von Drüsenepithelien handeln, die eine Tuberkulose vortäuschen würden. Bacillen konnte ich nicht nachweisen (Fig. 7).

2. Lokalisierte isolierte Tuberkulose der Tränendrüse. Der erste sichere Fall von Tränendrüsentuberkulose ist von ABADIE (1881), 16jähriges Mädchen. Doppelseitige Schwellung der Tränendrüse. Beide Seiten werden operiert. Es gelingt nicht, die ganze Drüse zu entfernen. Trotzdem glatte Heilung. Anatomisch wird die sichere Diagnose Tuberkulose gestellt.

„Wahrscheinliche" Tuberkulose der Tränendrüse beschreibt DE LAPERSONNE (1892).

DE LAPERSONNE hat bei einem 32jährigen Fräulein, das an einer chronischen Bronchitis mit Blutauswurf gelitten hatte, eine seit etwa 3 Monaten aufgetretene Tränendrüsenschwellung zu behandeln gehabt. Er stellt die Diagnose eines rasch wachsenden Sarkoms und nimmt die Drüse heraus. Bei der anatomischen Untersuchung finden sich Knötchen mit Epitheloidzellen und Riesenzellen. Obgleich Tuberkelbacillen nicht gefunden wurden, wird es sich wohl um eine Tuberkulose der Drüse gehandelt haben.

Dann beschreibt MÜLLER (1892) zwei solcher Fälle: 1. 14jähriger Knabe. Seit 4 Jahren Schwellung der Tränendrüse. Die Drüse wird zum Teil herausgenommen, und da ein Rezidiv entsteht, später noch einmal operativ entfernt. Im Schnitt fanden sich typische Tuberkel mit zahlreichen Tuberkelbacillen. 2. 40jähriger Mann. Einseitige Tränendrüsenschwellung. Auch trat nach der operativen Entfernung später ein Rezidiv auf. Anatomisch: typische Tuberkulose mit spärlichen Tuberkelbacillen.

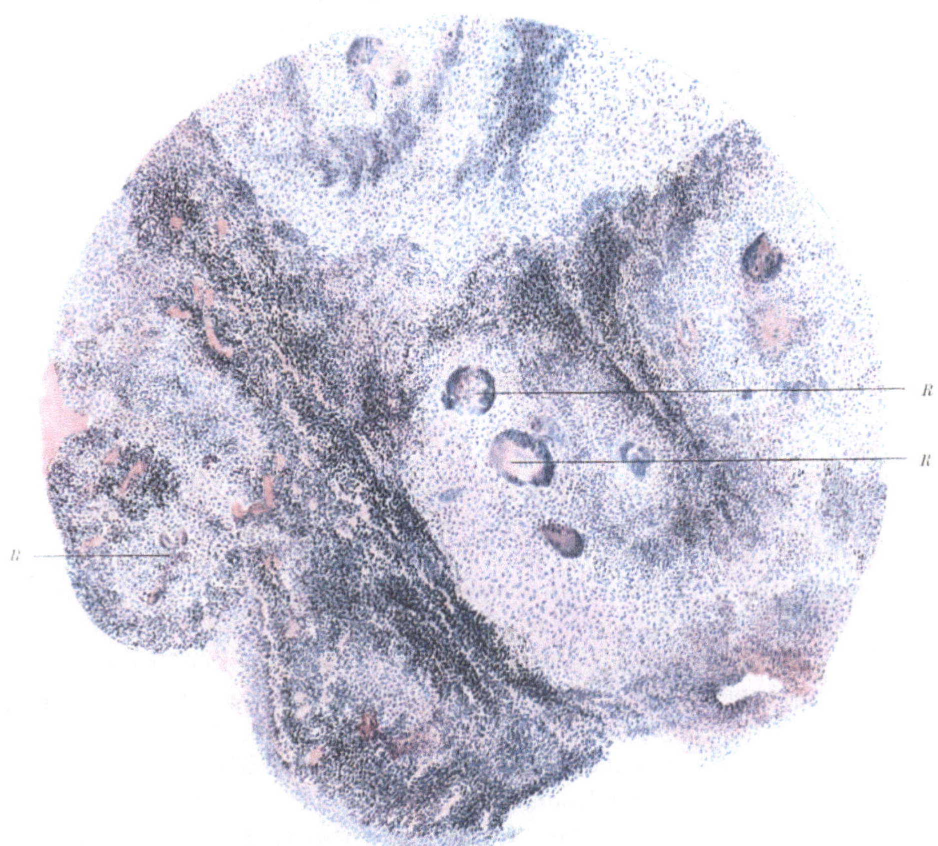

Fig. 7. Tuberkulose der Tränendrüse.
R = Riesenzellen.

Einen weiteren Beitrag zu dieser Frage gibt Baas (1894). Er gibt die Krankengeschichten von zwei Fällen: 59jährige Frau, seit 6 Wochen Schwellung der Tränendrüse rechts. Der Tumor wird von außen her herausgenommen. Anatomisch ist die ganze Drüse durchsetzt mit typischen tuberkulösen Knötchen — Epitheloidzellen und spärlichen Riesenzellen. Eine Bacillenfärbung ist nicht gemacht. Dann 32jähriger Mann. Seit einem Jahre kann er nicht mehr durch die Nase atmen, von Prof. Kilian wird ein Tumor entfernt, der sich als eine tuberkulöse Granulationsgeschwulst herausstellte. Seit einem Vierteljahr bemerkt er rechts eine Verdickung der Tränendrüse. Dieser Tumor wird operativ entfernt. Ein großer Teil der Drüse ist mit typischen Tuberkeln, mit Epitheloidzellen, Riesenzellen und zentraler Verkäsung durchsetzt. Tuberkelbacillen konnten nicht gefunden werden.

Hähnle (1900) hat bei einem 18 jährigen Mann mit doppelseitiger Tränendrüsenschwellung die linke Tränendrüse herausgenommen und anatomisch untersucht. Die anatomische Beschreibung ist so kurz und ungenau, daß daraus eine sichere Diagnose „Tuberkulose" nicht gestellt werden kann. Ganz ebenso ist es in dem zweiten Falle — einem 55 jährigen Arbeiter —, bei dem beide Tränendrüsen wegen Schwellung herausgenommen wurden.

Wie unsicher die Diagnose ist, geht daraus hervor, daß in dem ersten Falle von verschiedenen Autoren die anatomische Diagnose Carcinom oder Tuberkulose oder chronische Entzündung unbekannter Ursache, jedenfalls nicht syphilitischer, und beim zweiten kleinzelliges Rundzellensarkom oder chronische Entzündung von allerdings eigentümlicher Form gestellt wurde.

Zwei weitere ebenso unsichere Fälle veröffentlicht Pause (1902) aus derselben Klinik. Jessop (1900) beschreibt einen Fall von typischer Tuberkulose, er glaubt damit den ersten Fall gesehen zu haben.

Lodato (1898) stellt anatomisch bei einem 52 jährigen Mann mit einer einseitigen Tränendrüsenschwellung die Diagnose Tuberkulose. Bacillen sind nicht gefunden worden.

Fleischer (1907) hat bei einem Patienten eine doppelseitige Schwellung der Tränendrüsen gesehen, die spontan wieder verschwand. Da eine doppelseitige Iritis chronica vorhanden war, nimmt Fleischer an, es habe sich um eine Tuberkulose der Drüsen gehandelt. Viel beweisender für eine spontane Heilung einer Tuberkulose der Tränendrüse ist der Fall von Duyse (1896). Er hat bei einem 19 jährigen Mädchen mit Schwellung beider Tränendrüsen die eine herausgenommen. Anatomisch handelte es sich sicher um eine Tuberkulose (Bacillen sind allerdings nicht gefunden worden). Die andere Seite heilte spontan aus.

Zwei weitere Fälle sind von Wagenmann (1902) und noch einmal in der Dissertation von Fahrenholtz (1903) beschrieben. 1. 21 jährige Patientin, seit längerer Zeit Schwellung der linken Tränendrüse. Im anatomischen Präparat finden sich typische Tuberkel allerdings ohne Verkäsung, aber mit sicher nachgewiesenen Tuberkelbacillen, und 2. 23 jähriger Mann mit tuberkulöser Kniegelenksentzündung, seit einiger Zeit Spannung am linken Auge. Die geschwollene Tränendrüse wird herausgenommen. Auch hier finden sich Tuberkel in dem Drüsengewebe mit epitheloiden und Riesenzellen. Tuberkelbacillen sind nicht festgestellt.

POLIGNANI (1903) hat bei einem 30jährigen Manne, der seit einer Woche eine Schwellung des Oberlids hatte, eine breite Incision am Orbitalrande gemacht. Es entleert sich spärlicher Eiter, man gelangt zur Tränendrüse, die wie eine tiefdunkelrote Masse aussieht und wie eine Kastanie ausgeschält wird. Die anatomische Untersuchung ergibt Tuberkulose der Drüse.

In der Arbeit von PLITT (1905) ist die Literatur über Tuberkulose der Tränendrüse sehr ausführlich und erschöpfend zusammengestellt. Er fügt einen neuen Fall hinzu: 21jähriges Dienstmädchen. Seit 5 Jahren Schwellung der Tränendrüsen. Diese Schwellung steigerte sich im Frühjahr und Herbst. Da die Schwellung nicht geringer und die Patientin dadurch gestört wurde, wurden beide Tränendrüsen von außen her ganz entfernt. Die mikroskopische Untersuchung ergibt über die ganze Drüse ausgesät eine Menge von typischen Tuberkeln mit epithelioden und Riesenzellen. Verkäsung ist nicht vorhanden, dagegen sicher Tuberkelbacillen in mäßig reichlicher Anzahl.

Diese Patientin hat später IGERSHEIMER (1910) weiter beobachtet. An der Stelle der Operation des tuberkulösen Tränensackes war eine Fistel aufgetreten, es hatte sich eine Tuberkulose der Bindehaut des rechten Oberlids entwickelt, im Gaumen war ein tuberkulöses Geschwür, und auch im Siebbein wurde eine Tuberkulose festgestellt. Daneben bestand eine Tuberkulose der Lungen und der Pleura. Man muß wohl annehmen, daß alle diese Herde auf einer hämatogenen Infektion beruhen.

Nun werden weiter folgende Fälle in der Literatur erwähnt: SALZER (1894): 15jähriges Mädchen. Es wird ihm ein Paket geschwellter Halsdrüsen entfernt und bei dieser Gelegenheit auch eine bohnengroße Tränendrüse rechts. Der Tumor der Tränendrüse war seit 3 Jahren langsam entstanden. Die Drüse enthält nach der Beschreibung typische Tuberkel mit Epitheloid- und spärlichen Riesenzellen. Zentrale Verkäsung fehlt. Tuberkelbacillen sind nicht nachzuweisen.

SÜSSKIND (1897): $21\frac{1}{2}$jähriges Mädchen. Seit $2\frac{1}{2}$ Jahren Schwellung der linken Tränendrüse. Auch die Präauriculardrüse, Cervical- und Inguinaldrüsen sind geschwollen. Die Drüse wird von außen her operativ entfernt. Ebenso wird die Präauriculardrüse weggenommen. Glatte Heilung.

Anatomischer Befund: Die ganze Drüse ist mit Tuberkelknötchen, die aus Epitheloid- und Riesenzellen bestehen, durchsetzt. Tuberkelbacillen finden sich in nicht unbeträchtlicher Zahl, besonders in den Riesenzellen. In der Präauriculardrüse ist eine typische Tuberkulose mikroskopisch vorhanden.

Süsskind schreibt am Schlusse: Bemerkenswert ist in meinem Falle die Kombination der Erkrankung der Tränendrüse und der zugehörigen präauricularen Lymphdrüsen, sowie der Übergang der Tuberkulose von dieser auf die Parotis. Ich finde das Ergriffensein der präauricularen (regionären) Lymphdrüse als keine Besonderheit, dagegen das Übergehen auf die Parotis, von dem sonst in der Arbeit überhaupt nicht die Rede ist.

Pick (1896): 56jähriges Fräulein. Seit 2 Jahren Anschwellung beider Tränendrüsen. Die Drüsen werden herausgenommen, von der einen ein Stück unter das Peritoneum eines Kaninchens gebracht. Das Kaninchen bekommt keine Tuberkulose. Obgleich nach dem anatomischen Befund eine Tuberkulose möglich ist, kann ich diesen Fall nicht sicher zu den tuberkulösen rechnen. In den Knötchen finden sich weder typische Epitheloid- noch Riesenzellen. Es handelt sich um ein „Granulationsgewebe".

Beauvieux und Pesme (1922) haben bei einem 41jährigen Manne, der seit einigen Monaten eine Schwellung in der Gegend der linken Tränendrüse bekam, die verdickte Tränendrüse in Lokalanästhesie durch einen Schnitt am Orbitalrand entfernt. Die Wunde heilte per primam.

In der herausgenommenen Drüse fanden sich anatomisch typische Tuberkel mit epitheloiden und Riesenzellen. Tuberkelbacillen konnten nicht nachgewiesen werden.

Aus all diesen Veröffentlichungen geht mit Sicherheit hervor, daß bei einer einseitigen oder doppelseitigen subakuten oder chronischen Schwellung der Tränendrüsen immer auch an Tuberkulose als Ursache dieser Schwellung gedacht werden muß.

Daß diese Infektion wohl in den allermeisten Fällen auf hämatogenem Wege erfolgt, dafür sind ein Beweis einmal die experimentellen Untersuchungen von Stock, dann aber auch ganz besonders die Fälle, bei welchen außer dieser Erkrankung am Auge keinerlei Zeichen von Tuberkulose gefunden wurden.

Daß von einer solchen Tuberkulose der Tränendrüse aus eine Infektion der Bindehaut und des Tränensackes erfolgen kann, ist möglich. Man muß aber auch hier daran denken, daß ebenso wie die Tränendrüse auch diese Gewebe vom Blutwege aus infiziert werden können.

3. Daß eine Infektion der Tränendrüse von der Conjunctiva aus erfolgen kann, ist möglich.

HAEMERS (1900) gibt die Krankengeschichte eines 8 Monate alten Kindes. Dieses Kind war an einer Enteritis gestorben. Bei der Obduktion fand sich eine Tuberkulose der linken Lidschleimhaut, der Liddrüsen und der Tränendrüse. Im ganzen übrigen Körper war eine Tuberkulose nirgends zu finden. HÄMERS glaubt daraus mit Sicherheit schließen zu können, daß die Conjunctiva die Eintrittspforte der Tuberkulose war. Diese Ansicht hat ja viel Bestechendes — aber eine Sicherheit für den Infektionsweg kann man meines Erachtens auch aus einem solchen Befund nicht schließen. Es wäre schon möglich — wie IGERSHEIMER auch betont —, daß die Keime vom Darm aus aufgenommen worden wären und ohne lokale Erscheinungen zu machen auf dem Blutwege in die Tränendrüse und in die Bindehaut gekommen wären.

Daß eine Infektion der Drüse von der Conjunctiva aus jedenfalls zu den Seltenheiten gehört, hat auch AXENFELD betont, der bei einem Patienten, der jahrelang an einer Tuberkulose der Bindehaut litt, gesunde Tränendrüsen gefunden hat.

Experimentell hat sich IGERSHEIMER (1910) gerade mit dieser Frage beschäftigt: Einmal, ob die Tuberkulose von der infizierten Drüse auf die Bindehaut übergeht und dann, ob von der Bindehaut aus die Drüse zu infizieren ist.

Bei einem Hund wurde von der Carotis aus eine Emulsion von Tuberkelbacillen eingespritzt. Es trat wohl eine Tuberkulose in der Tränendrüse ein — die Bindehaut blieb frei. Aus einem einzelnen solchen Resultat kann man natürlich keine bindenden Schlüsse ziehen STOCK hat in einer großen Anzahl von Kaninchen bei einer endogenen Tuberkulose der Harderschen Drüse, obgleich die Tiere viele Monate am Leben blieben, nie eine Tuberkulose der Bindehaut beschrieben, die auf eine äußere Infektion zu beziehen gewesen wäre. Jedenfalls geht daraus hervor, daß eine Fortleitung von der infizierten Drüse auf die Bindehaut kaum vorkommt.

Um die zweite Frage zu lösen, wurden in Wunden, die in die Bindehaut in der Gegend der Tränendrüse gesetzt worden waren, Tuberkelbacillen eingerieben oder unter die Bindehaut eingespritzt. Dabei trat allerdings eine Tuberkulose auf, aber mehr um die Drüse als in der Drüse. Ich halte diese Versuche für nicht beweisend. Es wird wohl kaum vorkommen, daß auf mechanischem Wege Tuberkelbacillen, auch wenn eine Conjunctivaltuberkulose besteht, in dieser Weise unter die Bindehaut kommen.

So ist bis jetzt nur der Fall von HAEMERS in dem Sinne verwertbar, daß es möglich erscheint, daß eine Tuberkulose von der Bindehaut aus auf die Tränendrüse übergreift.

Behandlung. Wenn eine subakute oder chronische Schwellung der Tränendrüse ein- oder doppelseitig eintritt, wenn man an eine Tuberkulose der Drüse denken kann, sollte man versuchen, diese Diagnose zu sichern. Ich möchte vorschlagen, dem Kranken nach der alten Kochschen Vorschrift subcutan Alttuberkulin einzuspritzen. Es wird dann wohl in einer gewissen Anzahl der Fälle durch Beobachtung einer Herdreaktion die Diagnose zu sichern sein. Da wir aber wissen, daß diese Herdreaktion — auch bei sicherer Tuberkulose — nicht immer aufzutreten braucht, wird man sich bei solchen negativen Fällen eben an das klinische Bild halten müssen.

Dann kommt als Behandlung wohl nur die operative Entfernung der ganzen Drüse, und zwar durch einen Schnitt von außen am Orbitalrande in Frage. In allen Fällen, die beschrieben sind, ist, soviel ich sehe, bei einer Tuberkulose nicht nur die palpebrale, sondern auch die orbitale Drüse ergriffen.

Da eine Herausnahme der Drüse fast immer ohne Schaden ertragen wird, ist diese Operation in diesen Fällen nicht nur erlaubt, sondern geboten. Wenn auch eine Infektion von der tuberkulösen Drüse aus nach den bis jetzt vorliegenden Veröffentlichungen zu den Seltenheiten gehört, so ist eben doch eine Gefahr der Weiterverbreitung einer Tuberkulose von einer solchen erkrankten Drüse durch den Tränensack, die Nase und den Gaumen möglich.

Bei der Operation sollte aber darauf gesehen werden, die ganze erkrankte Drüse zu entfernen, um Rezidive zu vermeiden, obgleich auch Teilexstirpationen angeblich zu glatter Heilung geführt haben. Siehe auch Seite 51 (Abadie 1881).

4. Mikuliczsche Erkrankung der Tränen- und Speicheldrüsen. Wenn ich die nach Mikulicz benannte Erkrankung, die in einer chronischen Schwellung der Tränen- und Speicheldrüsen besteht, hierher setze, so möchte ich damit zum Ausdruck bringen, daß man dieses Krankheitsbild viel enger umschreiben muß, als es Mikulicz selbst getan hat. Ich möchte unter diesen Begriff nur Erkrankungen dieser Drüsen setzen, die durch eine Infektion mit Tuberkulose entstanden sind. Fälle, die zur Leukämie — facialer Typus der Leukämie (Axenfeld) — oder zur Pseudoleukämie gehören, sollen hier nicht erwähnt werden.

Mikulicz selbst ist ja in der Differenzierung nicht so weit gegangen, er hat das Krankheitsbild nur nach klinischen Gesichtspunkten festgelegt.

Ob man die symmetrische Schwellung der Tränendrüsen durch tuberkulöse Entzündung deshalb von der Erkrankung, die Mikulicz zuerst beschrieben hat, trennen will oder soll, weil bei der einen Form noch eine Schwellung der Speicheldrüsen mitbesteht, oder ob man die isolierte Erkrankung der Tränendrüse besonders führen soll, ist meines Erachtens wohl reine Geschmacksache.

Jedenfalls will ich in diesem Kapitel die Fälle zusammenstellen, bei welchen eine Tuberkulose mit einiger Sicherheit angenommen werden kann.

Klinischer Befund. Bei den Kranken tritt ohne äußere Ursache eine Schwellung der Tränendrüsen auf, die meist ganz schmerzlos ist. Nur in dem Falle von KÜLBS (1908) war eine leichte Druckempfindlichkeit vorhanden.

Auch ich habe einen Fall in Behandlung, der über erhebliche Schmerzen in der Gegend der verdickten Tränendrüse klagt. Nach Herausnahme der Drüse sind die Schmerzen verschwunden. Als Komplikation besteht eine typische tuberkulöse Iritis, die bei der Allgemeinreaktion auf Alttuberkulin mit einer Herdreaktion antwortete. Auch die Speicheldrüsen sind verdickt. Anatomisch findet sich in der Drüse genau derselbe Befund wie bei MELLER, FLEISCHER u. a. (siehe unten).

Wenn man nur die Fälle, bei welchen man Tuberkulose mit einer einigermaßen überzeugenden Möglichkeit annehmen kann, betrachtet, so kann sich im Anschluß an die Tränendrüsenschwellung eine tuberkulöse Erkrankung der Bindehaut anschließen (FLEISCHER, 1902). Eine Verkäsung der Drüse mit Abscedierung tritt nicht ein. Eine Heilung des Prozesses ohne Operation kann vorkommen (MELLER, 1906). Bei dem dritten Falle von FLEISCHER (1910) wird ein Lupus pernio der Nase gefunden.

NAPP (1907) beschreibt als Nebenbefund hirsekorngroße Knötchen auf der Mundschleimhaut und eine Spitzenaffektion, VON BRUNN (1905) findet eigentümliche Haut- und Knochenverdickungen. Ganz ähnliche Prozesse in der Haut des Oberarms und Unterarms hat FLEISCHER (1910) in dem von KAYSER auch beschriebenen (1909) Fall festgestellt, die man wohl als Scrofuloderma bezeichnen kann.

In manchen Fällen ist auch von einer Schwellung der Lymphdrüsen (ohne Anhaltspunkt für Leukämie oder Pseudoleukämie) erwähnt.

Behandlung und Ausgang. Wenn es · sich um eine längerdauernde symmetrische Schwellung der Tränendrüsen handelt, sollte unter allen Umständen eine probatorische Behandlung mit Alttuberkulin nach der Orginalvorschrift von KOCH gemacht werden. Tritt eine lokale Reaktion ein, so ist ja wohl die Diagnose gesichert. In den bis jetzt beobachteten und so behandelten Fällen ist solch eine Herdreaktion, *ja sogar* eine Allgemeinreaktion nicht beschrieben. Das beweist natürlich nichts gegen Tuberkulose, denn wir wissen, daß eine solche Reaktion besonders bei schwerer Tuberkulose nicht einzutreten braucht. Bildet sich aber die Schwellung nicht zurück, so sollte schon, um das Krankheitsbild analysieren zu können, die Drüse herausgenommen werden. Nach der Operation tritt meist eine Heilung ein.

Eine strikte Indikation zur Operation ist aber nicht vorhanden, wenigstens solange nicht sekundäre Erscheinungen in der Bindehaut auftreten. In Fällen wie dem FLEISCHERschen (1902), in welchem Knötchen in der Bindehaut vorhanden waren, würde ich die Herausnahme der Drüse empfehlen. Denn es ist eben doch nicht ausgeschlossen, daß die Erkrankung der Bindehaut sekundär fortgeleitet ist und daß die Erkrankung über den Tränensack, die Nase auf den übrigen Körper übergehen kann. Ich bin mir bewußt, daß man annehmen muß, die Erkrankung der Tränendrüse ist in den meisten Fällen auf dem Blutwege entstanden, so daß ja eine Allgemeininfektion schon vorher vorhanden sein muß, aber trotzdem kann dann wieder von neuem tuberkulöses Material von einem solchen Herde aus in den Körper kommen.

Es wird aber nicht als Fehler anzusehen sein, wenn man nach dem Vorgange von FLEISCHER eine Tuberkulinbehandlung versucht. Er hat unter dieser Behandlung (1910, Fall II) eine Heilung der Drüsenschwellung und der anatomisch sicher gestellten Conjunctivaltuberkulose eintreten sehen.

Ob nicht in diesem Falle noch die Röntgenbehandlung zur Heilung beigetragen hat, kann ich nicht entscheiden.

MELLER (1906) beschreibt einen Fall (5jähriges Mädchen), bei welchem nur unter allgemein roborierender Diät die Erkrankung verschwunden ist.

So ist also über die Behandlung nichts Sicheres zu sagen. Sie wird sich nach dem einzelnen Fall zu richten haben.

Anatomischer Befund. Die anatomischen Befunde stimmen bei einzelnen Fällen soweit überein, daß man die Diagnose Tuberkulose wohl stellen kann: MELLER (1906) und FLEISCHER (1910), IGERSHEIMER und PÖLLOT (1910), ferner NAPP (1907), DETZEL (1917) finden alle folgendes:

Über die ganze Drüse zerstreut Knötchen, die in der Peripherie aus Rundzellen, im Zentrum aus epitheloiden und Riesenzellen bestehen. Eine Verkäsung ist nicht vorhanden. Tuberkelbacillen sind in keinem Falle gefunden, ebensowenig ist die Tierimpfung, soweit sie ausgeführt worden ist, positiv gewesen (Fig. 8).

Daß diese beiden negativen Befunde nicht beweisen, daß eine Tuberkulose ausgeschlossen ist, weiß jeder, der bei der chronischen

Iridocyclitis anatomische Untersuchungen von excidierten Irisstückchen oder ganzen Augen gemacht oder Tierimpfungen vorgenommen hat. Auch da werden ja so gut wie nie Bacillen oder ein positiver Impferfolg festgestellt. Und doch muß man in sehr vielen solcher Fälle mit Sicherheit die tuberkulöse Ätiologie annehmen. Sicher gibt es eben Tuberkulosen, bei welchen entweder die Widerstandskraft des Körpers so groß ist, daß die Mikroorganismen sofort zerstört werden, oder bei welchen die Zahl der in das Gewebe verschleppten Bacillen

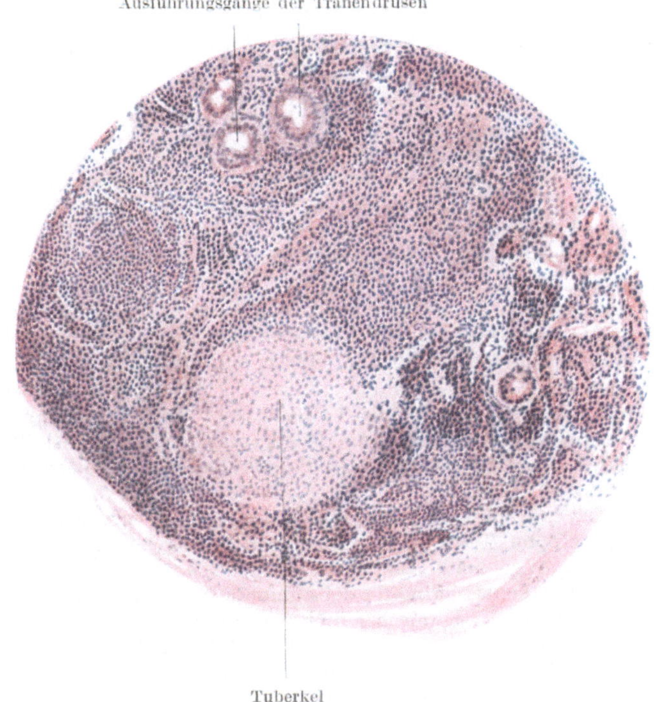

Fig. 8. Mikuliczsche Erkrankung der Tränendrüsen.

so gering ist, daß sie wohl ausreichen eine Entzündung zu verursachen, aber färbetechnisch oder tierexperimentell nicht nachzuweisen sind.

Da also die Frage der Ätiologie dieser doppelseitigen Schwellung der Tränen- und Speicheldrüsen doch noch nicht restlos geklärt ist, ist es dringend wünschenswert, jeden Fall nach folgenden Gesichtspunkten zu untersuchen: Es wird ein Teil oder besser die ganze Drüse herausgenommen. Ein Teil wird anatomisch verarbeitet, ein Teil zum Tierexperiment verwertet. Es soll ein kleines Stückchen einem Meerschweinchen (nicht Kaninchen) in die Vorderkammer gebracht werden, andere Stückchen können unter die Haut des Oberschenkels implantiert werden, dabei empfiehlt es sich, die regionären Lymphdrüsen durch Quetschen oder Reiben etwas zu schädigen, um sie für Tuberkulose ganz besonders empfindlich zu machen. In meinem Falle sind übrigens sowohl geimpfte Meerschweinchen als Kaninchen gesund geblieben, obgleich die tuberkulöse Iritis und auch der anatomische Befund doch mit Sicherheit darauf hinweist, daß es sich um eine tuberkulöse Erkrankung der Drüse handelt.

Literatur.

1881 Abadie: Tumeurs rares symmétriques des paupières. Arch. d'opht. T. 1, p. 432.

1882 Bajardi, D.: Dell' adenite scrofolosa in rapporto con alcune affezioni oculari. Gaz. degli ospitali.

1887 Frost: Living speciment. Ophth. Rev. p. 21.

1888 Gonella: Dacrioadenitis tuberculosa. Soc. ottalm. Ital., Napoli.

1889 Leidholdt, L. A. H.: Beiträge zur Kasuistik der Augentuberkulose mit spezieller Berücksichtigung der Tumorenform. Inaug.-Diss. Halle.

1891 Fuchs: Gleichzeitige Erkrankung der Tränendrüsen und der Parotiden. Beitr. z. Augenheilk. Bd. 3, S. 8.

1892 de Lapersonne, F.: Tuberculose probable de la glande lacrymale. Arch. d'opht. T. 12, p. 211. — Mikulicz, J.: Über eine eigenartige symmetrische Erkrankung der Tränen und Mundspeicheldrüsen. Beitr. z. Chirurg. Festschr. f. Billroth S. 610. — Müller, L.: Über primäre Tuberkulose der Tränendrüse. Ebenda S. 144.

1894 Baas, K. L.: Tuberkulose der Tränendrüse. Arch. f. Augenheilk. Bd. 28, S. 141. — Dianoux: Des tumeurs de la glande lacrymale. Ann. d'oculist. T. 112, p. 81. — Salzer, F.: Ein Beitrag zur Kenntnis der Tuberkulose der Tränendrüse. v. Graefes Arch. f. Ophth. Bd. 40, 5, S. 197.

1896 Duyse, van: Tuberculose atténuée des glandes lacrymales. (Guérison spontanée.) Arch. d'opht. T. 16, p. 554. — Pick: Beitrag zu den Tränendrüsentumoren. Zentralbl. f. Augenheilk. Bd. 20, S. 97.

1897 Lodato: Tuberculosi primaria della ghiandola lagrimale. Arch. di ottalmol. T. 4, p. 383. — Süsskind, J.: Klinischer und anatomischer Beitrag zur Tuberkulose der Tränendrüse. Arch. f. Augenheilk. Bd. 34, S. 221 und Inaug.-Diss. Würzburg.

1898 Hirsch, C.: Ein weiterer Beitrag zur Lehre von der symmetrischen Erkrankung der Tränen- und Mundspeicheldrüsen. Mitt. a. d. Grenzgeb. d. Med. u. Chirurg. Bd. 3, 3 u. 4, S. 381. Osler, W.: On chronic symmetrical enlargement of the salivary und lachrymal glands. Americ. journ. of the med. soc. Vol. 115, p. 115. Ref.: Schmidt: Jahrb. Bd. 258, S. 238.

1899 Axenfeld: Frische Tuberkel der Glandula lacrymalis bei Miliartuberkulose. 9. internat. Ophth.-Kongr. zu Utrecht S. 111. — Gou: Étude expérimentale sur la tuberculose des voies lacrymales. (Soc. franç. d'opht.) Arch. d'opht. T. 19, p. 362 et 440.

1900 Campbell-Posey: Bilateral enlargement of the lachrymal glands. (Sect. on ophth. of Physicans.) Philadelphia ophth. rec. p. 233. — Haehnle: Zwei Fälle von Tränendrüsentumoren. Ophth. Klinik Bd. 4, S. 373. — Haemers: Tuberculose de la conjonctive. Ann. de la soc. de méd. de Gand. Ref.: Arch. d'opht. T. 20, p. 614. — Jessop: Tubercle of the lachrymal gland. St. Bartholomew's hosp. reports Vol. 28. Ref.: Ophth. rev. p. 322.

1901 Stoewer: Ein Beitrag zur Pathologie der Tränendrüse. Münch. med. Wochenschr. Bd. 48, S. 177.

1902 Fleischer: Ein Fall von eigentümlicher symmetrischer Tränen- und Ohrspeicheldrüsenschwellung mit Erkrankung der Conjunctiva. Klin. Monatsbl. f.

Augenheilk. Bd. 11, 1, S. 398. — PAUSE: Zwei weitere Fälle von Tränendrüsentumoren. Ophth. Klinik Bd. 5, S. 305. — WAGENMANN: Erkrankungen der Tränendrüse. Münch. med. Wochenschr. Bd. 49, S. 681. (Naturwiss.-med. Ges., Jena.)

1903 FAHRENHOLTZ: Über Tuberkulose der Tränendrüse. Inaug.-Diss. Jena. — POLIGNANI: Primäre tuberkulöse Dacryoadenitis. Napoli. Ref.: Arch. f. Augenheilk. Bd. 51, S. 43. (Literaturbericht.) — STOCK, W.: Pathologisch-anatomische Untersuchungen über experimentelle endogene Tuberkulose der Augen beim Kaninchen. Klin. Monatsbl. f. Augenheilk. Bd. 41. Beil.: Festschr. f. MANZ S. 17.

1904 FORTUNATI: Sulla tuberculosi della glandula lacrimale. Ann. di ottalmol. e Lavri della clinica oculistica di Napoli T. 33, p. 750. — MARCUSE: Ein Fall von Mikuliczscher Erkrankung. (Berlin. med. Ges.) Berlin. klin. Wochenschr. Bd. 41, S. 1205.

1905 v. BRUNN, M.: Die symmetrische Schwellung der Tränen- und Mundspeicheldrüsen in ihrer Beziehung zur Pseudoleukämie. Bruns' Beitr. z. klin. Chirurg. Bd. 45, S. 225. — PARISOTTI; Tuberculosi della glandula lacrimale. Riv. ital. di ottalmol., Febbrajo. — PLITT: Über Tuberkulose der Tränendrüsen. Klin. Monatsbl. f. Augenheilk. Bd. 43, Beil.-Heft, S. 40.

1906 MELLER: Über die Beziehung der Mikuliczschen Erkrankung zu den lymphomatösen und chronisch entzündlichen Prozessen. Ebenda Bd. 44, 2, S. 177. — SNEGIREFF, K. W.: Über doppelseitige gleichzeitige Erkrankung der Tränen- und Speicheldrüsen. Ebenda Bd. 44, Beil.-Heft, S. 142. — STOCK, W.: Tuberkulose als Ätiologie der chronischen Entzündungen des Auges und seiner Adnexe, besonders der chronischen Uveitis. v. Graefes Arch. f. Ophth. Bd. 46, S. 1.

1907 FLEISCHER: Über Mikuliczsche Erkrankung. (7. Vers. d. württ. Augenärzte.) Klin. Monatsbl. f. Augenheilk. Bd. 45, 2, S. 118. — KRAILSHEIMER: Mikuliczsche Erkrankung mit ausgesprochener Iristuberkulose. (7. Vers. d. württ. Augenärzte.) Ebenda Bd. 45, 2, S. 118. — NAPP: Über die Beziehungen der Mikuliczschen Erkrankung zur Tuberkulose. Zeitschr. f. Augenheilk. Bd. 27, S. 513.

1908 KÜLBS: Über Mikuliczsche Krankheit. Mitt. a. d. Grenzgeb. d. Med. u. Chirurg. Bd. 18, H. 5, S. 754. — SCHILLER: Gleichzeitige Tuberkulose der Tränen- und Speicheldrüsen. (4. Vers. d. ung. ophth. Ges. zu Budapest.) Zeitschr. f. Augenheilk. Bd. 20, S. 271.

1909 FLEISCHER: Über den weiteren Verlauf eines Falles von Mikuliczscher Krankheit. (Ver. d. württ. Augenärzte.) Klin. Monatsbl. f. Augenheilk. Bd. 47, S. 116. — KAYSER, B.: Über einen Fall von Mikuliczscher Krankheit. (Ver. d. württ. Augenärzte.) Ebenda Bd. 47, S. 116.

1910 FLEISCHER: Über Beziehungen der Mikuliczschen Krankheit und Pseudoleukämie. Klin. Monatsbl. f. Augenheilk. Bd. 48, 1, S. 289. — IGERSHEIMER und POELLOT: Über die Beziehungen der Mikuliczschen Krankheit zur Tuberkulose und über den Infektionsweg bei der tuberkulösen Erkrankung der Tränendrüse. v. Graefes Arch. f. Ophth. Bd. 74, Festschr. f. TH. LEBER S. 411.

1917 DETZEL: Mikulicz-Erkrankung und Tuberkulose der Tränendrüse. Klin. Monatsbl. f. Augenheilk. Bd. 51, S. 381.

1919 STENGLER: Tuberkulose der Tränendrüse. Inaug.-Diss. Jena.

1921 COOPER, PERCY R.: A case of Mikulicz's desease (symmetrical enlargement of the lacrymal and salivary glands). Clin. journ. T. 50, No. 49, p. 758—759.

1922 BEAUVIEUX et PESME: La Dacryoadénite tuberculeuse. Tuberculose atténuée de la glande lacrymale. Arch. d'opht. T. 39, p. 22. — GUILLAN, KUDELSKI et LIEUTARD: Syndrome de Mikulicz apparu au cours d'une encéphalite épidémique. Bull. de l'acad. de méd. T. 87, No. 30, p. 80. — SCALES: Bilateral tumors of the lacrimal and parotid glands; Mikulicz syndrome. Transact. of the Americ. acad. of ophth. and oto-laryngol. p. 149. — THORPE: Case of bilateral enlargement of the lacrymal glands. Proc. of the roy. soc. of med. T. 15, No. 9, sect. of ophth., p. 27.

1923 BARTLETT, EDWIN: Mikulicz's disease. Surg. clin. of North America T. 3, No. 3, p. 823.

2. Syphilis der Tränendrüse.

Syphilitische Entzündungen der Tränendrüse sind sehr selten.

1. Primäraffekt: In der Literatur sind zwei Fälle von sogenanntem Primäraffekt der Tränendrüse beschrieben. ANARGYROS (1901) gibt folgende Darstellung: Ein 14jähriger Junge wird in die Klinik eingeliefert mit einer seit 14 Tagen bestehenden Entzündung des einen Auges. In der oberen Übergangsfalte finden sich graue Knötchen, die Tränendrüse ist geschwollen. Die Haut etwas livid verfärbt. Da es sich um einen Kranken aus tuberkulöser Familie handelt, wird angenommen, daß eine Tuberkulose vorliege, und die Drüse mit etwas Bindehaut operativ entfernt. Ebenso wird die geschwellte Glandula präauricularis in der gleichen Sitzung herausgenommen. Vier Wochen später stellt sich eine Roseola syphilitica ein.

Der anatomische Befund in der Tränendrüse und in den anderen Drüsen ist der der einfachen Entzündung. ANARGYROS findet herdförmige Anhäufungen von Lympho- und Leukocyten.

DE LAPERSONNE (1902) gibt die klinische Beschreibung folgenden Falles: Ein Arbeiter wird dadurch verletzt, daß ihm ein Fremdkörper unter das obere Lid dringt. Ein Kollege, der syphilitisch ist, sucht den Fremdkörper mit Zigarettenpapier, das er mit Speichel angefeuchtet und zusammengedreht hat, zu entfernen. Es entsteht ein Primäraffekt in der oberen Übergangsfalte, dabei findet sich die Tränendrüse vergrößert. Ein zweiter Primäraffekt entsteht an der Nase.

Ob man im Hinblick auf diese zwei Fälle überhaupt von einem Primäraffekt der Tränendrüse reden kann, ist mir fraglich. In beiden Fällen ist ohne Zwang anzunehmen, daß der Primäraffekt in der Bindehaut saß und daß die Tränendrüse sekundär entzündet war.

Diese Ansicht vertritt auch IGERSHEIMER (1918). Es ist ja auch gar nicht wahrscheinlich, daß die Spirochäten in die Tränendrüse eindringen können, es wäre das nur nach einer perforierenden Verletzung möglich, bei welcher das verletzende Instrument mit Spirochäten infiziert gewesen sein müßte.

2. Sekundäre Entzündungen bei Syphilis. In der Literatur finde ich nur eine Mitteilung einer doppelseitigen Dakryoadenitis bei sekundärer Lues von BOCK (1896): 31jährige Frau, Neuritis optici rechts. Erbsengroße Sklerose an der rechten großen Schamlippe, Lymphdrüsenschwellungen am Nacken und in der Ellbogenbeuge, kleinpapulöses Syphilid. Beiderseits Schwellung der palpebralen Tränendrüse. Es ist merkwürdig, daß solche Beobachtungen nicht häufiger gemacht werden,

da doch bei der sekundären Syphilis Drüsenschwellungen gewöhnliche Erscheinungen sind.

3. Die übrigen in der Literatur beschriebenen Fälle werden wohl tertiäre Erscheinungen der Syphilis in der Tränendrüse geboten haben.

Klinische Erscheinungen. Bei Kranken, die seit längeren Jahren an Syphilis (MENDEZ, 1910, GIULINI, 1914) leiden, oder auch bei hereditärer Syphilis (GIULINI, 1914) kommt es zu einer ganz langsamen Vergrößerung der Tränendrüsen, die in den meisten Fällen kaum Beschwerden macht (MENDEZ, 1910, GIULINI, 1914, S. 13). Es kann aber auch das Gefühl der Spannung bestehen, sogar erhebliche Schmerzen sowohl lokal als besonders nachts im ganzen Kopf können den Kranken quälen. In dem einen Falle von GIULINI (1914) trat noch eine erhebliche Entzündung der Bindehaut auf. Zu den tertiären Fällen gehört wohl auch der 50jährige Mann, den COWPER (1922) beschreibt. Bei positivem Wassermann geht eine doppelseitige Tränendrüsenschwellung nach kurzer antisyphilitischer Behandlung zurück (Fig. 9).

Wenn die Diagnose richtig gestellt wird, so bildet sich die Schwellung unter der üblichen Behandlung ziemlich rasch zurück.

In dem einen Falle von GIULINI (1914), der aus der Thüringer Augenklinik stammt, war die Ursache der Tränendrüsenschwellung eine angeborene Syphilis.

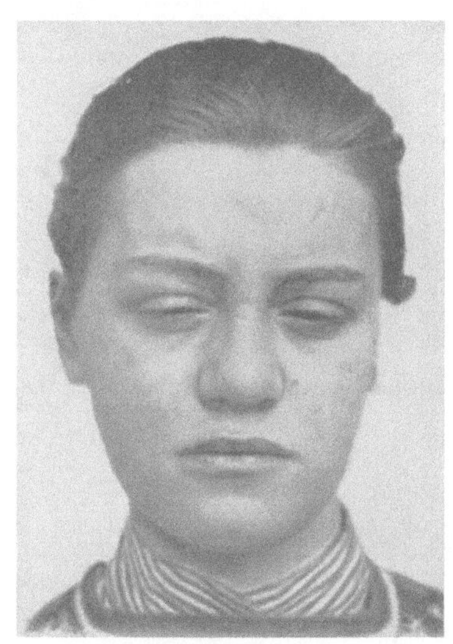

Fig. 9. Dakryoadenitis bei angeborener Syphilis. (Fall GIULINI.)

Auch in diesem Falle verschwand die Schwellung der Tränendrüsen unter Salvarsanquecksilberbehandlung wieder vollständig.

Anatomische Untersuchung. Es sind drei Fälle anatomisch untersucht: ALBINI (1887), GIULINI (1914) und MENDEZ (1910).

Die Untersuchungen zeigen so übereinstimmend das Bild der gummösen Entzündung, daß ich nur die Beschreibung nach MENDEZ zu geben brauche.

Der Tumor wird aus typischem Granulationsgewebe gebildet, in welchem nekrotische Herde mit diffusen Grenzen sind. Riesenzellen sind in spärlicher Anzahl vorhanden, typische Langhanssche Riesenzellen fehlen. Die Gefäße sind im Sinne einer Endarteriitis und Endophlebitis, einer Periarteriitis und Periphlebitis verändert. Die Tränendrüse ist im nekrotischen Herd ganz zerstört, peripher ist sie dagegen ganz gut erhalten (Fig. 10).

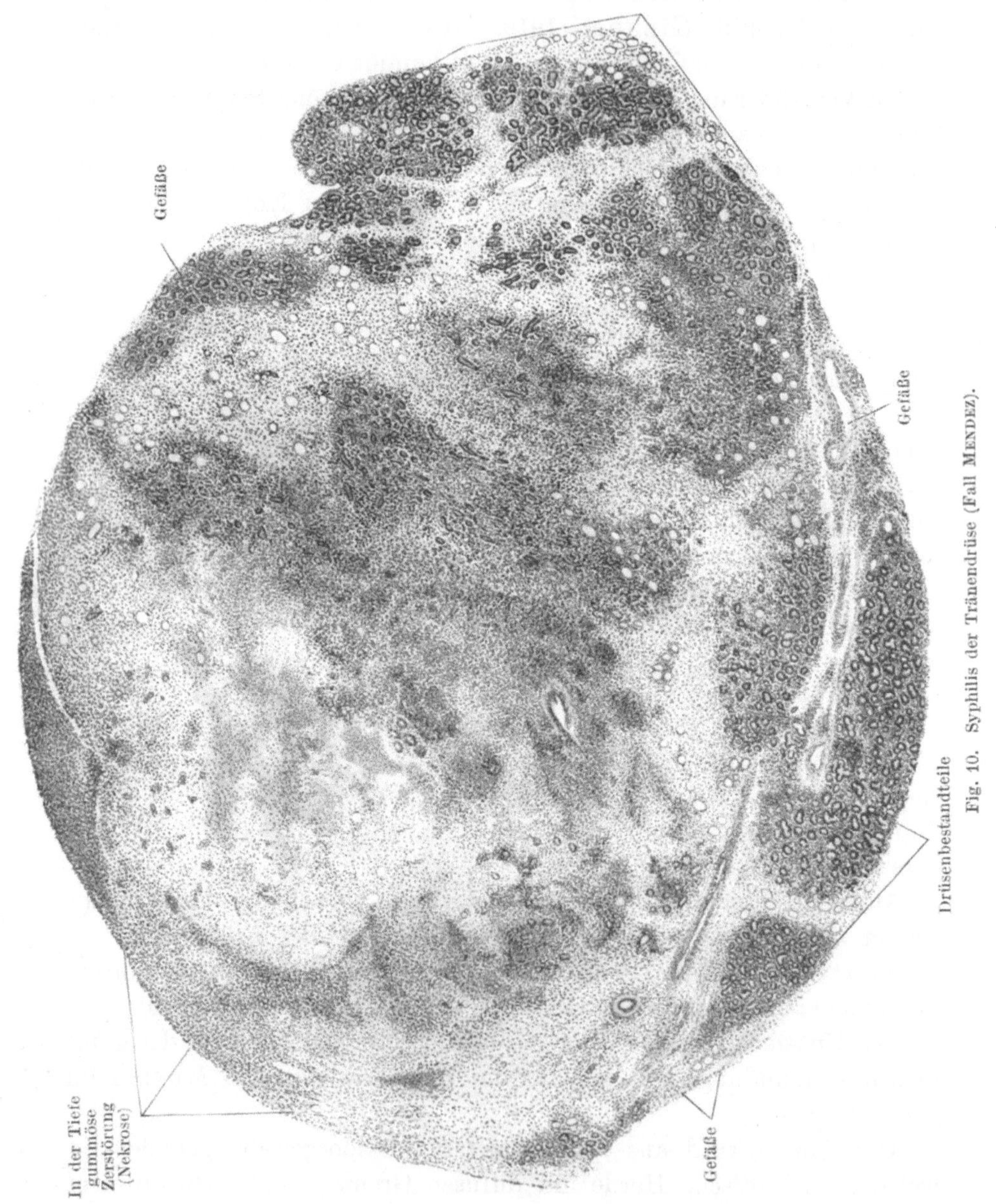

Fig. 10. Syphilis der Tränendrüse (Fall MENDEZ).

Literatur.

1882 STREATFIELD, J. F. A.: Syphilis affecting in rare cases the appendages of the eye with remarks. Brit. med. journ. Vol. 2, p. 633.

1887 ALBINI, G.: Dacrioadenite sifilitica. Stud. clin. istolog. Rass. di scienze med. T. 2, No. 8, p. 353.

1889 ALEXANDER: Syphilis und Auge. 2. Teil. S. 36. Wiesbaden: J. F. Bergmann.

1901 ANARGYROS: Ein Fall von Primäraffekt der Tränendrüse. Beitr. z. Augenheilk. Bd. 5, H. 48, S. 960.

1902 AUBINEAU: Dacryoadénite à forme subaiguë syphilitique. (Soc. d'opht. de Paris.) Recueil d'opht. T. 24, p. 232. — DE LAPERSONNE: Dacryoadénites syphilitiques. Arch. d'opht. T. 22, p. 760.

1905 WOOD: Pathology of the lachrymal gland in hereditary syphilis. Med. sentinel, July.

1909 RAU: Ein Fall von doppelseitiger Dacryoadenitis luetica. (Med.-naturwiss. Ges. Tübingen.) Münch. med. Wochenschr. S. 1157.

1910 MENDEZ: Gummöse Syphilis der Tränendrüse. Klin. Monatsbl. f. Augenheilk. Bd. 48, 1, S. 533.

1914 GIULINI: Beiträge zur luetischen Entzündung der Tränendrüse. Inaug.-Diss. Erlangen.

1918 IGERSHEIMER: Syphilis und Auge. Berlin: Julius Springer.

1922 COWPER: Symmetric cystic enlargement of the lacrimal glands due to syphilis. Americ. journ. of ophth. T. 5, No. 2, p. 125.

3. Lepra der Tränendrüse.

Über eine lepröse Erkrankung der Tränendrüse finde ich in der Literatur nur eine Angabe von LOPEZ (1890).

Er hat beobachtet, daß bei Leprösen, obgleich sie sehr häufig an Ectropium leiden, eine übermäßige Tränensekretion relativ selten ist. Er glaubt, daß das daher kommt, daß die Tränendrüse selbst durch die Lepra geschädigt sei.

Anatomische Untersuchungen von Tränendrüsen bei Leprösen sind nicht gemacht worden. Dabei bin ich ganz fest überzeugt, daß man, ebenso wie im übrigen Körper, auch in den Tränendrüsen massenhaft Leprabacillen finden wird, und daß man die pathologisch-anatomischen Veränderungen finden wird, die diese Leprabacillen im übrigen Körper machen.

Literatur.

1890 LOPEZ, E.: Lepröse Augenerkrankungen. Arch. f. Augenheilk. Bd. 22, S. 322.

6. Exstirpation der Tränendrüse.

Da von Fleischer in diesem Handbuch die operativen Eingriffe an der Tränendrüse ausführlich zusammengestellt sind, kann ich nur ganz kurz die einzelnen Methoden angeben. Ich möchte aber doch die Literaturzusammenstellung anfügen, da bei FLEISCHER die kasuistischen Mitteilungen zum Teil nicht erwähnt sind.

Indikationen der Entfernung der Tränendrüse.

1. Maligne Neubildungen der Drüse.

2. Tuberkulose der Drüse.

3. Bei Tränenträufeln, das auf eine andere Art nicht zu beseitigen ist, z. B. bei Trachom, Ectropium, nach Tränensackexstirpation und Verschluß der tränenabführenden Wege.

4. Bei Tränendrüsenfistel, wenn der Verschluß nicht gelingt.

5. Bei Dakryops, wenn es nicht gelingt, die Cyste durch eine Öffnung dauernd abfließen zu lassen.

Operationsmethoden. 1. Entfernung der orbitalen Drüse. Operationsmethoden von LAURENCE (1867), EVERSBUSCH (1887). Schnitt in der äußeren Hälfte der Augenbraue bis auf das Periost. Auseinanderziehen der etwa 2 cm langen Wunde mit Haken.

Darauf wird am Orbitalrand die Fascie unter Schonung der Sehne des Levator palpebrae superioris eingeschnitten. Sofort kommt die orbitale Drüse zum Vorschein, sie wird mit einer Pinzette gefaßt, hochgehoben, stumpf ausgeschält und, nachdem am Stiel die Arteria lacrimalis unterbunden ist, abgeschnitten.

Naht. Sollte eine Heilung nicht per primam erfolgen, so muß wegen der Gefahr einer Orbitalphlegmone die Wunde sofort wieder geöffnet werden.

Daß die Unterbindung der Arteria lacrimalis sehr wichtig ist, beweist einmal ein Fall, den GIFFORD (1889) beschreibt: Bei einem 60-jährigen Manne trat nach einer Exstirpation der orbitalen Tränendrüse eine schwere Blutung in die Orbita auf. Durch die Blutung entstand eine Ptosis und Lähmung aller äußeren Augenmuskeln. Im Augenhintergrund fand sich das Bild der Thrombose der Zentralvene, die Schädigung des Sehvermögens blieb. Eine ganz ähnliche Beobachtung habe ich selbst gemacht:

Bei einem 65jährigen Manne war seit 14 Tagen eine Geschwulst über dem rechten Auge aufgetreten. Diese Geschwulst störte ihn, weil nur das rechte Auge gut sah. Links bestand eine angeborene Amblyopie. Unter Lokalanästhesie wurde in typischer Weise nach EVERSBUSCH (1887) vorgegangen und die Drüse ohne Schwierigkeit freigelegt und da gar keine Blutung eintrat, einfach abgetragen. (Die anatomische Untersuchung der Drüse ergab Tuberkulose.) Eine Unterbindung wurde nicht gemacht, da keinerlei Blutung eingetreten war. Am Nachmittag stellten sich Schmerzen ein, der Verband wurde abgenommen, es fand sich unter der Haut ein walnußgroßes Hämatom. Das Oberlid konnte nicht gehoben werden. Ein Exophthalmus bestand nicht. Es wurde ein Druckverband angelegt, nach 2 Tagen war die Blutung sehr stark zurückgegangen, nach 4 Tagen wurde das Auge frei geöffnet, alle Augenbewegungen waren normal. Aber das Sehvermögen dieses Auges war von $^5/_5$ auf Erkennen von Handbewegungen gesunken. Der Augenhintergrund war normal, und erst nach 14 Tagen bildete sich eine temporale Abblassung der Papille aus, die im Laufe von 6 Wochen zu einer ganz ausgesprochen temporalen Atrophie der Papille führte.

Die Sehschärfe hob sich langsam wieder auf $^5/_{15}$. Im Gesichtsfeld bildete sich ein großes genau mit der Mittellinie abschneidendes Skotom aus (siehe Gesichtsfeld, Abb.4, S. 24.)

Obgleich die Blutung nach der Operation nicht sehr groß war, muß sie wohl am Orbitaldach nach hinten bis an das Foramen opticum gegangen sein und dort — vielleicht sogar noch bis in das Chiasma hinein — den Sehnerven durch Druck zur Atrophie gebracht haben.

Dieser Fall ist deshalb so wichtig, weil erst eine Nachblutung zu der Schädigung führte, obgleich bei der Operation selbst gar keine Blutung eingetreten war. Man muß deshalb unbedingt, ehe man die Drüse abschneidet, die Arteria lacrimalis unterbinden, oder wenn eine stärkere Blutung eintritt, das Gefäß nachher unterbinden.

2. Operation unter Resektion des Knochens. Diese Art der Operation kommt nur in Frage, wenn von der Tränendrüse größere Tumoren ausgehen.

Dabei ist der Schnitt auch in der Augenbraue anzulegen. Die Operationsmethode und Ausdehnung der Knochenresektion richtet sich nach dem einzelnen Fall.

3. Entfernung des palpebralen Teiles der Tränendrüse. Diese Operationsmethode ist von DE WECKER (1888) zuerst empfohlen worden. Die Beschreibung findet sich sehr genau bei FLEISCHER. Verbesserungen der Technik sind angegeben von AXENFELD (1911): Auseinanderziehen der Lider mit stumpfen zweizinkigen Haken und Herausholen der Drüse mit einer gebogenen Kornzange, ferner von PERLMANN (1914): Einlegen eines Sperrers, wie er von BOSE[1]) zur Tracheotomie angegeben wurde, um einen Assistenten zu sparen, und Herausholen der Drüse mit einer für die Vorlagerung angegebenen Pinzette mit Verschluß nach SATTLER[1]).

4. Thermocausis der Drüse. Auch hier erübrigt sich eine genauere Beschreibung, sie ist bei FLEISCHER gegeben.

Besondere Indikationen für die Exstirpation der Tränendrüse: CHIBRET (1891) hat in 28 Fällen die Drüse exstirpiert. Es wurde immer exstirpiert, wenn über lästiges Tränen geklagt wurde. Der Erfolg war immer gut. ESCARAVAGE (1902) will durch die Exstirpation der Drüse eine langwierige Dakryocystitis geheilt haben und, GINESTOUS (1898) und ULRY (1898) haben die Drüse bei einem durch Lupus erzeugten Ectropium, um das Tränen zu beseitigen, herausgenommen. Der Erfolg war auch hier befriedigend. FRICKER empfiehlt, bei jeder Tränensackexstirpation die Tränendrüse in der gleichen Sitzung zu entfernen, damit der Kranke sicher nicht nachher durch Tränen des

---

[1]) Die Abbildung dieser beiden Instrumente findet sich in der Arbeit von PERLMANN.

Auges gestört wird, er hat nie irgendwelche Schädigung beobachtet. Und TRUC hat bei einem Falle von Trachom mit sekundärem Entropium am rechten Auge die orbitale, am linken die palpebrale Tränendrüse entfernt. Durch diese Operation wurde der Kranke nicht nur von seinem lästigen Tränen befreit, sondern auch das Trachom wurde günstig beeinflußt. Er empfiehlt auch beim gewöhnlichen Trachom eine Exstirpation der Drüse, weil dadurch der Krankheitsprozeß günstig beeinflußt werde.

Folgen der Herausnahme der Tränendrüse. Genauere Untersuchungen der Tränensekretion nach Herausnahme der Drüse hat CALDERARO (1917) ausgeführt. Er hat festgestellt, daß anfangs die Tränensekretion erheblich geringer wird und daß in dieser Zeit eine Vermehrung der Keime im Bindehautsack eintritt. Allerdings vermehren sich im wesentlichen nur die Xerosebacillen und Staphylokokken. Nach einiger Zeit stellt sich aber die normale Feuchtigkeit der Bindehaut wieder her, und damit verschwinden auch die vermehrten Keime wieder.

Ich selbst habe bei einer Kranken, ganz wie TROUSSEAU (1892) es beschreibt, der ich wegen unangenehmen Tränens die palpebrale Tränendrüse entfernt habe, eine auffallende Trockenheit der Bindehaut beobachtet. Die Kranke hatte davon auch erhebliche Beschwerden. Diese Trockenheit führte zu einer langwierigen, fast unbeeinflußbaren Conjunctivitis. Das ist zwar eine sehr seltene Ausnahme, aber im Hinblick auf diesen Fall möchte ich besonders beim Trachom nicht zu der Operation raten, da doch dadurch einmal, wie auch CALDERARO (1917) fürchtet, eine Schädigung der Hornhaut durch Austrocknung eintreten könnte. Auch ich habe ähnliche Fälle gesehen (siehe vorn bei Herabsetzung der Tränensekretion).

Literatur.

1867 LAURENCE, J. Z.: Ausrottung der Tränendrüse zur Radikalheilung der Tränenleiden. Laurences ophth. rev. Vol. 3, p. 138. Nach HIRSCHBERG, Gesch. d. Augenheilk. S. 238.

1885 BADAL: Exstirpation de la glande lacrymale en totalité. Arch. d'opht. T. 5, S. 386.

1886 DARIER, A.: De l'exstirpation de la glande lacrymale dans les cas de larmoiement incoercible. Gaz. méd. de Paris No. 8, p. 88.

1887 PEYRET: L'exstirpation de la glande lacrymale et ses indications. Thèse de Bordeaux. — EVERSBUSCH: Unterbindung der Arteria lacrimalis. Festschr. f. ZENKER. Ref.: MICHEL-NAGEL. —SIMI, A.: Una estirpazione della giandula lacrimale. Boll. d'oculist. Firenze T. 9, p. 5.

1888 DE WECKER: L'exstirpation de la glande lacrymale palpébrale. Ophth. Ges. Heidelb. S. 200. — EVERSBUSCH: Diskussion zu DE WECKER. Ebenda.

1889 CASTAGNÉ: De l'ablation des glandes lacrymales orbitaires dans les larmoiements incoercibles. Montpellier med. No. 7, p. 293. (Nicht zugänglich.) —

Gifford, H,: Exstirpation of the lachrymal gland causing atrophy of the optic nerve through haemorrhage into the orbit. Americ. journ of ophth. Vol. 6, p. 268. — Truc: De l'exstirpation des glandes lacrymales orbitaires dans les larmoiements incoercibles chez les granuleux. Arch. d'ophth. T. 8, p. 342.

1890 Castagné: De l'ablation des glandes lacrymales palpébrales. Montpellier med. T. 14, p. 533. (Nicht zugänglich.) — Chibret: Ablation de la glande lacrymale palpébrale. Ref.: Recueil d'opht. p. 113.

1891 Chibret: Nouvelle série d'ablations de la glande lacrymale palpébrale. Rev. gén. d'opht. p. 3. — de Wecker: L'exstirpation de la glande lacrymale palpébrale. Arch. d'opht. T. 11, p. 396.

1892 Trousseau: Conjunctivite catarrhale chronique succédant à une ablation de la glande lacrymale palpébrale. Soc. d'opht. de Paris, 2. Februar.) — Truc: Ablation de la glande lacrymale orbitaire (rechts) et de la glande palpébrale (links). Ref.: Recueil d'opht. p. 574.

1896 Bock: Zur Kenntnis der gesunden und kranken Tränendrüse. Wien: Safar. — Sauzeau de Puyberneau: De l'exstirpation des glandes lacrymales. Thèse de Bordeaux.

1897 Kyle: Operation intendet as substitute for exstirpation of lachrymal gland or duct. Americ. journ. of ophth. p. 369. Empfiehlt eine Durchbohrung des Nasenbeins vom Tränensack aus. — Terson: Comparaison entre divers cas d'exstirpation de la glande lacrymale palpébrale. Arch. d'opht. T. 17, p. 418.

1898 Ginestous et Ulry: Exstirpation des glandes lacrymales orbitaires. Arch. d'opht. T. 19, p. 68.

1899 Holmes, C. R.: Exstirpation des Tränensackes und der Tränendrüse. Arch. f. Augenheilk. Bd. 39, 2, S. 175.

1900 Thilling: Exstirpation des glandes lacrymales dans le larmoiement incoercible. Journ. des sciences méd. de Lille, 29. Sept. (Nicht zugänglich.)

1901 Bodenstein: Zur Exstirpation der Tränendrüse. Inaug.-Diss. Greifswald.

1902 Escaravage: Traitement des affections des voies lacrymales par l'ablation de la glande. Réc. d'opht. p. 637. — Lundsgaard: Atrofierer laarekirtlen naar laaresäkken enstirperes? Hospitalstidende p. 705. (Nicht zugänglich.)

1903 v. Krüdener: Über Erkrankung der Tränendrüse. 31. Vers. d. ophth. Ges. zu Heidelb. S. 71 u. 272. — Schulze, W.: Zur Kenntnis der epithelialen Tränendrüsentumoren. Klin. Monatsbl. f. Augenheilk. Bd. 41, Beil.-Heft Z, S. 222.

1909 Frogier: De l'exstirpation de la glande lacrymale orbitaire dans le larmoiement. Thèse de Paris.

1911 Axenfeld: Die Exstirpation der palpebralen Tränendrüse. Klin. Monatsbl. f. Augenheilk. Bd. 49, 1, S. 345. — Fricker: Zur Exstirpation der Lidtränendrüse. Ebenda Bd. 49, 1, S. 351 u. Bd. 49, 2, S. 327.

1912 Rollet et Genet: Exstirpation de la glande lacrymale orbitaire pour larmoiement. Rev. gén. d'opht. T. 32, p. 32.

1914 Perlmann: Zur Tränendrüsenentfernung nach Axenfeld. Klin. Monatsbl. f. Augenheilk. Bd. 53, S. 264.

1916 Petit: Quelques mots sur la téchnique de l'ablation de la glande lacrymale palpébrale. Ref.: Klin. Monatsbl. f. Augenheilk. Bd. 58, S. 670.

1917 Calderaro: Sull' estirpazione delle ghiandole lacrimali. Ann. di ottalmol. e clin. ocul. T. 17, p. 35. — Wessely: Tränendrüsenexstirpation. Klin. Monatsbl. f. Augenheilk. Bd. 60, S. 427.

7. Lymphomatosen der Tränendrüse.

Diese Erkrankung ist bereits behandelt in diesem Handbuch Kapitel XXII, Abschnitt IX, S. 525ff., bei Groenouw, Beziehungen der Allgemeinleiden und Organerkrankungen zu Veränderungen und Krank-

heiten des Sehorgans, ferner II. Teil IX. Band XIII. Kapitel, S. 693ff.
bei BIRCH-HIRSCHFELD, Krankheiten der Orbita. An beiden Stellen
findet sich ein ausführliches Literaturverzeichnis.

8. Tumoren der Tränendrüse.

Diese Erkrankungen finden sich behandelt bei BIRCH-HIRSCHFELD,
Krankheiten der Orbita. Dieses Handbuch II. Teil IX. Bd. XIII. Kapitel, S. 533ff. Hier ist auch die Literatur zusammengestellt.

C. Tränenröhrchen.
1. Angeborene Anomalien der Tränenröhrchen.

In dem Abschnitt von v. HIPPEL Bd. 2 S. 120 ist zwar schon kurz
auf solche Veränderungen eingegangen, ich möchte hier nur die Literatur vervollständigen.

Nach den Untersuchungen von COSMETTATOS (1906), STANCULEANU
(1910), MONESI (1904), MATYS (1905) (zit. nach KRAUPA, 1910) entwickeln sich beide Tränenröhrchen aus dem Ductus nasolacrimalis,
und zwar in verschiedener Weise: Während das untere Röhrchen durch
einfache Proliferation am oberen Ende des Duktus entsteht, also eine
einfache Fortsetzung des Duktus nach oben ist, bildet sich das obere
durch eine sekundäre Wucherung aus dem Duktus. Zuerst soll sich
dann das obere mit dem freien Lidrand verbinden und später erst das
untere. Das Lumen bildet sich zuerst an dem von der Nase abge-
wandten Teile der Röhrchen. Man muß also nach KRAUPA (1910)
folgende Hemmungsmißbildungen erwarten:

1. Normaler Tränenpunkt, Atresie des Röhrchens.
2. Atresie des Tränenpunktes, normales Röhrchen.
3. Atresie des Tränenpunktes und des Tränenröhrchens.

Die erste Anomalie ist sicher sehr selten. Es sind da natürlich
nur Fälle zu verwerten, bei welchen sich sicher keine Entzündungs-
erscheinungen in der Wand der Röhrchen abgespielt haben. Solche
Fälle finden sich nur von MORGAGNI (zit. nach KRAUPA) und COS-
METTATOS mitgeteilt.

Eine Atresie des Tränenpunktes bei normalem Röhrchen
ist wohl keine seltene Anomalie. Seit ich auf diese Veränderungen
in der Klinik achten lasse, habe ich schon mehrere Fälle gesehen.
Mitgeteilt sind solche Fälle von ADLER (1878), REUSS (1886), ZEHENDER
(1883), VOSSIUS (1891), WICHERKIEWICZ (1895) u. a. m.

Die Atresie des Tränenpunktes kann ganz verschieden sein. Manchmal handelt es sich nur um eine ganz feine Membran, die vielleicht

sogar ein haarfeines Tränenpünktchen hat. Es kommt aber auch vor, daß überhaupt ein Tränenpunkt gar nicht zu sehen ist, daß man sogar nicht einmal die kleine Ecke an dieser Stelle des Lids findet, sondern daß man gar nicht ahnen kann, wohin der Tränenpunkt gehört.

Die Behandlung ist in den ersteren Fällen leicht auszuführen. Mit einer feinen spitzen Sonde gelangt man mit einem leichten Druck in das Tränenröhrchen hinein. Nachher kann man die Öffnung mit einer konischen Sonde noch erweitern.

In den Fällen, in welchen ein Tränenpunkt nicht einmal angedeutet ist, habe ich in der Mitte zwischen der Stelle, an welcher wohl der Tränenpunkt liegen mußte, und dem Lidwinkel von innen her in das Lid eingeschnitten und das Tränenröhrchen gefunden. Durch ein hineingeschnittenes Fenster liefen die Tränen gut ab.

Es kommt vor, daß alle Tränenpünktchen fehlen, meist aber sind es nur die unteren.

EMMERT (1876) hat einen solchen Fall, bei welchem alle vier Tränenpünktchen fehlten, dadurch geheilt, daß er eine silberne Sonde unter dem vorderen Teile der Karunkel in den Tränensack einstieß und das Loch während mehrerer Monate immer wieder erweiterte.

3. Atresie des Tränenpunktes und Röhrchens. Einen solchen Fall hat KRAUPA gesehen und beschrieben: Bei einem 14jährigen Jungen mit leichtem Epicanthus fehlen am linken Auge die Tränenpunkte. Dadurch, daß auf die Tränenröhrchen eingeschnitten wurde, konnte man feststellen, daß auch sie fehlten. Während EMMERT (1876) die Tränenabfuhr durch ein mit einer Sonde angelegtes Loch erzielte, gelang das in dem Falle von KRAUPA (1910) nicht. Hier wurde (von Professor ELSCHNIG) der Tränensack eröffnet und in das in den Bindehautsack hineingehende Loch ein Streifen Bindehaut eingezogen und in den Tränensack eingenäht. Nach einem Jahre war der Erfolg gut, unter der Karunkel sah man ein trichterförmiges Loch in den Tränensack hinein, das zur Tränenabfuhr genügte.

Überzählige Tränenpunkte. Hier sind zweierlei Formen zu unterscheiden:

1. Einfache Schlitze in dem Tränenröhrchen, z.B. beschrieben von TOOKE (1910). Solche Schlitze im Tränenröhrchen sind häufig. Wenn man bei einem größeren Material genau auf diese Anomalie achtet, findet man öfters neben dem richtigen Tränenpunkte noch solche Schlitze im Röhrchen. Sie werden sicher sehr häufig übersehen, weil irgendeine Störung nicht dadurch entsteht.

2. Richtige mehrfache Tränenpunkte. Diese Anomalie ist in der Literatur nur einmal von MAJEWSKI (1912) beschrieben. In

seinem Falle waren bei einer 45 jährigen Frau an der Stelle des rechten unteren Tränenpunktes vier solche Tränenpunkte vorhanden. Von allen diesen Punkten aus war es möglich, in das Tränenröhrchen hineinzukommen, und zwar kam man in eine ampullenartige Erweiterung des Röhrchens. Eine Behandlung war nicht nötig.

3. Abnorme Tränenpunkte an anderen Stellen. Von Schoute ist ein Tränenröhrchen mit Träneneinmündungsstelle in der Karunkel beschrieben. Man wird wohl solche Fälle besser zu der angeborenen Tränensackfistel rechnen. Ob nicht der von mir in jenem Kapitel abgebildete Fall ein abnorm gelegenes Tränenröhrchen ist, kann natürlich nicht entschieden werden. Die anatomische Abbildung zeigt, daß das Epithel des Fistelganges von dem des Tränenkanälchens nicht zu unterscheiden ist.

Literatur.

1867 Zehender: Atresie der Tränenpunkte. Klin. Monatsbl. f. Augenheilk. Bd. 5, S. 131.

1876 Emmert: Angeborenes Fehlen aller vier Tränenpünktchen und Tränenröhrchen. Arch. f. Augen- u. Ohrenheilk. Bd. 5, S. 399.

1878 Adler: Bericht über die Behandlung der Augenkranken in dem K. K. Krankenhaus Wieden und im St. Josephskinderspital. Zitiert nach Nagels Jahresber. S. 385.

1880 Magnus, H.: Mangel der unteren Tränenpunkte und Wärzchen auf beiden Augen. Zentralbl. f. prakt. Augenheilk. Bd. 4, S. 119.

1883 Zehender: Atresie dreier Tränenpunkte. Klin. Monatsbl. f. Augenheilk. Bd. 21, S. 520.

1886 v. Reuss, A.: Ophthalmologische Mitteilungen. 2. Abt. Wien.

1890 Seggel: Atresie der Tränenpunkte durch Kontraktur des Sphincter. Klin. Monatsbl. f. Augenheilk. Bd. 28, S. 362. (Siehe unter IIId.)

1891 Terson, A.: Note sur l'ablation d'un cas de larmoiement rebelle. Bull. de la soc. de méd. de Toulouse p. 161. — Vossius: Ein Beitrag zu den kongenitalen Affektionen der Tränenwege. Beitr. z. Augenheilk. H. 2, S. 1.

1892 Ferron: Imperforation des points lacrymaux. Journ. de méd. de Bordeaux p. 132. Ref. nach Rev. gén. d'opht. p. 378.

1894 Mawie, F.: Kongenitaler Verschluß der Tränenkanäle. Rev. véterin. p. 353.

1895 Cabannes: Sur l'embryogénie des anomalies congénitales des points et canalicules lacrymaux. Arch. d'opht. T. 16, p. 423. — Lafite-Dupont: Imperforation des points lacrymaux. Soc. d'anat. et de physiol. de Bordeaux, Mars. — Nielsen: Anomalies congénitales des points et des canalicules lacrymaux. Thèse de Bordeaux. — Wicherkiewicz: Zur kongenitalen Anomalie der oberen Tränenwege. Atti delle congr. méd. internat., Roma. T. 6, S. 91.

1901 Kühn: Eitrige Conjunctivitis beim Pferd infolge Fehlens der Nasenöffnung des linksseitigen Tränennasenganges. Berlin. tierärztl. Wochenschr. S. 754. — Merlin: Beiderseitige kongenitale Tränenfistel. Wien. med. Wochenschr. Nr. 15. — Schoute: Een overtollig Troonkanaaltje. (Ein überzähliges Tränenröhrchen.) Nederlandsch tijdschr. v. geneesk. Bd. 2, S. 432.

1904 Dalèn: Ein Fall von doppelseitiger kongenitaler Tränenfistel. Widmark H. 5, S. 1. — Monesi: Die Morphologie der fötalen Tränenwege beim Menschen. Klin. Monatsbl. f. Augenheilk. Bd. 42, 1, S. 1. — Wicherkiewicz: Über einige kongenitale Anomalien der oberen Tränenwege. Postep okulistyczny Nr. 3 u. 4. Ref. in Michel-Nagels Jahresber. S. 308.

1905 Matys: Die Entwicklung der Tränenableitungswege. Zeitschr. f. Augenheilk. Bd. 14.

1906 Cosmettatos: Über einige angeborene Anomalien der Tränenwege. Arch. f. Augenheilk. Bd. 55, S. 362. — Elschnig: Angeborene Tränensackfistel. Klin. Monatsbl. f. Augenheilk. Bd. 46, 1, S. 57. — Fleischer, B.: Die Entwicklung der Tränenröhrchen beim Säugetier. v. Graefes Arch. f. Ophth. Bd. 62, H. 3. S. 379.

1908 Löhlein: Über angeborene Tränensackfisteln. Arch. f. Augenheilk. Bd. 61, S. 185.

1910 Krämer: Eine Anomalie des Tränenröhrchens. (25. Vers. d. ophth. Ges. zu Wien. Arch. f. Augenheilk. Bd. 67, S. 283. — Kraupa: Die angeborene Atresie des Tränenröhrchens und ihre operative Behandlung. Klin. Monatsbl. f. Augenheilk. Bd. 48, 1, S. 445. — Stanculeanu: Recherches sur le développement des voies lacrymales chez l'homme et les animaux. Arch. d'opht. Mars. — Tooke: On so called Doubling of the Puncta lacrimalia. Ophthalmol. Vol. 6, No. 3.

1912 Chase: Puncta lacrymalia multipla. Ophthalmol. Vol. 8, p. 332. — Hatting: Traanzakfistels. Nederlandsch tijdschr. v. geneesk. Bd. 1, S. 664. — Majewski: Eine seltene Anomalie der oberen Tränenwege. (Punctum lacrimale duplex.) Arch. f. Augenheilk. Bd. 70, S. 349.

1914 Greeves: Überzählige Tränenpunkte. Klin. Monatsbl. f. Augenheilk. Bd. 53, S. 251.

1916 van der Hoeve: Abnorme Länge der Tränenröhrchen mit Ankyloblepharon. Klin. Monatsbl. f. Augenheilk. Bd. 56, S. 232.

1920 Lampert, P.: Un cas d'anomalie des canalicules lacrymaux inférieures. Ann. d'oculist. T. 83, H. 3, S. 168.

1920/21 Hertz: Supernumerary canaliculi. Trans. Copenhagen opth. soc. p. 19.

1921 Ask und van der Hoeve: Beiträge zur Kenntnis der Entwicklung der Tränenröhrchen unter normalen und abnormalen Verhältnissen. Arch. f. Ophth. 105. S. 1175. — Carrére et Cacejust: Sur une anomalie du canal nasal. Bull. et mém. de la soc, anat. de Paris T. 18, No. 8/9, p. 464—465.

1922 Ashikaga, Rikuro: Anatomie der Tränenpunkte und Tränenröhrchen der Japaner. Jahresvers. d. jap. ophth. Ges. ? Kyoto. 2 u. 3, IV. 1922. — Chance: Supernummerary punctum. Amer. journ. of opth. v. 5. p. 297. — Pichler: Pfeifen mittels der Tränenwege. Kl. M. f. A., Bd. 67, S. 623..

1923 Olah: Wie kann man die genaue Stelle des mit freien Augen nicht sichtbaren Tränenpunktes bestimmen? Kl. M. f. A. Bd. 70, S. 755. — Reganati, Francesco: Due casi di anomalia di sviluppo delle vie lagrimali. Ann. di ottamol. Jg. 51, H. 4/5, p. 423. Ref. Zentralbl. f. d. ges. Ophth. Bd. 9, S. 64. — Rollet et L. Bussy. Ectasies et sténoses des voies lacrymales. Lyon chirurg. T. 20, No. 3, p. 293.

2. Entzündungen der Tränenröhrchen.

In der Literatur sind nur spärliche Mitteilungen über Entzündungen der Tränenröhrchen zu finden, und doch ist dieses Krankheitsbild sicher nicht so selten, wie es so scheinen könnte. Eine zusammenhängende Darstellung findet sich bei A. Elschnig (1909), Hoitasch, (1922), Wilschke (1924). Wilschke hat darauf aufmerksam gemacht, daß die „Dakryocanaliculitis" (Blennorrhoe des Tränenröhrchens) auffallend häufig am o b e r e n Röhrchen vorkommt (Fig. 11).

Ich selbst habe in der letzten Zeit gerade auf die Veränderungen in den Tränenröhrchen besonderes Augenmerk gehabt und mehrere Fälle beobachten können, in welchen sicher eine Erkrankung der Tränenröhrchen vorlag.

Klinische Symptome. Der Kranke klagt über Beschwerden, die denen der chronischen Bindehautentzündung sehr ähnlich sind. Bei Druck auf die Tränenröhrchen entleert sich Eiter. Dabei ist der Tränennasenkanal durchgängig, oder es kann vorkommen, daß der Tränensack obliteriert ist und der Eiter beim Spülen sofort durch das freie Tränenröhrchen abfließt.

Ich selbst habe zwei Fälle von älteren Frauen gesehen, bei welchen ein ganz leichtes Abstehen des unteren Tränenpunktes die einzige Ursache des Tränens zu sein schien. Beim vorsichtigen Versuch die Tränenwege durchzuspülen, ging keinerlei Flüssigkeit in den Tränensack hinein. Es wurde nun mit einer dünnen Knopfsonde in das Tränenröhrchen eingegangen, ein ganz leichtes Hindernis ließ sich leicht durchstoßen, und sofort floß die Spülflüssigkeit klar in die Nase ab. Es muß sich also um eine entzündliche Verklebung in der Tränenröhrchenwand gehandelt haben, die durch öfteres Sondieren beseitigt wurde. Da es sich in beiden Fällen um ein Leiden handelte, das erst seit kurzer Zeit bestand, muß diese Verklebung also ohne weitere äußere Beschwerden eingetreten sein.

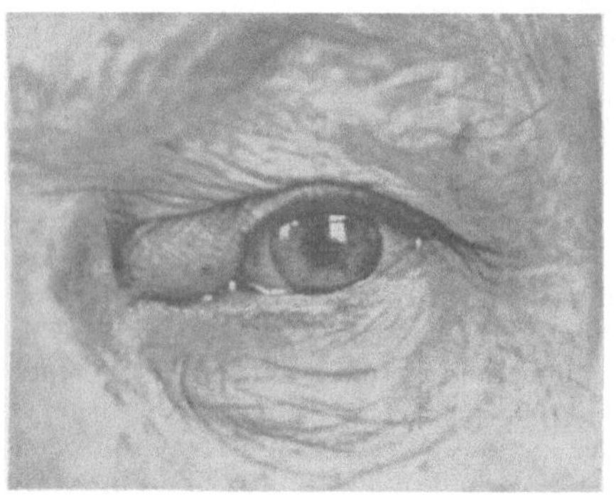

Fig. 11. Dakryocanaliculitis des oberen Tränenröhrchens (Abbildung aus der Arbeit HOITASCH 1922), (Fall von Prof. ELSCHNIG).

Daß den älteren Ophthalmologen eine Erweiterung der Tränenröhrchen bekannt war, ersehe ich aus einer Arbeit von ELSCHNIG, der Mitteilungen von STELLWAG (1858) und HASNER (1850) zitiert.

STELLWAG glaubt, daß die Ektasie der Tränenröhrchen eine Folge ungeschickten Sondierens sei, und HASNER hat eine Erweiterung der Tränenröhrchen bei weit klaffenden Punkten und normalem Tränenschlauch gesehen.

HIMLY (1843) schreibt: Die Schleimhaut der Kanälchen nimmt an der Entzündung des Tränensackes oder der Conjunctiva teil, dann kann sie in einen kleinen Absceß übergehen, häufig geht Auflockerung, sarkomatöse Wucherung daraus hervor.

Ich möchte mich der Ansicht ELSCHNIGS anschließen (1909), daß die Bedeutung der Erkrankung der Tränenröhrchen zweifellos unterschätzt wird.

Er selbst hat in kurzer Zeit vier Fälle von Eiterung der Tränenröhrchen beobachtet. Während in zwei Fällen ein Bindehauttrachom vorhanden war — ich gehe auf diese Fälle unten näher ein —, sind in zwei weiteren Fällen solche Veränderungen nicht vorhanden gewesen. Bei einem 68jährigen Manne wurde nach Herausnahme eines fast vollständig obliterierten Tränensackes folgendes festgestellt: Die Gegend des unteren Tränenröhrchens ist etwas verdickt. Aus dem Röhrchen läßt sich ein Tropfen Eiter ausdrücken. In dem Eiter sind Streptokokken. Nach Spaltung des Röhrchens, Auskratzung der weiten Höhle mit dem scharfen Löffel und tuschieren mit 2% Arg. nitr. heilte die Erkrankung in 14 Tagen aus, so daß eine Staroperation ohne Komplikation ausgeführt werden konnte. (Einen ganz ähnlichen Fall beschreibt Bishop Harman (1912.) Ein zweiter Fall betraf eine 52jährige Frau. Aus beiden Tränenröhrchen des linken Auges entleert sich auf Druck eitriges Sekret. In dem Eiter sind massenhaft Staphylo- und Streptokokken. Auf Spülung mit 1% Arg. nitr. und Oxycyanat heilt die Entzündung in 8 Tagen aus. Der Tränennasenkanal ist glatt durchgängig.

Orlow (1907) hat bei zwei alten Leuten Granulome gesehen, die als Vförmige Tumoren mit den beiden Schenkeln in den Tränenröhrchen lagen. Er nimmt an, daß sie sich im Anschluß an solche Entzündungen entwickelt hätten. Pokrowsky (1911) beschreibt eine mit gelbem Inhalt gefüllte Cyste im oberen Tränenröhrchen. Er glaubt, daß sie durch eine isolierte Entzündung entstanden ist.

Pathologische Anatomie der einfachen Entzündung der Tränenröhrchen. Anatomische Untersuchungen solcher Tränenröhrchen, die entzündet waren, sind kaum ausgeführt — es ist eigentlich nur der Befund von Hertel (1899) verwertbar. Er hat bei exstirpierten Tränensäcken auch den Röhrchen, soweit er sie in den Präparaten bekommen hatte, seine Aufmerksamkeit geschenkt. Er schreibt: Ausgesprochene Follikelbildung sah ich nur im Mündungsstück in den Sack. Außerdem zeigten die pathologischen Präparate eine starke Füllung der Gefäße, reichliche diffuse Infiltration mit Rundzellen in der Mucosa und deren Umgebung. Auch einen Fall von beginnender Obliteration hat er gesehen. Das Lumen war durch bindegewebige Stränge in mehrere Abteilungen geteilt. (Der Befund muß wohl so gedeutet werden, daß vorher irgendwelche Schädigungen der Epithellage vorhanden waren, so daß eine Verklebung eintreten konnte. Diese Schädigung sind wohl Geschwüre, die vielleicht aus Abscessen entstanden sind, gewesen. (Siehe unten mein Befund bei Trachom.) **Ursache der Entzündung der Tränenröhrchen.** Hier ist man auf Vermutungen angewiesen. ELSCHNIG u. a. nehmen an, daß es sich um eine von der Bindehaut fortgeleitete Entzündung handle.

Ich kann diese Ansicht nicht so ohne weiteres teilen, weil man doch annehmen müßte, daß dann viel häufiger solche Tränenröhrchenentzündungen zur Beobachtung kommen müßten. Es müßte dann doch auch häufiger eine richtige Gonorrhoe der Tränenröhrchen beschrieben worden sein.

Ich möchte viel eher annehmen, daß vielleicht durch Eindringen eines Fremdkörpers erst der Boden vorbereitet werden muß, auf dem die Keime haften. Der Fremdkörper kann ja nur ganz kurz im Röhrchen bleiben und dann entweder nach unten oder wieder nach oben ausgestoßen werden.

Jedenfalls wäre es in künftig zur Beobachtung kommenden Fällen empfehlenswert, auf diese Verhältnisse genauer zu achten.

Behandlung der Eiterung der Tränenröhrchen. Handelt es sich um Eiterungen in Röhrchen, nachdem schon der Tränensack herausgenommen oder obliteriert ist, so muß das Röhrchen in ganzer Ausdehnung gespalten, ausgekratzt und mit 2% Argentum nitricum tuschiert werden (ELSCHNIG, 1911). Eine Heilung ist nach 1—2 Wochen zu erwarten.

Handelt es sich um eine Eiterung bei durchgängigen Tränenwegen, so genügt ein öfteres Spülen mit 1% Argentum nitricum, Oxycyanat $^{1}/_{2}$:1000 oder auch nur physiologischer Kochsalzlösung. Auch hier tritt die Heilung in 1—2 Wochen ein.

Trachom der Tränenröhrchen. Klinische Symptome. Bei bestehendem Trachom kommt es manchmal vor, daß die Gegend der Tränenröhrchen etwas verdickt und gerötet erscheint. Bei Druck auf die Röhrchen entleert sich ein Tropfen Eiter. Solche Fälle sind beschrieben von ELSCHNIG (1909) und ROSENTHAL (1912).

Die Erkrankung ist also offenbar nicht häufig, jedenfalls entgeht sie der klinischen Beobachtung sehr leicht.

Pathologische Anatomie. Die Präparate, die von einer solchen trachomatösen Erkrankung der Tränenröhrchen stammen, sind zum Teil das Resultat einer Untersuchung von Objekten, die Leichen entnommen sind.

Cirincione (1890) hat als erster vier solche Fälle mitgeteilt. Er gibt an, daß sich die Erkrankung auf den nasalen Abschnitt des horizontalen Stückes lokalisiert und daß wohlausgebildete Follikel in der Tunica propria vorhanden seien. ISCHREYT (1903) konnte das obere Tränenröhrchen von einem trachomatösen Manne untersuchen, das er herausgenommen hatte, weil das Lid in dieser Gegend eine Ver dickung zeigte, die er für einen malignen Tumor hielt. Bei der anatomischen Untersuchung fand sich, daß die Verdickung der Gegend des Röhrchens durch einen großen Follikel, der unter der Conjunctiva lag und den ISCHREYT für einen Trachomfollikel hält, verursacht war. Die Wand des Röhrchens selbst zeigte eine sehr starke zellige Infiltration (Rundzellen) in der Tunica propria. Eigentliche Trachomfollikel waren nicht vorhanden, doch hält ISCHREYT diese Infiltration für trachomatös.

In dem Falle von RUATA (1910) war das Krankheitsbild offenbar viel ausgesprochener: Die Gegend beider Tränenröhrchen war bei einem Manne mit Conjunctivaltrachom spindelförmig angeschwollen. Auf Druck entleerte sich aus diesen verdickten Röhrchen ein Tropfen Eiter. Nach der Schlitzung zeigte die Wand der Röhrchen eine starke Rötung, Schwellung und zahlreiche Körner. Anatomisch fanden sich in der Tunica mucosa follikuläre Neubildungen, die zu den schon klinisch sichtbaren Körnerbildungen geführt hatten. Neben diesen Follikeln war die Tunica mucosa diffus mit Rundzellen und Plasmazellen infiltriert. In diesem Falle hat es sich wohl sicher um ein Trachom der Tränenröhrchen gehandelt. Einen ähnlichen Fall beschreibt MARONGIOU (1912).

Ich selbst kann diesen Beobachtungen einen Fall hinzufügen. Bei einer alten Frau, die an einem schweren Trachom der Bindehaut erkrankt war, das zu Ectropium des Unter-, Entropium des Oberlids geführt hatte, konnte ich nach dem Tode den ganzen Orbitalinhalt zur anatomischen Untersuchung herausnehmen.

Die anatomische Untersuchung der Tränenröhrchen ergab folgendes:

Das Plattenepithel ist in seiner innersten Schicht mit vielen Schleimzellen durchsetzt. In der Tunica mucosa ist überall eine mächtige Zellvermehrung festzustellen. Die infiltrierenden Zellen sind fast ausschließlich Rundzellen, dazwischen aber auch Plasmazellen. An einer Stelle ist ein typischer Follikel zu sehen. Dieser Follikel ist durch die ganze Dicke des Epithels durchgebrochen und entleert eben seinen Inhalt in das freie Lumen des Röhrchens (Fig. 12).

Auch die Zellen, aus welchen der Follikel besteht, sind fast ausschließlich Rundzellen. Polynucleare Zellen finden sich kaum. Es handelt sich also um einen typischen Trachomfollikel.

Wenn ein solcher Follikel — wie in diesem beschriebenen Falle — nach dem freien Lumen des Röhrchens durchbricht, so entsteht ein kleines Geschwür und aus diesem eine Narbe. Damit ist der Beweis erbracht, daß einmal ein Trachom des Tränenröhrchens vorkommt und daß dieses Trachom zu Strikturen oder Obliterationen des Tränenröhrchens führen kann.

Man muß also in Zukunft verlangen, daß bei schwerem Trachom auch auf die Tränenröhrchen geachtet wird und daß auch dort die Behandlung einsetzt.

Behandlung des Trachoms der Tränenröhrchen: Wenn sich bei einem Trachomatösen eine Verdickung der Gegend der Tränenröhrchen findet, wenn sich vollends etwas Eiter aus einem Tränenröhrchen ausdrücken läßt, muß das Röhrchen weitgehend geschlitzt werden. Dann muß man die Follikel, die klinisch leicht zu sehen sind, entweder ausquetschen oder abschaben. Eine Nachbehandlung mit 2% Argentum nitricum-Lösung wird auch diese Erkrankung bald zur Heilung bringen.

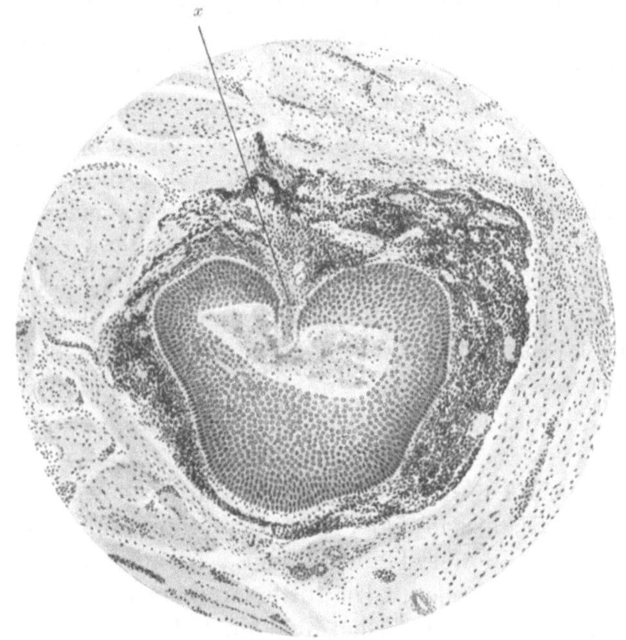

Fig. 12. Perforation eines Tränenröhrchens durch Absceßbildung bei Trachom.
(Bei *x* Perforationsstelle.)

Tuberkulose der Tränenröhrchen.

In der Literatur ist eine Mitteilung über Tuberkulose der Tränenröhrchen nur einmal zu finden: So sollte man annehmen, daß eine derartige Erkrankung sehr selten sei. WITTICH (1913) hat den Tränensack einer 18jährigen Kranken, die wegen tuberkulöser Lymphdrüsen in Behandlung war und bei der sich eine Dakryocystitis entwickelt hatte, untersucht. In der Tränensackwand fanden sich ganz typische Tuberkel. Da bei der Herausnahme des Sackes auch ein Teil der Tränenröhrchen mitentfernt worden war, konnte er auch diese untersuchen. Er findet in der Wand beider Röhrchen typische Tuberkel (Fig. 13).

Der Tränensack war durch tuberkulöse Wucherungen geradezu zerstört. Die Tränenröhrchen waren schon vor der Einmündung in den Sack zu einem Röhrchen vereinigt. Daß die Tuberkulose des Tränensackes auf die Einmündungsstelle der Röhrchen übergreift, wird, wenn man nur darauf achtet, sicher häufiger gefunden werden (WITTICH). Daß aber die Tuberkulose — wie in diesem Falle — weiter auch auf den Teil der Röhrchen übergreift, der mit Plattenepithel ausgekleidet ist, scheint selten zu sein. Obgleich WITTICH Tuberkelbacillen nicht

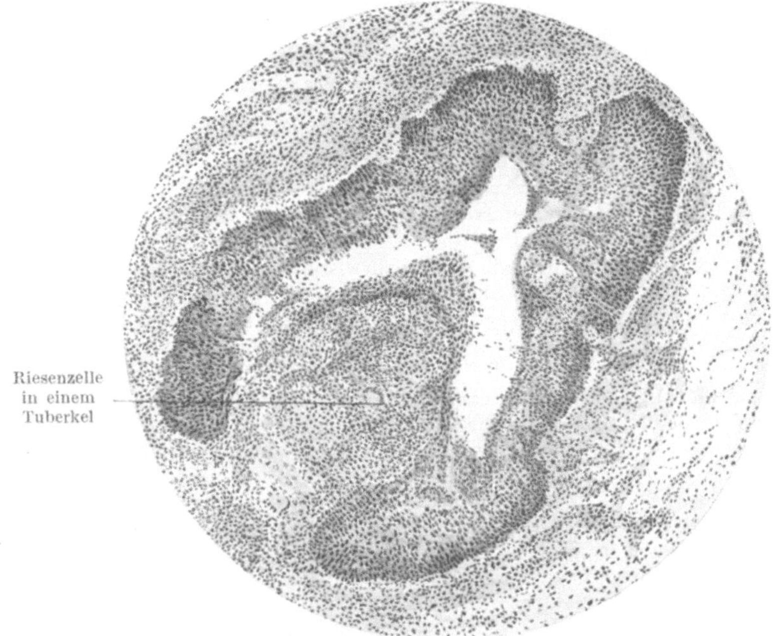

Fig. 13. Tuberkel in der Wand des Tränenröhrchens.

nachgewiesen hat, ist es nach seiner Beschreibung und auch der Abbildung, die er gibt, ganz zweifellos, daß es sich um typische Epitheloidtuberkel in der mukösen Schicht der Tränenröhrchen handelt.

Ich habe meine Präparate von Tuberkulose des Tränensackes durchgesehen und dabei auch einen ganz ähnlichen Fall gefunden. Es wäre ja auch merkwürdig, wenn sich bei einer ausgedehnten Tuberkulose der Tränensackwand und des Tränensackes diese Erkrankung nicht auch auf die Tränenröhrchen ausdehnen würde.

Ich möchte deshalb den Rat WITTICHS hier auch noch besonders zur Beachtung empfehlen: Bei der Herausnahme von tukerkulösen Tränensäcken soll ein möglichst großes Stück der Tränenröhrchen mit herausgenommen werden, um bei bestehender tuberkulöser Erkrankung derselben ein von ihnen ausgehendes Rezidiv nach Möglichkeit zu vermeiden.

Eine reine, nur auf die Tränenröhrchen lokalisierte Tuberkulose finde ich in der Literatur nicht beschrieben.

Syphilis der Tränenröhrchen.

Über einen Fall von Entzündung der Tränenröhrchen bei Syphilis, der unter Quecksilber und Jodbehandlung rasch heilte, berichtet AXENFELD (1901). Genauere Angaben über Art und Verlauf sind nicht gegeben.

Literatur.

1843 HIMLY: Krankheiten und Mißbildungen des menschlichen Auges und deren Heilung. Bd. 1, S. 309. Berlin.

1850 HASNER: Beiträge zur Physiologie und Pathologie des Tränenableitungsapparates. Prag.

1852 DESMARRES: Handbuch der Augenheilkunde, übersetzt von SEITZ u. PLATTMANN. Erlangen.

1856 ARLT: Krankheiten des Auges für praktische Ärzte. III. Teil. Die Krankheiten des Glaskörpers, der Netzhaut, der Augenmuskeln, der Augenlider, der Tränenorgane und der Orbita. S. 393. Prag.

1858 STELLWAG: Ophthalmologie vom naturwissenschaftlichen Standpunkt aus. 6. Buch, S. 1033. Erlangen: (F. Enke).

1877 SCHIRMER: Erkrankungen der Tränenorgane. GRAEFE-SÄMISCH, Handb. Bd. 7.

1889 MOAURO: Contribuzione alla anatomia patologica delle vie lacrymali. Giorn. dell'assoc. dei nat. e med. T. 1, p. 145 u. 1890. S. 317. (Nicht zugänglich.)

1890 CIRINCIONE: Tracoma dei canalicoli lagrimali. (Giorn. dell'assoc. dei nat. e med.) Ann. di ottalmol. T. 19, p. 362.

1897 MITVALSKY: Zur Pathologie der Tränenkanälchen. Wien. klin. Rundschau Nr. 44.

1898 JOERSS, K.: Beiträge zur normalen und pathologischen Histologie des Tränenschlauches. Deutschmanns Beitr. Bd. 4, H. 35, S. 355. — PARISOTTI, O.: Polype du canalicule lacrymale supérieur. Recueil d'opht. T. 20, p. 133.

1899 HERTEL: Beitrag zur pathologischen Anatomie der Tränensackerkrankungen. v. Graefes Arch. f. Ophth. Bd. 48, 1, S. 21.

1901 AXENFELD: Ergebnisse der allgemeinen Pathologie und pathologischen Anatomie (LUBARSCH-OSTERTAG).

1902 ASTWAZATUROW: Über Abscesse des inneren Lidwinkels, welche ihren Ursprung einem der Tränenröhrchen verdanken. Wratsch. Bd. 1, Nr. 38.

1903 CIRINCIONE: Sulla struttura e patologia delle vie lacrimali dell'uomo. Clin. oculist. p. 633. — ISCHREYT, G.: Beiträge zur pathologischen Anatomie der Tränenorgane. Arch. f. Augenheilk. Bd. 49, S. 102.

1904 BRADY: Mucocele of the left inferior lachrymal canaliculus. Ophth. rec. p. 147. — LIBBY: Polyps in the lower canaliculus. Ebenda p. 368.

1905 AYRES: Polyp des unteren Tränenröhrchens. Arch. f. Augenheilk. Bd. 52, S. 353.

1907 ORLOW: Zur Pathologie der Tränenröhrchen. Westnik Ophth. S. 666.

1909 ELSCHNIG: Blennorrhoe der Tränenröhrchen. Klin. Monatsbl. f. Augenheilk. Bd. 47, 1, S. 232.

1910 RUATA: Sul tracoma dei canalicoli lagrimali. Arch. di ottalmol. T. 17, p. 563.

1911 POKROWSKI: Ein Fall von isolierter Blennorrhöe und cystischer Erweiterung des oberen Tränenkanälchens. Westnik Ophth. S. 494.

1912 MARONGIOU, L.: Sul tracoma dell'aparato d'escrezione delle lacrime. Cagliari Tipogr. Dessi. — ROSENTAL: Isolierte Blennorrhoe des oberen Tränenkanälchens. Ophth. Ges. zu Moskau. Westnik Ophth. S. 784. Ref.: Klin. Monatsbl. f. Augenheilk. Bd. 50, 1, S. 351.

1913 WITTICH, W.: Über die Beteiligung der Tränenröhrchen an der Tuberkulose des Tränensackes. Klin. Monatsbl. f. Augenheilk. Bd. 51, 1, S. 577.

1922 HOITASCH: Blennorrhöe der Tränenröhrchen. Klin. Monatsbl. f. Augenheilk. Bd. 68, S. 605.

1924 WILTSCHKE: Dakryocanaliculitis (Blennorrhöe des Tränenröhrchens). Klin. Monatsbl. f. Augenheilk. Bd. 72, S. 522.

3. Fremdkörper und Polypen in den Tränenröhrchen.

Am häufigsten finden sich in dem Tränenröhrchen Cilien. Der klinische Befund ist sehr charakteristisch. Neben der Carunkel ist in der Bindehaut eine umschriebene rote Stelle, an welcher das Epithel fehlen kann. Ein Ungeübter wird leicht eine Phlyctäne diagnostizieren und erstaunt sein, daß der Kranke auf seine Verordnung keine Besserung verspürt, sondern immer über Fremdkörpergefühl klagt.

Bei genauer Untersuchung — auch unter Zuhilfenahme des binokularen Hornhautmikroskops — findet man aus dem unteren oder oberen Tränenröhrchen eine Cilie herausragen. Sie kann aber auch nur gerade eben mit der Spitze in der Öffnung erscheinen, ja sogar manchmal in dem Augenblick der Untersuchung ganz verschwunden sein (VOLLERT, 1911). Die charakteristische Rötung auf der Bindehaut muß aber den Kundigen unbedingt auf diesen Fremdkörper aufmerksam machen.

Die Cilie wird einfach herausgezogen, oder wenn das nicht gelingt, herausgespritzt.

Die Einzelbeobachtungen, an welchen eben nur die Veröffentlichung das merkwürdige ist, brauche ich nicht einzeln aufzuführen (ELLET, 1900, GLASS, 1880, NOYES, 1889, SOUS, 1892, RODIONOW, 1888)

HAFFNER (1880) gibt folgende Beobachtung: Bei einem Kinde hing zum unteren Tränenpunkt ein 3 cm langes Stück Spulwurm heraus, der wohl durch Keuchhusten hineingekommen war.

Getreidegrannen kommen auch in den Tränenröhrchen vor: PRAUN (1899). MALGAT (1890) hat sogar ein Stückchen eines Salatstengels, welches einer Dame beim Nießen eingedrungen war, entfernt.

Über die Pilzkonkremente berichte ich in einem besonderen Abschnitt. Tränensteine, die nichts mit Pilzkonkrementen zu tun haben, werden beschrieben von FISCHER (1897) und BOCK (1904). Es ist in diesen Fällen betont, daß keinerlei organische Bestandteile in dem Stein gewesen seien. Der von FISCHER (1897) beschriebene Stein war erbsengroß, und bestand aus phosphorsaurer Magnesia, der BOCKsche (1904) aus $CaCO_3$, SiO_2 und $NaCl$. Die Steine sind an der Oberfläche warzig.

Kipp (1883) gibt in seinem Falle an, im Zentrum des Steins sei ein Leptotrix gewesen.

Polypen im Tränenröhrchen sind beschrieben von Ayres (1905), Parisotti (1898), Libby (1904) und Aubineau (1923). Die Polypen sind gewöhnliche Schleimhautpolypen, mit einem Überzug von Plattenepithel. Der Stiel ist meist fadendünn (Ayres, 1905). Libby hat, nachdem das Tränenröhrchen gespalten war, neun solcher Polypen mit dem scharfen Löffel entfernt.

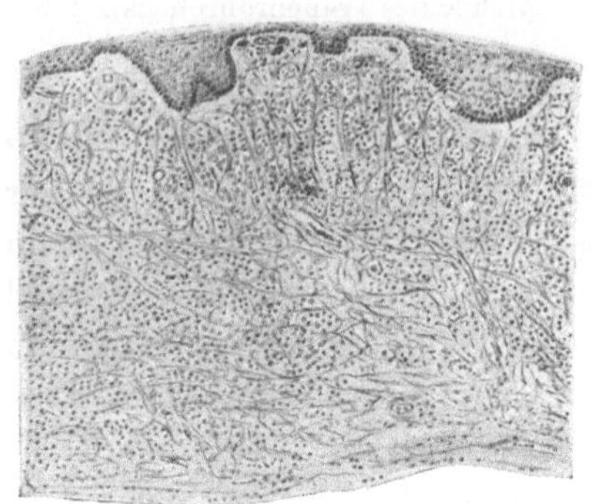

Fig. 14. Endotheliom im Tränenröhrchen.

Ich selbst habe bei einem älteren Manne am Eingang zu dem Tränenröhrchen einen kleinen Tumor entfernt. Der Tumor saß auf der Unterlage mit breiter Fläche auf. Bei der anatomischen Untersuchung stellte er sich als ein „Endotheliom" heraus.

Ich gebe bei der Seltenheit des Falles das anatomische Bild (Fig. 14).

Literatur.

1880 Glass, J. H.: Hair in the punctum lachrymalis. Med. rec. of New York. Vol. 18, S. 612. — Haffner: Seltene Verirrung eines Spulwurmes von 3 cm Länge, der im linken unteren Tränenpunkte bei einem an heftigem Stickhusten leidenden Kinde erschien. Berlin. klin. Wochenschr. Nr. 24.

1882 Cornwell, H. C.: A case of obstruction of the inferior canaliculus of the eye by dacryoliths. Americ. journ. of the med. sciences Vol. 84, p. 108.

1883 Kipp, Ch. and Newark, N. J.: A case of tearstone in the canaliculus of the lower eyelid. Med. rec. of New York Vol. 24, p. 289.

1888 Rodionow. G.: Fremdkörper im oberen Tränenkanälchen. Russki Mediz. Nr. 8. (Nicht zugänglich.)

1889 Noyes, H. D.: Entrance of an eye lash into the inferior canaliculus. (Cilic.) Americ. journ. of ophth. p. 245.

1890 Malgat: Corps étranger dans le canal droit inférieur. Recueil d'opht. T. 12, S. 209.

1892 Sous, G.: Corps étrangers des points lacrymaux. Journ. de méd. de Bordeaux T. 22, p. 304.

1897 Fischer: Ein Tränenstein. Zentralbl. f. prakt. Augenheilk. Bd. 21, S. 207.

1898 Parisotti: Polype du canalicule lacrymal supérieur. Recueil d'opht. T. 20, S. 133.

1899 Praun, E.: Fremdkörper im Tränenkanal. Aus: „Die Verletzungen des Auges". Bd. 11, S. 490. Wiesbaden: J. F. Bergmann.

1900 Ellet: Cilia in the puncta lacrymalia. Ophth. rec. p. 285.

1904 Libby: Polyps in the lower canaliculus. Ophth. rec. p. 368. — Bock: Fremdkörper in den Tränenröhrchen. Wien. med. Wochenschr. Nr. 12.

1905 Ayres: Polyp des unteren Tränenröhrchens. Arch. f. Augenheilk. Bd. 52, S. 353.

1911 Vollert, R.: Über Erosio conjunctivae infolge Eindringens einer Cilie in das obere Tränenröhrchen und über latente Cilien im Tränenröhrchen. Klin. Monatsbl. f. Augenheilk. Bd. 49, S. 509.

1923 Aubineau: Polypes du canalicule lacrymal supérieur. Arch. d'ophth. T. 40, No. 4, p. 228.

Pilzkonkremente im Tränenröhrchen.

Klinische Erscheinungen. Die klinischen Erscheinungen sind schon von A. v. Gräfe (1854), der den ersten Fall beschrieben hat, so charakteristisch geschildert, daß man auch heute noch seine Worte hier geben kann: Solide Anschwellungen längs des unteren Tränenröhrchens mit Epiphora, Rötung der Carunkel, der anschließenden Conjunctiva einschließlich der Lidrandpartie, Zurundung der letzteren mit Erweiterung des Tränenpunktes, allenfalls bereits etwas rahmige Absonderung in dessen Apertur.

Ich möchte diese klassische Beschreibung noch etwas erweitern: Der Kranke kommt in die Sprechstunde mit der Angabe, er habe schon lange, häufig schon über ein Jahr, manchmal aber auch nur Monate oder Wochen ein Fremdkörpergefühl und besonders ein unangenehmes Jucken im Auge verspürt. (Meist sind die Leute schon mit allen möglichen Mitteln gegen Bindehautekatarrh behandelt worden.) Seit einiger Zeit, meist nicht früher als 6 Wochen nach Beginn der katarrhalischen Erscheinungen, sei eine Verdickung in der Gegend des Tränenröhrchens aufgetreten. Diese Verdickung ist nie größer als eine Haselnuß geworden.

Bei der Untersuchung findet man im ersten Stadium nur Tränen. v. Gräfe (1854) ist der Ansicht, daß manche Fälle von Tränenträufeln durch solche Konkremente verursacht würden. Im zweiten Stadium kann man einen kleineren oder größeren Tumor in der Gegend des Tränenröhrchens fühlen, und im dritten Stadium tritt dann eine eitrige Sekretion und Entzündung der Umgebung auf. In einzelnen Fällen (zur Nedden, 1909, Wissmann, 1913) ist als Komplikation ein Hornhautgeschwür beschrieben. Jedenfalls ist aber ein solches Hornhautgeschwür nicht auf eine Infektion der Hornhaut mit den Pilzen des Tränenröhrchens zurückzuführen, sondern wohl durch die sekundär im Tränenröhrchen angesiedelten Eitererreger entstanden, oder wie bei Wissmann (1913) nur ein zufälliges Zusammentreffen. Drückt man auf das Tränenröhrchen, so entleert sich meist etwas rahmiger Eiter, der meist nur grampositive Kokken, vielleicht aber auch die typischen Pilzfäden (siehe unten) enthalten kann. Spült man mit einer Tränensackspritze Flüssigkeit in das Tränenröhrchen hinein, so läuft sie meist ganz glatt in die Nase ab. Eine Spontanheilung ist nicht beschrieben.

Von den bis jetzt beschriebenen Fällen sind die meisten, etwa 70, im unteren Tränenröhrchen gefunden worden, nur selten, etwa viermal, ist das obere betroffen gewesen.

Es können übrigens auch andere Fremdkörper im Tränenröhrchen ein ähnliches Bild erzeugen, z. B. fand MITWALSKY (1898) einmal nur reichlich Gerüste von Weizenstärkekörnern und ein anderes Mal nur fettigen Detritus.

Behandlung. Während alle früheren Autoren die Schlitzung des Tränenröhrchens zur Entfernung der Konkremente empfehlen, lehnten LÖWENSTEIN (1912) und ELSCHNIG (1895) diese „verstümmelnde“ Operation ab. Nach der Ansicht dieser Autoren genügt es vollständig, das Tränenpünktchen zu erweitern und mit Hilfe einer Spritze die Massen zu entfernen. Genügt das nicht ganz, so kann man mit einem kleinen Löffel eingehen und so die Massen herausholen.

Ich möchte doch die Schlitzung nicht ganz, besonders wenn die Konkremente eben größer sind, ablehnen. Man wird, nachdem das Röhrchen geschlitzt ist, leichter alle Körnchen entfernen können.

Lokalrezidive sind nicht beschrieben, dagegen finde ich einen Fall von KASTALSKY (1898), bei welchen nach der Entfernung des Konkrements aus dem unteren Tränenröhrchen ein solches im oberen sich bildete.

Häufigkeit der Erkrankung. Es ist fast unmöglich, sich auch nur ein Bild von der Häufigkeit dieser Erkrankung zu machen. WISS-MANN (1913) gibt 2% der Tränenwegerkrankungen an. Nach meiner Ansicht sind die Konkrementbildungen im Tränenröhrchen viel seltener. Ich habe unter meinem Material in Jena in 10 Jahren nur zwei Fälle gesehen und habe in dieser Zeit mindestens 200 Tränensäcke wegen Eiterung operiert.

In den kasuistischen Mitteilungen ist nichts über die Häufigkeit gesagt.

Ich halte es nicht für zweckmäßig, hier alle kasuistischen Mitteilungen aufzuführen. Sie sind in den Arbeiten von AXENFELD (1901), ZUR NEDDEN (1903, 1909), LÖWENSTEIN (1909, 1913), v. HERRENSCHWAND (1910), WISSMANN (1913) und PLAUT (1916) so eingehend zusammengestellt, daß ich nur Wiederholungen geben könnte. Auch sind die einzelnen Fälle klinisch kaum voneinander verschieden.

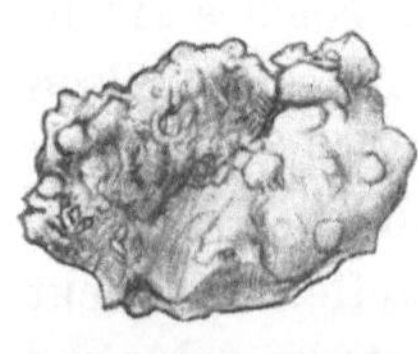

Fig. 15. Streptotrix im oberen Tränenröhrchen.

Bakteriologische Untersuchungen. Wenn man die Konkremente ansieht, so findet man eine leicht höckerige Oberfläche (Fig. 15). Die Körper lassen sich leicht zerteilen, so daß zum Schluß nur kleine runde Kügelchen übrig bleiben. Farbe der Konkremente: Meist sind sie als gelblich beschrieben:

Wissmann (1913), Silberschmidt (1900), zur Nedden (1903), Cahn (1903), Morax (1905). Gelblich-grün: Dalén (1902), Hirschberg (1902), Cahn (1903). Gelblich-braun: Cannas (1902), Löwenstein (1909). Braun: Segelken (1902), Cahn (1903), Morax (1905), Salzmann (1911). Grünlich: Hirschberg (1902), Cahn (1903).

Die Farbe ist wohl durch das Alter der Konkremente bedingt: sie sind anfangs gelb, später grüngelb oder bräunlich, zum Schluß braun.

Ungefärbtes Ausstrichpräparat:

In der Mitte des Knötchens sieht man eine dichte Masse, die man bei stärkerer Vergrößerung als ein Gewirr von Fäden erkennen kann. Diese Fäden erscheinen homogen, ihre Endigungen sind frei. Man kann deutlich sehen, daß die Fäden Verzweigungen haben. Zwischen den Fäden liegen massenhaft kokkenartige Gebilde.

Färbung. Zur Färbung eignet sich am besten die nach Gram mit Gegenfärbung durch Safranin oder Fuchsin. Methylenblau und Fuchsin allein geben keine guten Bilder.

Die Fäden, die unge-
färbt homogen erschei-

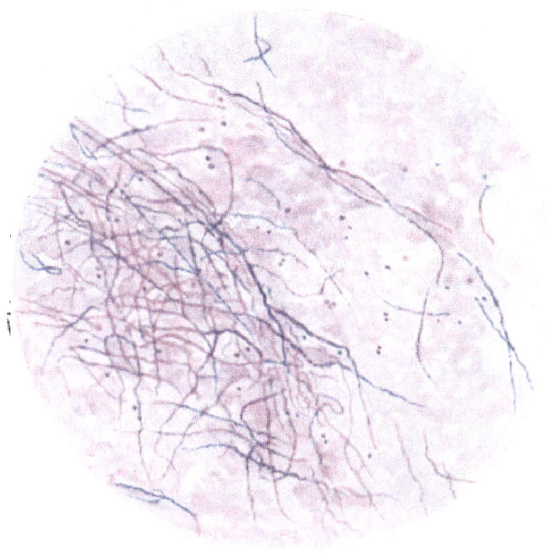

Fig. 16. Streptotrix aus dem Tränenröhrchen.

nen, sind nach der Färbung vielfach unterbrochen durch stäbchen- und kokkenartige Gebilde. Dazwischen sind die Fäden gar nicht einheitlich grampositiv gefärbt, einzelne sind violett, andere gar nicht gefärbt und einzelne sogar rot. Die Länge der Fäden ist ganz verschieden, Verzweigungen sind sehr deutlich. Dazwischen sind Kokkenhaufen und Ketten. Kolben radiärer Anordnung sind nicht festgestellt (Fig. 16).

Kulturen. Streng anärob wuchsen die Pilze in den Fällen von: Silberschmid (1900), Awerbach (1903), Cahn (1903), Axenfeld (1907), Löwenstein (1909), Fakultativ anärob bei: Krause (1899), Rullmann (1902), v. Loghem (1906). Ärob bei Gemy (1892) und Vinzenz (1892), Sarazès (1895) und Rivière (1895), Silberschmidt (1900), Petruschky (1912), Aoyama-Myamoto (1920).

Ich möchte nach der Empfehlung von AXENFELD (1907) annehmen, daß sich zur Züchtung der Keime am besten hochgeschichteter, mit Salzsäure ganz leicht angesäuerter Glycerinagar eignet. Die Körnchen werden, während der Agar eben im Begriff steht hart zu werden, in die Tiefe versenkt. Unter allen Umständen sollten aber, da es sich auch um einen aërob wachsenden Keim handeln kann, nach dem Vorgang von WISSMANN (1913), alle Arten von Kulturversuchen angelegt werden. (Siehe bei WISSMANN, 1913, S. 292.)

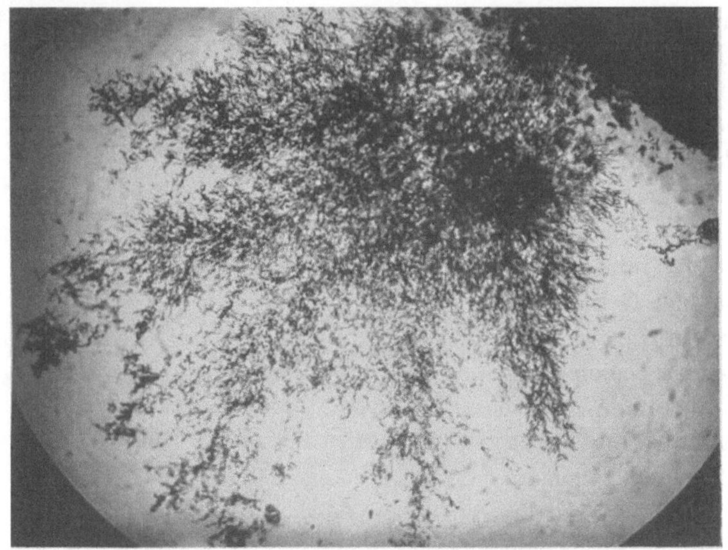

Fig. 17. Kultur von Streptotrix aus dem Tränenröhrchen.

In den Kulturen bekommt man, wenn man die Körnchen, ehe man sie verimpft, mit steriler physiologischer Kochsalzlösung abspült, leichter Reinkulturen (WISSMANN) (Fig. 17).

Wachstumsart: Auf flüssigem Nährboden bekommt man leichter längere Fäden, auf festen mehr kurze Formen mit weniger Verzweigungen und Stäbchen und Kokkobacillenformen.

LUBARSCH (1899) bekam um die Pilzkolonien herum Ansammlungen von Rund- und Eiterzellen, nie Keulenbildung oder Strahlenpilzbildung. CAMINITI (1907) sah bis haselnußgroße gelblichweiße rundliche Knoten, d. h. einen typischen Absceß. WISSMANN (1913) beschreibt ebenso an der Injektionsstelle einen Absceß, in dem Eiter sind Fäden mit echten Verzweigungen, Stäbchen- und Kokkobacillenformen zu färben, auch bei einer Impfung ins Auge wächst der Keim nur lokal weiter, in der Umgebung bildet sich ein Absceß. Jedenfalls treten auch hier nie Drusen und Keulen auf.

Systematische Stellung des Keims. In der Literatur wird der Keim als Leptothrix (COHNHEIM, 1869, LEBER, 1896, WALDEYER, 1896, ebenso v. GRÄFE, 1855) bezeichnet, COHN (1874) nennt ihn Streptothrix Foersteri. HUTH (1894), der strahlige Drusen mit kolbigen radiären Ausläufern gesehen hat, gebraucht „Aktinomykose", ebenso ELSCHNIG (1895), EWETZKY (1896), LANGE (1897), während ganz besonders AXENFELD (1907), aber auch KASTALSKY (1898), LACHNER-SANDOVAL (1898), v. HERRENSCHWAND (1910), WISSMANN (1913) deshalb den Namen Streptothrix wählen, weil eben doch in ihren Fällen weder Drusenbildung noch Keulen, auch nicht in der Kultur, beobachtet werden konnten. Sie wollen damit ausdrücken, daß jedenfalls ein Unterschied zwischen diesen Keimen und dem Aktinomyces hominis und bovis zu machen ist.

In seiner letzten Arbeit tritt LÖWENSTEIN (1913) sehr energisch dafür ein, den Keim doch der Familie des Aktinomyces zuzuzählen.

Jedenfalls ist es nötig, um diese Frage zu klären, in jedem Falle Kulturen und Tierversuche anzustellen. Es wird sich dabei immer wieder ergeben, daß die Pilze nicht ganz gleich sind, daß es wohl verschiedene Variationen derselben Familie sind, die sich besonders dadurch unterscheiden, daß die einen nur anaerob, die anderen fakultativ anaerob und wieder andere sogar aerob wachsen. Daneben ist auch das Wachstum selbst nicht immer ganz gleich, in dem einen Falle wird man schon nach kurzer Zeit Kulturen bekommen, im anderen erst nach Wochen oder Monaten.

Literatur.

1854 v. GRAEFE, A.: Konkretionen im unteren Tränenröhrchen durch Pilz-bildung. Graefes Arch. f. Ophthalmol. Bd. 1, H. 1, S. 284.

1855 v. GRAEFE, A.: Ein Fall von Pilzbildung im unteren Tränenröhrchen. Graefes Arch. f. Ophthalmol. Bd. 2, H. 1, S. 224.

1869 COHNHEIM, zitiert bei v. GRAEFE. Graefes Arch. f. Ophthalmol. Bd. 15, 1, S. 324. — FÖRSTER: Pilzmassen im unteren Tränenkanälchen. Ebenda Bd. 15, H. 1, S. 318. — v. GRAEFE, A.: Über Leptothrix in den Tränenröhrchen. Ebenda Bd. 15, 1, S. 324. — LEBER, zitiert bei v. GRAEFE (1869). Ebenda Bd. 15, 1, S. 324. — MARKIEWICZ, JODKO: Favus auf den Lidern und Tränenkanälchen. Gaz. Lekarska Nr. 34. Warschau. — WALDEYER, zitiert bei FÖRSTER (1869). Graefes Arch. f. Ophthalmol. Bd. 15, S. 318.

1871 SCHIRMER: Leptothrix im oberen Tränenröhrchen. Klin. Monatsbl. f. Augenheilk. Bd. 9, S. 248.

1872 DEL MONTE: Leptothrix del canaletto lagrimale superiore destro. Bull. dell'assoc. dei naturalisti e med. Anno 3, No. 6.

1873 GRUENING: Leptothrixkonkremente im oberen Tränenröhrchen. Arch. f. Augen- u. Ohrenheilk. Bd. 3, S. 164.

1874 BUGIER: Six calculs extraits d'un canalicul lacrimale. Recueil d'ophth. — COHN: Biologische Mitteilungen über Bakterien. 51. Jahresber. d. schles. Ges. f. vaterl. Kult. — HIRSCHLER: Leptothrix im unteren Tränenröhrchen. Szemézet, Beil. z. Orvosi hetilap, Nr. 3.

1879 HAASE: Leptothrix buccalis im unteren Tränenkanal. Arch. f. Augenheilk. Bd. 8, S. 219. — HIGGENS: Mass of fungus in the superior canaliculus. Brit. med. journ, Oktober.

1882 CAMUSET: Tumeurs à leptothrix des voies lacrymales. Journ. de méd. et de chir. août p. 366, 1883 et Rev. clin. d'ocul. du sud-ouest No. 3, p. 217.

1884 BAJARDI: Sulla natura parasitaria delle concrezioni dei canaliculi lagrimali. Atti d. R. accad. di med. di Torino T. 6, p. 329. — GOLDZIEHER, W.: Streptothrix Foersteri im unteren Tränenröhrchen. Zentralbl. f. prakt. Augenheilk. Bd. 8, S. 33, Febr. — v. REUSS, A.: Pilzkonkretionen in den Tränenröhrchen. Wien. med. Presse Nr. 7—8, S. 201, 237.

1885 LEPLAT, L.: Note sur les concrétions des voies lacrimales. Extrait des Ann. de la soc. méd. chir. de Liège T. 24, p. 376 et Rev. gén. d'ophth. p. 425.

1887 SCHIRMER: Cholestearinartige Flüssigkeit im verstopften unteren Tränenröhrchen. Klin. Monatsbl. f. Augenheilk. Bd. 25, S. 175.

1888 GORDON, NORRIE: Streptothrix in den Tränenröhrchen. Oftalmol. meddel. Hospitalstidende Bd. 3, R. 6, Nr. 11—12. — GRÜNHUT: Zwei Fälle von Pilzkonkrementen im unteren Trönenröhrchen. Prager med. Wochenschr. Bd. 23.

1892 GÉMYet VINCENT: Sur une affection du pied analogue à la maladie de Madura. Soc. franç. de dermatol. Bd. 23.

1894 AXENFELD: Ergebnisse der Pathologie und pathologischen Anatomie (LUBARSCH-OSTERTAG). — HUTH: Ein Fall von Axtinomykose des Auges. Zentralbl. f. prakt. Augenhilk. Bd. 28, S. 106. — v. SCHRÖDER, TH.: Ein Fall von Aktinomykose des unteren Tränenkanals. (Slutschenchaj aktinomykosa nishujawa slesnowo kanalza.) Wratsch. S. 291, 351. — Derselbe: Actinomyces im unteren Tränenröhrchen. Klin. Monatsbl. f. Augenheilk. Bd. 22, S. 101.

1895 BASEVI: Caso di leptothrix buccalis. 14. congr. dell'assoc. oftalmol. ital. Suppl. al fasc. 4. annali di ottalmol. T. 24, p. 24. — ELSCHNIG: Actinomyces im Tränenröhrchen. Klin. Monatsbl. f. Augenheilk. Bd. 33, S. 188. — EWETZKY, TH.: Aktinomykose der Tränenröhrchen. (Aktinomykos slösnich kanalzen.) Medizinsko obozrenje Nr. 23, p. 987. — SABRAZÈS et RIVIÈRE: Les parasites du genre streptothrix dans la pathologie humaine. Semaine méd. — STIEL: Streptothrix in den unteren Tränenröhrchen. (Ärztl. Lokalver. Nürnberg.) Münch. med. Wochenschr. S. 227.

1896 AXENFELD: Ergebnisse der Pathologie und pathologischen Anatomie (LUBARSCH-OSTERTAG) S. 132. — EWETZKY, TH.: L'actinomycose des conduits lacrymaux. Arch. d'opht. T. 16, p. 209. — v. SCHRÖDER, TH.: Noch zwei Fälle von Aktinomykose des Tränenröhrchens. Klin. Monatsbl. f. Augenheilk. Bd. 34, S. 116.

1897 DUNN: Un cas de mycosis de canalicule lacrymal (Actinomycose). Arch. of opht. T. 26, p. 2. — LANGE: Über Aktinomykose der Tränenröhrchen. Ophth. Klinik Nr. 3 und Verhandl. d. Ges. dtsch. Naturforsch. u. Ärzte, 69. Vers. zu Braunschweig Teil 2, 2. Hälfte, S. 171.

1898 DUNN: Ein Fall von Mycosis des unteren Tränenröhrchens. (Originalartikel der engl. Ausgabe. Arch. of ophth. Vol. 26, fasc. 1.) Arch. f. Augenheilk. Bd. 37, S. 274. — KASTALSKY, K.: Aktinomykose des Tränenröhrchens. Deutschmanns Beitr. z. prakt. Augenheilk. H. 30, S. 19. — LACHNER-SANDOVAL: Über Strahlenpilze. Straßburg: L. Beust. — LANGE: Demonstration mikroskopischer Präparate. 1. . . . 2. Actinomyces aus einem Tränenröhrchen des Menschen. Ber. üb. d. 27. Vers. d. ophth. Ges. zu Heidelb. S. 324. — MITVALSKY: Actinomycose du sac lacrymal. Arch. d'opht. T. 18, p. 508. — Derselbe: Zur Pathologie der Tränenkanälchen. 12. congr. internat. Sect. 11. Ophthalmol. S. 340.

1899 Axenfeld: Ergebnisse der Pathologie und pathologischen Anatomie (Lubarsch-Ostertag). — Demicheri: Actinomycose conjonctivale. Arch. d'opht. T. 19, p. 102. — Kastalsky, K.: Neuer Fall von Aktinomykose des Tränenröhrchens. Sitzungsber. d. Moskauer Ophth.-Ver. Westnik ophth. Bd. 16, S. 447. — Krause: Demonstrationen von Streptothrixkulturen. Münch. med. Wochenschr. — Lubarsch: Über Strahlenpilze. Zeitschr. f. Hyg. u. Infektionskrankh. Bd. 31. — Robert: Actinomycose des canalicules lacrimaux. Thèse de Paris. — van der Straeten: Pseudoactinomycosis der Tränenröhrchen. Soc. belge d'opht. (Brüssel). Ref.: Zentralbl. f. Augenheilk. 1900. S. 51.

1900 Silberschmidt: Über zwei Fälle von Pilzmassen im unteren Tränenkanälchen. Zentralbl. f. Bakteriol., Parasitenk. u. Infektionskrankh. Bd. 27, 14./15. Nov.

1901 Axenfeld: Streptothrichie der Tränenröhrchen. Klin. Monatsbl. f. Augenheilk. Bd. 39, S. 82. — Ginsberg, J.: Aktinomykose des oberen Tränenröhrchens. Medicinik. obosrenije Bd. 55, S. 659. — Mackay: Note on the streptothrix mass removed from the right inferior canaliculus. Ophth. rev. p. 201. — Terson, J.: L'actinomycose des canalicules lacrymaux. Clin. opht. p. 97.

1902 Cannas: Sulla natura parasitaria delle concrezioni dei canaliculi lagrimali. Observazioni batteriologiche e pathogenet. Ann. di ottalmol. T. 31, p. 606. — Dalén: Zwei Fälle von Konkrement im Canaliculus lacrimalis superior. Mitt. a. d. Augenklin. d. Carolin. med.-chirurg. Instit. zu Stockholm H. 4, S. 51 und Hygiea, Febr. u. Okt. — Guibert: Un cas d'actinomycose du canalicule inférieur. Clin. opht. p. 351. — Hirschberg: Über die Pilzkonkremente in den Tränenröhrchen. Zentralbl. f. Augenheilk. Bd. 26, S. 7. — Rullmann: Über eine aus dem Sputum isolierte pathogene Streptothrix. Münch. med. Wochenschr. 1898, 1899, 1902. — Segelken: Ein kasuistischer Beitrag zur Ätiologie der Konkremente in den Tränenröhrchen. Klin. Monatsbl. f. Augenheilk. Bd. 41,1, S. 134. — Snegirew: Ein Fall von Konkrementen in allen vier Tränenkanälchen. Verhandl. d. augenärztl. Ges., Moskau. Ref.: Nagels Jahresber. S. 245.

1903 Awerbach: Pilzkonkremente der Tränenkanälchen. Russk. Wratsch. Bd. 2, Nr. 26, 27. — Blessig: Demonstration mikroskopischer Präparate von Pilzkonkrementen der Tränenröhrchen. 31. Vers. d. ophth. Ges. zu Heidelb. S. 70, 327. — Cahn: Pilzkonkremente (Streptothrichie) in den Tränenröhrchen. Inaug.-Diss. Freiburg. — Hosen: Ophthalmologische Miszellen: 4. Pilzkonkrement im oberen Tränenröhrchen. Arch. f. Augenheilk. Bd. 49, S. 215. — zur Nedden: Über Pilzkonkremente in den Tränenkanälchen. Klin. Monatsbl. f. Augenheilk. Bd. 41, 2, S. 327 (Festschr. z. 70. Geburtst. v. Sämisch) und 31. Vers. d. ophth. Ges. zu Heidelb. S. 64 u. 271.

1904 Berardinis, de: Ulcera corneae da Streptotrix. Ann. di ottalmol. T. 43. — Cartais: Actinomycose des canalicules lacrymaux. Thèse de Bordeaux. — Guillemin: Actinomycose des conduits lacrymaux. Thèse de Lyon. — Kipp: Streptothrix im unteren Tränenröhrchen. Arch. f. Augenheilk. Bd. 49, S. 236. (Originalartikel d. engl. Ausgabe Arch. of ophth. Vol. 31, fasc. 4.)

1905 Lagrange: Actinomycose des voies lacrymales. Soc. d. méd. et chirurg. de Bordeaux, Oct. Ref.: Recueil d'ophth. T. 27, p. 551. — Morax: Note sur les concrétions des canalicules lacrymaux. Ann. d'oculist. T. 133, p. 188. — Derselbe: Note sur les concrétions des canalicules lacrymaux. Soc. d'opht. de Paris. Ref.: Ebenda T. 27, p. 47.

1906 Capellini: Di una rara forma di concrezioni dei canalicoli lagrimali. Arch. di ottalmol. T. 13, p. 228. — van Loghem: Zur Kasuistik der Streptothrixpyämie. Zentralbl. f. Bakteriol., Parasitenk. u. Infektionskrankh. Bd. 4.

1907 Axenfeld: Die Bakteriologie in der Augenheilkunde. S. 82 ff. Jena: Gustav Fischer. — Caminiti: Über eine neue Streptothrixspecies und Streptotricheen im allgemeinen. Zentralbl. f. Bakteriol., Parasitenk. u. Infektionskrankh. Bd. 44. — Mougnet: Actinomycose primitive des canalicules lacrymaux. Thèse de

Paris. — ZUR NEDDEN: Über Infektionen des Auges mit Streptothricheen. Klin. Monatsbl. f. Augenheilk. Bd. 45, 1, S. 152. — VELHAGEN: Konkremente der unteren Tränenröhrchen. Münch. med. Wochenschr. S. 691. (Med. Ges. zu Chemnitz, Dezember 1906.)

1908 CHESNAU: Note sur deux cas de mycose primitive des canalicules lacrymaux. Ann. d'oculist. T. 140, p. 409. — FRANKE: Streptothrix der unteren Tränenröhrchen. Münch. med. Wochenschr. S. 2015. (Biol. Abt. d. ärztl. Ver. zu Hamburg, Sitzung v. Mai 1908.)

1909 HIRSCH: Konkremente in den Tränenröhrchen. (Ver. dtsch. Ärzte zu Prag.) Berl. klin. Wochenschr. S. 1784 und Münch. med. Wochenschr. S. 2086. — LÖWENSTEIN: Hyphomyceten des Tränenschlauchs. Klin. Monatsbl. f. Augenheilk. Bd. 47, 1, S. 141. — RABINOWITSCH: Ein Fall von Actinomycosis der Tränenkanälchen. Sitzung d. ophth. Ges. in Odessa, 7. April. Ref.: Nagels Jahresber. S. 236.

1910 ASSICOT: Les mycoses des canalicules lacrymaux. L'opht. provinciale, Février. — DERBY: 1. Concretion in the lower canalicules with characteristic signs. 2. Two cases of concretion in the upper canalicules. Arch. f. Augenheilk. Bd. 46, S. 216. — v. HERRENSCHWAND: Ein Fall von Pilzkonkrement der Tränenröhrchen. Klin. Monatsbl. f. Augenheilk. Bd. 48, 1, S. 640.

1911 LIÉGARD: Un cas de sporotrichose du canalicule lacrymal. Recueil d'ophth. T. 33, p. 123. — LIÉGARD et LANDRIEU: Un cas de mycose conjonctivale. Ann. d'oculist. T. 146, p. 418. — PINOY et MORAX: Concrétions des canalicules lacrymaux. (Soc. d'ophth. de Paris.) Ref.: Recueil d'ophth. T. 33, p. 122. — SALZMANN: Streptothrichie des Tränenröhrchens. (Ophth. Ges. zu Wien.) Ref.: Zeitschr. f. Augenheilk. Bd. 25, S. 489.

1912 ELSCHNIG: Zwei Fälle von sog. Streptothrix resp. Aktinomykose der Tränenröhrchen. Klin. Monatsbl. f. Augenheilk. Bd. 50, 1, S. 598. — KALASCHNIKOW: Über einen weiteren Fund von Streptothrix im Tränenkanälchen. Westnik ophth. S. 902. — PETRUSCHKY: Die pathogenen Trichomyceten und Trichobakterien. KOLLE-WASSERMANN: Handb. d. pathog. Mikr. 3. Aufl. — RAYMAUD: Étude sur les concrétions des voies d'excrétion des larmes. Thèse de Bordeaux. — VASILIOS VASSILOPULOS: Contributo allo studio dei concrementi dei canalicoli lagrimali. Arch. di ottalmol. T. 20, p. 105.

1913 LÖWENSTEIN: Zur Frage der Pilzkonkremente im Tränenröhrchen. Klin. Monatsbl. f. Augenheilk. Bd. 51, 2, S. 96. — WISSMANN, R.: Über Pilzkonkremente im Tränenkanälchen. Zugleich ein Beitrag zur Frage der Streptothricheen. Ebenda. Bd. 51, 1, S. 287.

1914 LAVAGNA: Distomatose des Tränensackes. Arch. di ottalmol. T. 50, p. 147.

1916 PLAUT: Kulturen von Streptothrix Forsteri. Dtsch. med. Wochenschr. Nr. 30, S. 929.

1920 AOYAMA un MIYAMOTO: Über die menschenpathogene Streptothrix. A. d. Mitt. d. med. Fak. d. Kaiserl. jap. Univ. Tokio. Bd. 4, H. 7. (Zitiert bei WISSMANN 1913.) — STOCK: Streptothricheen im Tränenröhrchen. Ver. d. Augenärzte d. Prov. Sachsen, Anhalts u. d. Thüringischen Lande, Juni. Ref.: Klin. Monatsbl. f. Augenheilk. Bd. 45, 2, S. 417. — RAYNAUT: Streptothricosis in lacrimal canaliculi. Montpellier Thesis. Arch. d'ophth. 1921 v. 38. p. 311.

1921 FRANKE: Zwei Fälle von Streptothrix im Tränenröhrchen. Kl. M. f. A. Bd. 67, S. 440—445.

1922 ALBRICH: Zur Bakteriologie der Tränenwege: Spirochätenerkrankung des unteren Tränenröhrchens. Klin. Mon. f. Aug. 68, S. 19. — GINZBURG: Zwei Fälle von Pilzkonkrementen im Tränenröhrchen. Kl. M. f. A. Bd. 68, S. 628. — WIRTZ: Leptothrichie des Tränenröhrchens. Kl. M. f. A. Bd. 68, S. 385.

1923 DEKESTER et G. JEAUME: Cas multiples d'une blastomycose des voies lacrymales observée chez les ânes dans la région de Fez (Maroc). Bull. de la soc. de pathol. exot. T. 16, No. 7, p. 478. — WANKA: Leptothrix der Tränenkanälchen. Ber. d. deutsch. ophth. Ges. in der Tschechoslowakei. Ref. Kl. M. f. A. 71, S. 237,

4. Sonstige Veränderungen an den Tränenröhrchen, die eine Behandlung nötig machen.

In sehr vielen Fällen, in welchen die Kranken mit der Klage, das Auge träne, in Behandlung kommen, sind Veränderungen an den Tränenröhrchen die Ursache dieses Tränens. Es kann folgendes vorliegen:

1. Die Tränenpunkte tauchen nicht in den Tränensee ein.

2. Die Tränenpunkte sind verschlossen.

3. Die Tränenpunkte und Tränenröhrchen sind obliteriert oder überhaupt nicht gebildet.

4. Eitrige Entzündung der Tränenröhrchen.

Zu 1. Bei der genauen Untersuchung findet man, daß das Tränenpünktchen bei ganz normaler Öffnung der Lidspalte schon gut sichtbar ist, und zwar in seiner ganzen Ausdehnung. Wenn es richtig steht, sieht man wohl von vorn — ohne daß man das Lid berührt — die Stelle des Tränenpünktchens, häufig auch die vordere Wand, aber nie die hintere. In diesem Falle wird man beobachten können, daß im inneren Lidwinkel eine Träne steht, die auch beim Lidschlag nicht in den Tränensack hineinfließt, sondern zwischen den Lidern zum Vorschein kommt. Es ist also bei einer solchen Stellung des Tränenpünktchens nicht möglich, daß die Tränen in das Röhrchen einfließen. Ist das ganze Lid schlaff, so wird durch das fortgesetzte Fortwischen der Tränen langsam ein Ectropium entstehen, natürlich kann auch primär ein beginnendes Ectropium die Ursache des Abstehens des Tränenpünktchens sein.

Man wird also sicher diese Veränderung vorwiegend bei alten Leuten mit schlaffen Lidern finden.

Ich nehme in allen Fällen an, daß die Tränenwege im übrigen normal sind. Aber auch bei ganz jungen Leuten findet man als Ursache von Tränen abstehende Tränenpunkte. Ich habe diese Kranken immer genau gefragt, ob das Tränen schon lange bestehe, und manchmal die Auskunft bekommen, daß sie schon immer, seit sie sich denken können, darunter gelitten hätten. In einem solchen Falle muß es sich wohl um eine angeborene Anomalie handeln. Aber sicher führen auch länger dauernde Bindehautkatarrhe, besonders bei Kranken, die viel nach unten wischen, zu dieser Stellungsanomalie, und dann wird wieder der Bindehautkatarrh durch das Tränen des Auges und das dadurch bedingte Wischen unterhalten.

Zu 2. Ein Verschluß der Tränenpünktchen kommt sicher *angeboren vor.* v. HIPPEL, dieses Handbuch II, 1, S. 120.

In vielen Fällen habe ich bei einer chronischen Blepharitis mit leichtem Ectropium dann eine Obliteration des Tränenpünktchens gesehen, wenn der ganze Lidrand, besonders an der inneren Kante, nicht mehr scharf, sondern abgerundet ist und ein eigentümlich fettiges Aussehen zeigt. Diese Veränderung kommt daher, daß das Plattenepithel über die innere Lidkante in die eigentliche Bindehaut hinein das Zylinderepithel ersetzt (eigene Präparate). Dadurch wird die Umgebung des Tränenpünktchens weniger elastisch, das Pünktchen wird immer kleiner bis es geradezu verschlossen ist. Eine ganz merkwürdige Beobachtung teilt SEGGEL (Kl. M. f. A. Bd. 28, 1890, S. 362) mit. Er hat bei einem Soldaten gesehen, daß bei genauer Beobachtung mit der Lupe festzustellen war, wie sich die Tränenpünktchen verengten. Verengten sich die Tränenröhrchen, so konnten die Tränen nicht einfließen und der Mann klagte über Tränenträufeln. Bei einem Offizier waren durch Kontraktion des Ringmuskels die Tränenpünktchen derart verengt, daß Tränen überhaupt nicht einfließen konnten.

Auf Einstreichen einer Belladonnasalbe in die mediale Hälfte des Lids löste sich der Krampf und der Mann war geheilt.

Zu 3. Ein vollständiges Fehlen der Tränenpunkte und Tränenröhrchen beschreibt v. HIPPEL als angeborene Anomalie (l. c.).

Daß aber auch Entzündungen der Tränenröhrchen zu einem Verschluß führen können, ist einmal klinisch von mir beobachtet, dann aber auch im anatomischen Präparat (siehe Entzündungen der Tränenröhrchen) beschrieben.

Zu 4. Eitrige Entzündung der Tränenröhrchen kommt vor a) bei Konkrementen in den Röhrchen, b) nach Exstirpation des Tränensackes, c) bei Tuberkulose oder Trachom der Tränenröhrchen.

Die Behandlung aller dieser Erkrankungen muß darin bestehen, einen ungestörten Tränenabfluß durch den Tränenpunkt und das Tränenröhrchen wieder herzustellen.

Ehe irgendein operativer Eingriff an den Tränenröhrchen gemacht wird, muß festgestellt werden, ob der Tränennasenkanal vollständig durchgängig ist. Ist eine Stenose oder Obliteration des Tränennasenkanals vorhanden, so wird unter allen Umständen ein lästiges Tränen durch einen Eingriff am Tränenröhrchen nicht beseitigt werden können.

Handelt es sich um einen Verschluß der Tränenpunkte — meist des unteren —, so genügt sehr häufig ein einmaliges Sondieren mit einer konischen Sonde. In vielen Fällen ist die Schwierigkeit der Sondierung darin gegeben, daß man die Stelle des Tränenpünktchens sehr schwer findet. Gelingt es nicht, die Stelle bei gewöhnlichem Tageslicht aufzufinden, so ist das doch oft unter Zuhilfenahme des binokularen Hornhautmikroskops mit 16facher Vergrößerung möglich. Man sieht damit häufig eine ganz leichte Delle am Lidrand, und bei Druck auf das Lid entleert sich an der Stelle des Tränenpünktchens manchmal ein ganz feiner Flüssigkeitstropfen. (Nur in einem einzigen Falle konnte ich die Stelle des Tränenpünktchens nicht finden — also eine extreme Seltenheit! — und war gezwungen, zwischen der vermuteten Stelle und der Carunkel senkrecht in das Lid einzuschneiden, um das Tränenröhrchen zu finden (Vorschlag FLEISCHER). Nimmt man nun eine ganz feine spitze konische Sonde, so wird man an dieser Stelle nicht schwer in das Tränenröhrchen eindringen können.

Steht aber das Tränenpünktchen nach oben oder sogar nach außen, so muß man einen neuen Kanal nach hinten schaffen, in den die Tränen einfließen können. Da dieser Eingriff eine verstümmelnde Operation ist (ELSCHNIG S. 80) und da durch sie die normale Funktion der Tränenröhrchen gestört wird (FRIEBERG), muß die Indikation sehr sorgfältig gestellt werden.

Die Schlitzung selbst wird von verschiedenen Autoren ganz verschieden empfohlen: WEBER hat zu diesem Zweck ein eigenes geknöpftes Messerchen angegeben, das eingeführt und nach hinten aufgerichtet wird. In der älteren Literatur — in Arbeiten, die das Schlitzen der Tränenröhrchen auch als Heilmittel für die Tränensackeiterung empfehlen — wird die Schlitzung bis in die Carunkel hinein beschrieben. Ich selbst bin von einer so weitgehenden Schlitzung ganz abgekommen und habe auch in vielen Fällen, die von anderer Seite in dieser Weise behandelt worden sind, keine guten Erfolge gesehen.

Eine besondere Scheere zum Schlitzen des Tränenröhrchens hat CHARLES angegeben.

Ich selbst mache die Schlitzung des Röhrchens immer mit einer gewöhnlichen feinen Scheere und zwar nur so weit, daß die Tränen wieder einfließen können. Ich kann nur empfehlen, dem Vorgange von ARLT, v. HOFFMANN u. a. zu folgen und bei der Schlitzung ein kleines dreieckiges Stückchen aus der hinteren Wand auszuschneiden. Damit erreicht man zweierlei: 1. auch wenn der Kranke nicht wieder kommt, können die Wundflächen nicht wieder verkleben und 2. durch die Narbe, die entsteht, kann das Lid etwas verkürzt, das leichte Ectropium beseitigt werden. Man kann sogar eine gewisse Dosierung des Narbenzugs erreichen, wenn man den Ausschnitt größer oder kleiner macht.

Die Operation darf aber — so klein sie ist — nie in der Weise gemacht werden, daß nachher die Öffnung nach oben steht. In einer solch fehlerhaften Weise ausgeführt, ist sie ganz zwecklos — ja nur *schädlich.*

Bei einer Eiterung der Tränenröhrchen infolge von Konkrement-bildung kann man das Röhrchen, um den Fremdkörper ganz zu ent-fernen, auch schlitzen. Macht man nur einen glatten Schnitt mit dem Messer, so kann ja dieser Schnitt wieder verkleben. Elschnig rät aber hier von der Schlitzung ab, er empfiehlt das Röhrchen auszu-spülen und wenn nötig, die Bröckel mit einem kleinen scharfen Löffel herauszuholen.

Bleibt nach einer Tränensackexstirpation eine Eiterung in den Tränenröhrchen zurück, wird man am besten die Röhrchen mit einem Galvanokauter verätzen und so zur Obliteration zu bringen versuchen, ganz besonders dann, wenn man eine Operation am Augapfel vor-nehmen will.

Eine Naht des Röhrchens kommt dann in Frage, wenn es senkrecht zu seinem Verlauf durchrissen ist.

Schirmer empfiehlt neben einer sehr sorgfältigen Lidnaht die Ein-führung einer feinen Sonde in das Röhrchen. Die Sonde muß so lange liegen bleiben, bis die Enden verklebt sind.

Eine ähnliche Methode wendet Elschnig an und hat damit unter fünf Fällen dreimal Erfolg gehabt.

Ich selbst habe schon öfters, dem Vorschlage Raupps folgend, ein-fach einen Faden durch das Tränenröhrchen geführt und ihn hinter der Rißstelle in der Gegend der Carunkel mit einer Nadel durch-gezogen. Nachdem die Wunde verklebt ist — also nach 4—5 Tagen — wird der Faden durchgeschnitten und herausgezogen. Der Erfolg war in den meisten Fällen gut.

Literatur zu Tränenröhrchenschlitzung und Naht findet sich in diesem Handbuch bei Fleischer, Operative Behandlung der Tränen-sackleiden.

D. Tränensack.

1. Angeborene Tränensackfistel und ihre Behandlung.

Klinische Symptome. Die angeborene Tränensackfistel liegt immer an derselben Stelle wie eine Fistel, die durch eine Tränensack-eiterung mit Phlegmone beim Erwachsenen entstehen kann. Die Fistel ist meist ein haarfeiner Gang, aus welchem sich manchmal klare Flüssigkeit, in anderen Fällen eine schleimig-eitrige Masse ent-leeren kann (Peters, 1909). Diese Fistel unterscheidet sich von der erworbenen dadurch, daß die Ränder der Öffnung so gut wie nie ent-zündliche Erscheinungen zeigen. Die Ränder der Fistel sind meist glatt, selten verdickt. Die Affektion kann ein- oder doppelseitig sein.

Der Tränennasenkanal kann dabei durchgängig sein (TERSON, 1873, DALÉN, 1904).

Solche Fisteln sind beschrieben: von v. AMMON (1841), SCARPA (1909) bei einem Studenten; doppelseitig von DUPUYTREN (1909); hier war der Tränensack nicht durchgängig; von AGNEW (1874) bei einem 3jährigen Mädchen; EMMERT (1876) bei einem Knaben. ADLER (1878) sah ein 3 Wochen altes Kind mit beiderseitiger Tränenfistel, und SCHREIBER (1885) beschreibt diese Anomalie bei einem 10 Wochen alten Knaben. In dem Falle von LANDSBERG (1886) war bei einem 11 Jahre alten Kinde eine Fistel vorhanden, die eine unregelmäßig gestaltete Öffnung und überhäutete kallöse Ränder zeigte. ELSCHNIG (1906) beschreibt drei Fälle; in einem konnte er den anatomischen Befund geben.

Therapie. In den meisten Fällen wird es wohl nötig sein, um eine Heilung zu erzielen, den Fistelgang operativ zu entfernen. Zweifellos heilt aber manchmal die Fistel auch spontan oder bei konservativer Behandlung aus. ELSCHNIG (1906) hat einer 33jährigen Frau beide Fisteln mit sofortigem gutem Erfolg operativ entfernt. DUPUYTREN (1909) hat durch Sondieren des Tränennasenkanals und energische Kauterisation die Fisteln zum Verschluß gebracht, in dem Falle von EMMERT (1876) schloß sich die Fistel nach Sondieren der Tränenwege und Betupfen der Fistel mit Höllenstein.

Entstehungsweise der Fisteln. Daß sich die Fistel aus einer angeborenen Phlegmone des Tränensackes entwickeln würde, ist deshalb nach PETERS (1909) ganz unwahrscheinlich, weil intrauterine Phlegmonen des Tränensackes zu den allergrößten Seltenheiten gehören. Allerdings nehmen CAILLAUD (1906) und COSMETTATOS (1906) diese Ursache an.

Ich möchte glauben, daß eine schon in den ersten Lebenstagen beobachtete Fistel als eine wirkliche Mißbildung aufgefaßt werden muß, während bei Kranken, die erst im späteren Leben mit der Angabe, sie hätten das Leiden schon von Kindheit auf, wohl auch die andere Möglichkeit der Entstehung in sehr früher Jugend nicht abzulehnen ist.

Daß es sich in vielen Fällen wirklich um eine angeborene Mißbildung handelt, beweist der anatomische Befund von ELSCHNIG (1906). Er fand an dem herausgenommenen Fistelgang die Epidermis kolossal verdickt, je weiter er nach innen kommt, um so dünner wird das Epithel. Zwischen dem Epithel finden sich zahlreiche cilienähnliche Haare. Wäre dieser Fistelgang nach einer Phlegmone entstanden, würden sicher diese Haare fehlen. Auch ich konnte eine solche anatomische Untersuchung einer Fistel ausführen. Ich gebe hier die Beschreibung:

Es handelte sich um ein 20 jähriges Mädchen, bei welchem nach ihrer Angabe seit dem zweiten Lebenstage auf der linken Seite neben der Nase eine kleine Öffnung war, aus welcher häufig Tränen und etwas Schleim herauskamen. Beim Spülen von dem unteren Tränenröhrchen aus spritzte die Flüssigkeit in einem Strahl aus der Fistelöffnung heraus. In die Nase floß nichts ab. Es wurde nun die Tränensackoperation nach Toti ausgeführt, die ganze Fistel bis an den Tränensack excidiert und alles genäht. Die Heilung erfolgte per primam, das Tränen ist beseitigt, die Spülflüssigkeit läuft glatt in die Nase ab. (Nachuntersuchung nach $^1/_4$ Jahr.)

Anatomische Beschreibung der Fistel. Um die äußere Öffnung der Fistel sieht man die gewöhnliche Haut mit undurchsichtigem Plattenepithel. Bei *a* geht dieses Plattenepithel in ein mehr kubisches Epithel über. Die Oberfläche hat über dem gewöhnlichen Plattenepithel eine leicht verhornte Schicht, die über dem kubischen Epithel fehlt. Die Epithelschicht bleibt im ganzen Fistelgang gleich dick (bis zu 20 Zellen übereinander). Haare oder Drüsen habe ich in dem Fistelgang nicht gefunden. Der Fistelgang sieht ganz aus wie ein Tränenröhrchen (Fig. 18).

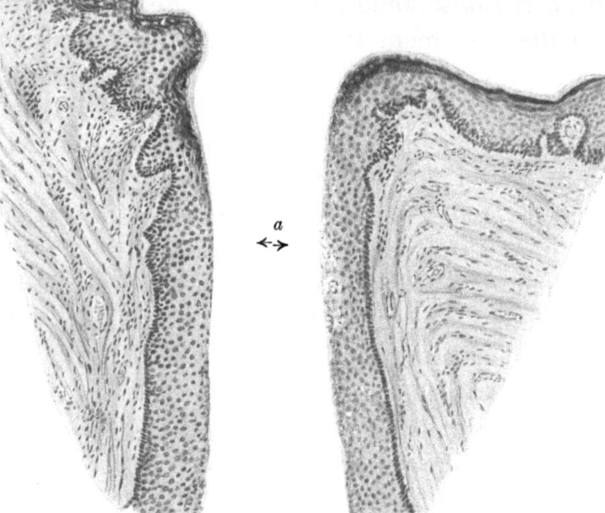

a Fig. 18. Angeborene Tränensackfistel.
←→ Übergang des Plattenepithels in kubisches Epithel.

Komplikationen sind nur in einem Falle von Elschnig (1906) beobachtet. Bei seiner Kranken ging von dem Fistelgang ein Gesichtserysipel aus.

Daß bei Hasenscharten und Gesichtsspalten Öffnungen vom Tränensack in diese Spalten vorhanden sein können, ist klar. Solche Fälle sind von Harmann (1902), Kraske (1909), van Duyse (1909), und Rutten (1909) beschrieben.

Literatur.

1841 v. Ammon: Klinische Darstellungen der Krankheiten und Bildungsfehler des menschlichen Auges. Teil 3, Taf. 16, Fig. 16 u. S. 24. Berlin. — Himly: Die Krankheiten und Mißbildungen des menschlichen Auges. Taf. I. Berlin: Aug. Hirschwald.

1873 Terson: Deux cas de fistule lacrymale congénitale. Presse méd. de Belge p. 227. (Zitiert nach Mich.-Nagels Jahresber. S. 213.)

1874 Agnew: A case of double, extremely minute, and apparently congenital lacrymal fistula. Transact. of the Americ. ophth. soc. p. 209.

1876 Emmert: Ophthalmologische Mitteilungen. Arch. f. Augenheilk. Bd. 5, S. 400.

1878 Adler: Bericht über die Behandlung der Augenkranken im k. k. Krankenhaus Wieden und im St. Josephs-Kinderhospital.

1884 Rider, W.: A case of congenital fistula sacci lacrymalis. Arch. of ophth. Vol. 13, p. 263. (Zitiert nach Mich.-Nagels Jahresber. S. 612.)

1885 Schreiber: Kongenitale Tränensackfistel. 3. Jahresber. d. Augenheilanst. Magdeburg S. 27.

1886 Landsberg: Zur Kenntnis der angeborenen Anomalien des Auges. Klin. Monatsbl. f. Augenheilk. Bd. 24, S. 399.

1891 Vossius, A.: Ein Beitrag zu den kongenitalen Affektionen der Tränenwege. Beitr. z. Augenheilk. Bd. 1, S. 81.

1894 Armeignac: Histoire d'une fistule lacrymale ancienne rebelle. Recueil d'ophth. p. 206. — Wood, C. A.: Congenital bilateral and symetrically placed fistulae of the lacrymal sacs. Arch. of ophth. p. 25.

1895 Roy, Danbar: Fistulae of the lachrymal sac. Americ. journ. of ophth. p. 161.

1900 Grimsdale: Double congenital lacrimal fistulae. Ophth. rev. p. 330.

1901 Merlin: Beiderseitige kongenitale Tränensackfisteln. Wien. med. Wochenschr. Nr. 15.

1902 Dalén: Ett fall of dubbelsidig, congenita tärräcks fistel. Hygiea, Februar. — Harmann: Zwei Fälle von Gesichtsspalten. Mich.-Nagels Jahresber. S. 270. Lundsgaard: Über doppelseitige angeborene Tränenfisteln. Hospitaltidende S. 705. Ref.: Mich.-Nagels Jahresber. S. 270.

1904 Dalén: Ein Fall von doppelseitiger kongenitaler Tränensackfistel. Widmarks Mitt. a. d. Augenklinik Stockholm Bd. 5, H. 1. — De Ridder: Angeborene Tränensackfistel. Belg. ophth. Ges., 27. Nov. Ophth. Klinik 1905, Nr. 19.

1906 Caillaud: Fistule congénitale du sac lacrymal. Arch. d'ophth. T. 26, p. 167. — Cosmettatos: Über einige angeborene Anomalien der Tränenwege. Arch. f. Augenheilk. Bd. 55, S. 362. — Elschnig: Angeborene Tränensackfistel. Klin. Monatsbl. f. Augenheilk. Bd. 44, 1, S. 57.

1909 Peters: Die angeborenen Fehler und Erkrankungen des Auges S. 204. Bonn: Cohen. — Kraske, van Duyse und Rutten: zitiert nach Peters (1909). — Dupuytren und Scarpa: zitiert nach Vossius (1891).

2. Entzündung des Tränensackes (Dakryocystitis).

Bei der enormen Zahl der Veröffentlichungen über die Erkrankung des Tränensackes ist es ganz unmöglich, alle einschlägigen Arbeiten zu zitieren. Ich beschränke mich deshalb in der Bearbeitung dieses Kapitels darauf, die rein kasuistischen Mitteilungen, die kein so großes Interesse beanspruchen, zu übergehen und nur die wirklich eingehenden Arbeiten zu referieren und ausgiebig zu verwerten.

Klinische Symptome der Tränensackentzündung. Eine leichte entzündliche Reizung der Tränensackwand ist sicher recht häufig. Schon beim ganz gewöhnlichen Schnupfen klagen viele Kranke über ein lästiges Tränen. Da häufig die Bindehaut ganz reizlos ist, da auch manchmal eine reflektorische Reizung des Auges von der Nase aus das Tränen nicht verursacht, so kann man nur annehmen, daß eben die Tränensackschleimhaut besonders auch im Tränennasenkanal geschwollen ist, daß dadurch der Tränenstrom etwas behindert wird und so das lästige Tränen entsteht. Mit dem Verschwinden des Schnupfens verschwindet auch diese Erscheinung wieder von selbst.

Wenn die Schwellung des Tränennasenkanals etwas stärker wird, wenn also der Abfluß der Tränen noch mehr gestört wird, so sammeln sich Tränen in dem sogenannten Tränensack und es ist möglich, diese Tränen bei Druck auf den Sack nach oben, nach den Röhrchen zu wieder herauszupressen. Eine solche Stauung von Flüssigkeit im Tränensack ist immer als etwas Krankhaftes anzusehen, aus dem normalen Sack lassen sich Tränen nie ausdrücken, er ist leer.

Die Flüssigkeit, die man aus einem solchen ganz wenig gereizten Sack ausdrücken kann, ist im Anfang beinahe klar, man findet mikroskopisch nur ganz wenige zellige Elemente darin, die aus abgestoßenen Epithelien und einzelnen Leukocyten bestehen.

Die Flüssigkeit selbst ist stärker alkalisch als die normalen Tränen (Schirmer, 1916).

Wird der Tränennasenkanal nicht bald wieder durchgängig, so nimmt diese Flüssigkeit bald eine mehr eitrige Beschaffenheit an. Man findet dann mikroskopisch massenhaft Leukocyten und bald auch eine reiche Bakterienflora (siehe darüber später).

Auch jetzt noch kann der Tränennasenkanal wieder durchgängig werden und der Krankheitsprozeß ausheilen.

Bleibt aber die Störung bestehen, bleibt also der Tränennasengang undurchgängig, so kann auch die Eiterung im Tränensack selbst in unveränderter Weise wochen- und monatelang unverändert fortbestehen. Die Kranken gewöhnen sich, besonders Leute, die überhaupt weniger auf sich selbst achten, an den Zustand. Das Auge tränt fortgesetzt oder doch bei jedem Reiz, der Kranke wischt andauernd die Tränen ab, dadurch wird das Unterlid mechanisch in eine falsche Stellung gebracht, es entsteht ein Ectropium. Diese Veränderung muß aber nicht eintreten, ich habe besonders jüngere Leute mit einer jahrelang bestehenden Tränensackeiterung gesehen, bei welchen die Lider ganz normal standen.

In anderen Fällen tritt eine Hautreizung ein, es entwickelt sich eine Lidrandentzündung, ein Ekzem der Haut, die nicht zu heilen sind, solange immer wieder der Eiter über die Haut und die Bindehaut gewischt wird.

Was für große Gefahren diese fortgesetzte Eiterung für den Augapfel selbst in sich trägt, wird unten besonders besprochen.

Wenn der Verschluß des Tränennasenkanals längere Zeit — Wochen und Monate — besteht, so kommt es häufig vor, daß der Tränensack selbst größer wird, daß er sich dehnt. Diese Erscheinung kommt wohl daher, daß das Rückströmen der Tränen in die Röhrchen und die Bindehaut sicher nicht ganz leicht geschieht. Es muß ein, wenn auch nur sehr gering wirkender Ventilverschluß der Tränenröhrchen vorhanden sein. Davon kann man sich häufig leicht überzeugen. Man sieht schon beim Betrachten des Kranken hinter dem Ligamentum canthi internum eine leichte Vorwölbung. Wenn man diese Gegend betastet, fühlt man eine mehr oder weniger gespannte Blase. Auf Druck, der in manchen Fällen gar nicht ganz gering sein muß, entleert sich aus dem oberen oder unteren Tränenröhrchen eine Menge Eiters.

Es ist wohl nur schwer zu verstehen, daß die pralle Füllung des Tränensackes in solchen Fällen durch ein Nachströmen der Tränen aus dem Bindehautsack entsteht. Viel leichter kann man sich diese Füllung dadurch entstanden denken, daß durch die Reizung des im Tränensack enthaltenen bakterien- und toxinhaltigen Inhalts von den Wänden her eine Sekretion erfolgt, die den Sack immer mehr füllt.

Diese Spannung, die dann in dem Tränensack entsteht, führt zu einer Dehnung des Sackes.

Es können sogar Divertikel des Sackes entstehen, die aber ohne andere Hilfsmittel klinisch nicht ohne weiteres festgestellt werden können. Da es aber für die Behandlung wichtig ist, solche Divertikel schon vor Einleitung der Behandlung zu erkennen, empfiehlt es sich nach dem Vorschlag von v. Szily (1914, 1916, 1920) in verdächtigen Fällen den Sack nach Füllung mit einem schattengebenden Brei mit Röntgenstrahlen zu photographieren.

Manchmal wird die Ausdehnung des Sackes sehr groß: Es sind Cysten bis zu Kleinhühnereigröße beschrieben.

Auch die Haut über der Cyste kann dünner werden, so daß die Cyste bläulich durchschimmert.

Solche Veränderungen sind unter den verschiedensten Namen beschrieben: Hydrops s. l. (Anel, 1909), Hernia s. l. (Heister, 1911), Atonia s. l. (Himly, 1914), Mucocele s. l. (Makenzie, 1914), Dakryocystoblennostasis (Schirmer, 1916).

Es kann vorkommen, daß die Ektasie des Sackes so groß wird und sich nach hinten ausdehnt, daß sogar ein Exophthalmus dadurch entstehen kann (FUCHS, AXENFELD).

In anderen Fällen wird der Knochen zum Schwund gebracht, so daß man an Stelle der Fossa lacrimalis eine tiefe Grube fühlt. In solchen Fällen kann dann der Knochenrand an der Orbita ganz scharf werden, der temporale Rand der Fossa lacrimalis bildet sich zu einer scharfen Spitze aus.

Wenn man auf den Sack drückt, so kommt es vor, daß sich der Inhalt nicht ausdrücken läßt, weder nach oben noch nach unten. Sehr häufig ist damit aber noch nicht bewiesen, daß die Tränenröhrchen obliteriert wären. Es gelingt ganz leicht, eine stumpfe Sonde durch das untere oder obere Tränenröhrchen in den Sack vorzuschieben, und dann entleert sich, wenn man die Sonde wegnimmt, der Eiter leicht aus dem Röhrchen. Wenn man den Vorgang genau verfolgt, so wird man finden, daß beim Einführen der Sonde neben dieser etwas Eiter herauskommt, der vorher ziemlich gespannte Sack wird weich, und nun strömt der Eiter aus dem Röhrchen nach, es muß also durch die Spannung ein gewisser Ventilverschluß in dem Röhrchen entstanden sein, der bei Weicherwerden des Sackes verschwindet.

In anderen Fällen entleert sich der Sack auf Druck in die Nase. Man muß einen ziemlich energischen Druck auf den Sack ausüben, plötzlich hat man den Eindruck, die Blase gibt nach und der Inhalt läuft aus der Nase ab. Hier muß ein ganz ähnlicher Ventilverschluß nach der Nase zu vorhanden sein, der durch erhöhten Druck gesprengt wird. Manche solcher Kranken kennen diese Erscheinung bei sich und drücken den Sack öfters nach der Nase hin aus.

Die Flüssigkeit selbst, die der Sack enthält, ist fast nie ganz klar. Sie ist mehr oder weniger getrübt, und enthält fast immer zellige (Epithelzellen, Leukocyten) Elemente.

Ich habe gefunden, daß in Tränensäcken, die sich leicht nach oben ausdrücken lassen, bei welchen also immer eine Verbindung mit der Bindehaut besteht, der Inhalt fast immer eitrig und mikroorganismenhaltig ist. Ist dagegen der Sack nach oben und unten abgeschlossen, so kann es vorkommen, daß der Inhalt fast klar, ja manchmal beinahe steril ist. Nur so kann man verstehen, daß diese cystenartigen Bildungen ohne jede Entzündung jahrelang bestehen können.

Neben dieser Art der Entwicklung einer Tränensackeiterung kommt es aber auch vor, daß ganz plötzlich eine Entzündung entsteht, die sich auf das den Tränensack umgebende Gewebe fortsetzt, daß sich also eine Tränensackphlegmone entwickelt.

In anderen Fällen bleibt an Stelle des Durchbruchs des Eiters eine kleine Fistelöffnung, aus welcher immer wieder ein Tropfen Tränenflüssigkeit oder Eiter abfließt. Diese Fistel kleidet sich dann mit Epithel aus und heilt nicht mehr aus. (Über Komplikationen der Tränensackeiterung siehe eigenes Kapitel, hier ist der ganz typische unkomplizierte Verlauf geschildert.)

Ein Kranker, der eine Tränensackeiterung hat, ist nie sicher vor einer solchen Phlegmone.

Manchmal tritt ganz plötzlich eine Schwellung in der Gegend des Tränensackes auf, das Allgemeinbefinden ist nicht selten durch Kopfschmerzen und Fieber gestört. Das Fieber kann sehr hoch werden. Beim Betasten der geschwollenen Gegend empfindet der Kranke Schmerzen. Die Haut über der Schwellung rötet sich, wird teigig, ödematös.

Die Schwellung kann sich auch auf die Orbita fortsetzen, so daß sogar eine Protrusio bulbi eintreten kann. Nach einiger Zeit — schon nach ein oder mehreren Tagen kann sich Fluktuation einstellen, die aber auch fehlen kann. Die Verfärbung der Haut wird an einer Stelle zuerst braunrot, dann gelblich, es wird unter der Epidermis Eiter sichtbar, der Eiter bricht nach außen durch, und damit hat der Prozeß seinen Höhepunkt überschritten. In den meisten Fällen geht jetzt die Schwellung zurück, die Eiterung läßt nach und verschwindet, damit scheint eine Ausheilung eingetreten zu sein.

In den meisten Fällen bleibt aber die Undurchgängigkeit des Tränensackes bestehen, bei genauer Untersuchung kann man aus dem Sacke immer noch Eiter ausdrücken oder ausspülen.

Solche Phlegmonen können sich dann im Laufe der Zeit öfters wiederholen.

Manchmal findet man schon, nachdem die erste Phlegmone abgeheilt ist, meist aber erst nachdem mehreremal eine solche Eiterung stattgefunden hat, daß sich aus dem Tränensack nichts mehr ausdrücken läßt, daß auch beim Spülen Flüssigkeit in den Tränensack nicht mehr eindringt, daß also der Tränensack obliteriert ist. Eine solche Spontanheilung ist aber relativ selten. In diesen Fällen muß man annehmen, daß die ganze Tränensackwand nekrotisch abgestoßen ist und damit der Tränensack verschwindet.

Diagnose der Tränensackeiterung. Wenn ein Kranker mit Klagen über Tränenträufeln zum Arzt kommt, so muß dieser immer mit der Möglichkeit rechnen, daß es sich um eine Verstopfung des Tränennasenkanals und Tränensackerkrankung handelt. Entleert sich beim *Druck* auf den Tränensack Eiter aus einem der Tränenröhrchen, so ist die Diagnose fast sicher. Nachdem nun die Bindehaut unempfindlich gemacht ist, führt man nach leichter Erweiterung des unteren oder oberen Tränenröhrchens eine feine stumpfe Kanüle in das Röhrchen ein und injiziert einige Tropfen einer dünnen Novokain-Suprareninlösung. Dann wartet man einige Minuten und spült mit physiologischer Kochsalzlösung nach. Nun entleert sich, wenn der Tränennasenkanal verschlossen ist, die meist mit Eiter vermischte Spülflüssigkeit aus dem anderen Tränenröhrchen.

Ist die Tränensackeiterung nur durch eine Schwellung der Schleimhaut des Tränennasenkanals bedingt, so wird die Flüssigkeit nach einiger Zeit in die Nase abfließen.

Bleibt aber der Tränennasenkanal auch jetzt ganz undurchgängig, kann man annehmen, daß es sich um einen Verschluß handelt. Ich bin mit KUHNT und vielen anderen Autoren durchaus einverstanden, daß das Sondieren des Tränennasenkanals zu diagnostischen Zwecken, besonders wenn die Tränensackeiterung frisch ist, nicht zu empfehlen ist. Ich kann auch SONDERMANN (1923) und NEUNHÖFFER (1919) nicht beipflichten, die mit der Sonde außerordentlich häufig, auch bei frei durchspülbarem Duktus und ohne Retention Verengerungen zu finden glauben, und die deshalb die Sonde auch bei Bindehautleiden sehr oft anwenden. Auch mit dem Spülen bei jedem Bindehautkatarrh (NEUNHÖFFER) kann ich mich nicht einverstanden erklären.

In manchen Fällen (PETERS, 1899, siehe später) besteht eine Art Ventilverschluß an der Einmündungsstelle der Tränenröhrchen in den Tränensack, so daß ein Rückfließen der Flüssigkeit nicht stattfindet. Dieser Verschluß kann leicht dadurch beseitigt werden, daß man mit einer stumpfen Sonde — aber nur — bis in den Tränensack eingeht. Nach dem Zurückziehen der Sonde wird der Eiter austreten.

Während bei der unkomplizierten Tränensackentzündung und Eiterung eine Fehldiagnose kaum gestellt werden kann, ist das bei phlegmonösen Prozessen in der Gegend des Tränensackes doch möglich. Sowohl eine nach außen durchgebrochene Stirnhöhleneiterung als eine Siebbeinzelleneiterung, ja sogar eine Kieferhöhleneiterung kann hier zu Täuschungen Veranlassung geben.

Handelt es sich um eine Phlegmone, die noch nicht nach außen durchgebrochen ist, so kann es in manchen Fällen wirklich schwierig sein, die Ursache der Eiterung zu finden.

Die Schwellung der ganzen Gegend, die große Schmerzhaftigkeit macht das Spülen fast zur Unmöglichkeit.

Hier ist eine genaue Nasenuntersuchung, eine Röntgenaufnahme geradezu unerläßlich.

Die Stirnhöhleneiterung bricht meist über dem Ligamentum canthi internum durch, die Siebbeinzelleneiterung etwas mehr nasalwärts, während die Tränensackeiterung in den meisten Fällen unter dem Ligamentum canthi internum etwas temporalwärts ungefähr unter dem unteren Tränenpünktchen nach außen sich entleert. Es kommen da aber auch Verschiedenheiten vor.

Ist der Durchbruch erfolgt, die Schwellung etwas zurückgegangen, so gelingt es in den allermeisten Fällen leicht, Flüssigkeit in den Tränensack einzuspritzen, die bei einer vom Tränensack ausgehenden Phlegmone dann durch die Fistelöffnung abläuft.

Wie aus den Veröffentlichungen von PETERS, KUHNT, MIROW u. a. m. hervorgeht, ist bei der phlegmonösen Entzündung des Tränensackes eine Beteiligung einer Nasennebenhöhle nicht so selten. Es muß also in allen phlegmonösen Fällen eine Nasenuntersuchung, eine Röntgenaufnahme gemacht werden.

In andern Fällen bleibt an Stelle des Durchbruchs des Eiters eine kleine Fistelöffnung, aus welcher immer wieder ein Tropfen Tränenflüssigkeit oder Eiter abfließt. Diese Fistel kleidet sich dann mit Epithel aus und heilt nicht mehr aus. (Über Komplikationen der Tränensackeiterung siehe eigenes Kapitel, hier ist der ganz typische unkomplizierte Verlauf geschildert.)

Röntgendiagnose von Tränensackerkrankungen. Eine ganz besondere Stellung in der Möglichkeit, Veränderungen im Tränensack festzustellen, nimmt die Röntgendiagnostik ein. Sie würde sicher in viel weitgehenderem Maße, als das bis jetzt geschehen ist, angewandt worden sein, wenn nicht der hohe Preis dieser Untersuchung viele Autoren abgehalten hätte, solche Aufnahmen zu machen.

Nachdem nur zwei kurze Mitteilungen von EWING (1909) und AUBARET (1911) ohne Abbildungen aus den Jahren 1909 und 1911 vorlagen, hat v. SZILY dieses Gebiet systematisch bearbeitet. Er hat ein von dem früheren verschiedenes eigenes Verfahren angewandt: Vor der Aufnahme wird ein dünnerer oder dickerer Brei aus Thorium oxydatum (MERCK) und säurefreiem Paraffinum liquid. purissimum angerührt. Bei leicht durchgängigen Abflußwegen muß der Brei etwas dicker, bei Stenosen oder Obliterationen des Tränennasenkanals darf er dünner genommen werden. Nachdem die Bindehaut unempfindlich gemacht ist, wird der Brei mit einer gewöhnlichen Tränensackspritze mit stumpfem, dünnem Ansatz eingespritzt. Es wird so lange eingespritzt, bis der Kranke die Masse in der Nase fühlt oder ein Teil *aus dem* anderen Tränenröhrchen wieder zum Vorschein kommt.

Dann werden womöglich zwei Aufnahmen gemacht, eine von der Seite und eine von hinten.

Nach der Aufnahme soll der Brei wieder entfernt werden, bei durchgängigem Tränennasenkanal entleert sich der Brei meist von selbst in 1—2 Stunden, man kann aber auch die Tränenwege etwas massieren oder mit Cocain-Adrenalinlösung durchspülen und so die Masse leicht entfernen. Bei vollständigem Verschluß des Tränennasenkanals entleert sich die Masse von selbst erst nach einigen Tagen, auch hier ist sie mit Spülungen mit physiologischer Kochsalzlösung leicht zu entfernen. Obgleich auch ein Eindringen der Masse in die Umgebung nicht gerade zu Komplikationen führt, warnt v. Szily davor, einen zu hohen Druck anzuwenden.

Soll der Tränensack nachher operativ entfernt werden, so soll man nach der Aufnahme einige Tage warten.

Rauch (1919) empfiehlt zur Füllung des Sackes einen Wismutbrei anzuwenden; mit Thorium oxydatum bekommt man aber nach v. Szily einen dichteren Schatten, auch hat er nur eine Aufnahme nach Art der Aufnahmen der Rhinologen für die Diagnose der Nasennebenhöhlen gemacht. v. Szily bleibt bei der Empfehlung zweier Aufnahmen. van Gaugelen (1919) nimmt als Schattenspender einen Brei von Bariumsulfat und macht die Aufnahme ähnlich wie Rauch.

Resultate dieser Untersuchungsart. Schon nach den wenigen Mitteilungen, die bis jetzt vorliegen, scheint es mir, daß diese Untersuchungsmethode später manches Neue noch bringen wird.

Nach v. Szily (1914) bekommt man 1. ein gutes, den natürlichen Verhältnissen nahekommendes Bild vor allem von der Konfiguration der Tränenabflußwege und ihren Beziehungen zu den anliegenden Knochenteilen. 2. Wertvoll erscheint die Anwendung der Methode überall dort, wo es sich um pathologische Formveränderungen, Erweiterungen und Stenosen der Tränenwege handelt und 3. ist sie wohl auch dazu berufen, zur genaueren Beurteilung der Indikationen für operative Maßregeln an den Tränenwegen und ihrer Erfolge beizutragen. Hier ist es besonders die Indikation der Operationsart, Exstirpation des Sackes oder Dakryocystorhinostomie bzw. nasale Methode der Operation nach Polyak-West, die durch dieses Verfahren vorher bestimmt werden kann.

Über einen nur mit dieser Methode feststellbaren Befund berichtet später v. Szily (1920). Er hat bei zwei Fällen eine sogenannte „Fistula sacci lacrimalis interna" nachgewiesen, d. h. eine Öffnung des Tränensackes nicht durch den Ductus nasolacrimalis, sondern durch einen neuen Weg in die Nase. Er nimmt an, daß eine solche

Fistel auf verschiedene Weise entstehen kann: 1. Siebbeinzellenempyeme, die die mediale Sackwand arrodieren, oder 2. der Entzündungsprozeß ist primär im Tränensack, greift auf die Nachbarschaft über, arrodiert den Knochen und führt dann zur Fistelbildung in die Nase.

Eine solche Fistel kann — wie eine Operation von Polyak-West — zu einer Spontanheilung der Tränensackentzündung führen, weil die Fistelbildung gerade da entstehen kann, wo auch das Loch bei dieser Operation gemacht wird.

Van Gaugelen (1919) hat ektatische Tränensäcke mit Röntgenstrahlen untersucht, besondere Ergebnisse sind nicht berichtet, ebensowenig kann ich aus den Mitteilungen von Ewing (1909), Aubaret (1911), Salzer (1918) und Rauch (1919) über neue, grundlegend wichtige Befunde berichten.

Literatur zur Röntgenuntersuchung.

1909 Ewing: Röntgen ray demonstrations of the lachrymal abscess cavity. Americ. journ. of ophth. p. 1.

1911 Aubaret: Emploi de la radiographie dans la sémiologie des voies lacrymales. Recueil d'ophth. T. 33, p. 172.

1914 v. Szily, A.: Röntgendiagnostik der Erkrankungen der Tränenwege. Dtsch. med. Wochenschr. Nr. 11. Ref.: Klin. Monatsbl. f. Augenheilk. Bd. 52, S. 547. — Derselbe: Die Pathologie des Tränensackes und des Ductus nasolacrimalis im Röntgenbild. Ebenda Bd. 52, S. 847.

1916 v. Szily: Die Pathologie der Tränenwege im Röntgenbild. Heidelb. ophth. Ges. Bd. 40, S. 410.

1918 Rönne, H.: Demonstration einer Striktur des Tränenkanals. Ref.: Klin. Monatsbl. f. Augenheilk. Bd. 60, S. 649. — Salzer: Die Röntgenstrahlen in der Augenheilkunde. Rieder u. Rosenthal, Lehrb. d. Röntgenkunde.

1919 van Gaugelen: Het Röntgenonderzoek der traanwegen. Nenderlandsch tijdschr. v. geneesk. 1918. S. 1602. Ref.: Klin. Monatsbl. f. Augenheilk. Bd. 62, S. 274. — Rauch: Die Beurteilung der Tränenwegerkrankung nach photographischen Aufnahmen. Wien. klin. Wochenschr. S. 503. Ref.: Klin. Monatsbl. f. Augenheilk. Bd. 63, S. 256.

1920 v. Szily: Zur Pathologie der Tränenwege im Röntgenbild. Klin. Monatsbl. f. Augenheilk. Bd. 64, S. 31.

1921 Gaugelen: X-ray examination of tear passages. Acta Oto-Lar. v. 2. p. 391.

1922 Campbell, Carter and Doub: Roentgen ray studies of the nasolacrimal passageways. Arch. of ophth. T. 51, No. 5, p. 462. —

1923 Bockstein, T.: Über Radiographie der tränenableitenden Wege. Rußki Ophthalm. Journal Bd. 2, Nr. 4, S. 399.

Rollet und Bussy (1923) haben seit Jahren bei der Herausnahme des Tränensackes diesen im Zusammenhang mit dem Ductus nasolacrimalis entfernt und zeigen nun an der Hand dieser Präparate an sehr hübschen schematischen Zeichnungen den Sitz der Strikturen und Verschlüsse, ferner die Art der Ektasien, die Lage der *Fistelöffnungen* in der Sackwand. Sie kommen zu ganz ähnlichen

Resultaten, die v. SZILY an den Röntgenbildern schon am Lebenden zeigen kann.

Sie fassen ihre Ergebnisse ungefähr folgendermaßen zusammen: Faltungen der Schleimhaut der Tränenwege sind sehr verschieden, meist bestehen sie aus embryonalen Resten. In 43 % der Fälle besteht ein Totalverschluß. In diesen Fällen ist das Sondieren zwecklos. Der Hauptsitz der entzündlichen, degenerativen oder hyperplastischen Veränderungen ist das nasale Ende des Tränennasenkanals.

Sie sind der Ansicht, daß nicht die Obliteration des Tränennasenkanals zu der Ektasie des Sackes führt, sondern trophoneurotische Vorgänge erweitern Kanal und Sack.

So eingehend und beweisend diese Untersuchungen sind, sie bestätigen nur unsere schon längst zum Allgemeingut gewordenen Ansichten. Nur kann ich mich nicht den Ausführungen anschließen, die sich auf die Ursache der Ektasie des Sackes beziehen. Ich möchte doch annehmen, daß in den meisten Fällen die Füllung des Sackes, die geradezu unter Druck stehen kann, langsam zur Dehnung des Sackes führt. Ich glaube, daß zum Zustandekommen einer solchen Ektasie trophoneurotische Vorgänge nicht ohne weiteres nötig sind.

Ursachen der Tränensackeiterung. (Über Tuberkulose und Syphilis des Tränensackes siehe besonderes Kapitel.)

In größeren Statistiken wird von KUHNT (1891) und HERTEL (1899), REHR (1894) darauf hingewiesen, daß bei Frauen Tränensackeiterungen häufiger vorkommen als bei Männern. Eine Erklärung dieser Tatsache wird nicht versucht.

Die Entzündung des Tränensackes kann entstehen einmal durch Schädigungen, die von oben und dann solche, die von unten, von der Nase her auf ihn wirken.

REHR (1894) hat unter der Anleitung von VOELCKERS die Fälle der Kieler Klinik zusammengestellt und kommt zu der Ansicht, daß die Tränensackeiterung häufiger als man gewöhnlich annehme daher komme, daß Fremdkörper in den Tränensack eindringen. Er selbst hat einmal in einem gespaltenen Tränensack eine Cilie gefunden, die quer im Sack lag und an beiden Enden in Granulationsgewebe eingebettet war. Auch die ganze untere Hälfte des Sackes war mit solchen Granulationen bedeckt. REHR ist der Ansicht, daß bei der Enge des Ductus nasolacrimalis schon kleine Fremdkörper eine solche Entzündung verursachen könnten und daß solche Fremdkörper bei der Untersuchung des Sackes eben häufiger übersehen werden. Ich selbst habe in vielen hundert untersuchten Tränensäcken einen solchen

Fremdkörper nicht gefunden. Auch von anderer Seite liegt eine Bestätigung dieser Ansicht nicht vor.

Andere Fremdkörper als Ursache einer Tränensackentzündung. Eine ganz seltene Ursache von Tränensackeiterung beschreibt HAFFNER (1880). Er hat bei einem Kinde, das an Stickhusten litt, aus dem unteren Tränenpunkt einen Spulwurm von der Länge von 30 mm entfernt. Er glaubt, daß der Wurm beim Erbrechen in die Nasenrachenhöhle und von da durch den Tränennasenkanal in den Tränensack gekommen sei.

HERRENSCHWAND (1922) findet im mikroskopischen Schnitt eines herausgenommenen Tränensackes die Pharynxgegend einer Dipterenlarve.

MEYER beschreibt einen Fall, wo aus dem erweiterten Tränensack ein Cholestearinstein entfernt wurde. Die betreffende 24jährige Patientin hatte $2\frac{1}{2}$ Jahre vorher eine Kontusion der Tränensackgegend erlitten. M. nimmt an, daß damals ein Bluterguß in den Tränensack erfolgt sei, welcher den Kristallisationspunkt für die Cholestearinkristalle gebildet hat. Der Stein wurde durch Incision des Tränensackes entfernt, derselbe dann wieder zugenäht, es erfolgte vollständige Heilung.

Literatur.

1880 HAFFNER: Seltene Verirrung eines Spulwurms von 3 cm Länge, der im linken unteren Tränenpunkte bei einem an heftigem Stickhusten leidenden Kinde erschien. Berlin. klin. Wocheuschr. Nr. 24.

1898 MEYER, TH.: Ein Fall von Bildung eines Cholestearinsteines im Tränensack mit konsekutivem Hydrops desselben. Ophth. Klinik Bd. 2, S. 104.

1922 HERRENSCHWAND: Tränensackentzündung, hervorgerufen durch eine Dipterenlarve. Frankfurter Zeitschr. f. Path. Bd. 28. H. 3, S. 588.

CROSSOUARD (1894) hat einen vergrößerten Tränensack incidiert, dabei entleerten sich ein Dutzend Larven von Lucilia hominivorax, die nach seiner Ansicht aber von der Nase aus in den Tränensack eingedrungen waren. LAVAGNA (1914) fand bei einer 60jährigen Bäuerin, die seit 1 Jahr Tränenträufeln und einen Tumor lacrimalis hatte, als er eine Strikturektomie machte, einen 15 mm langen Wurm im Tränensack, der sich lebhaft bewegte. Es handelte sich um ein Distomum felineum. Da die Kranke sonst ganz gesund war, nimmt LAVAGNA eine direkte Infektion des Auges an.

Ob ein Katarrh der Bindehaut sich auf den Tränensack fortsetzen kann, ist zweifelhaft. SCHIRMER (1877) gibt in der 1. Auflage dieses Handbuches folgendes an: Es steht fest durch pathologisch-anatomische Untersuchungen und ist auch nach Spaltung der Tränensackwandung am Lebenden beobachtet worden, daß nach einem bestimmten Reize die Schleimhaut des Tränenschlauches röter und geschwellter wird und daß diese Hyperämie und Zirkulationsverlangsamung Anlaß zu Sekretvermehrung gibt. Ich kann das nur so verstehen, daß eben bei katarrhalischer Reizung der Bindehaut auch die Schleimhaut des Tränensackes hyperämisch wird. Ob sich daraus eine Eiterung im Tränensack entwickeln kann, ist für mich dadurch noch nicht bewiesen, obgleich Schirmer das annimmt.

Jedenfalls tritt eine Tränensackeiterung bei gewöhnlichen Bindehautkatarrhen, von der Bindehaut aus fortgeleitet, sehr selten ein. Eine Dakryocystitis z. B. bei einem Diplobacillenkatarrh, bei einem Pneumokokkenkatarrh, bei der Gonorrhoe ist nicht beschrieben. Gerade bei der letzteren müßte, wenn die Tränensackschleimhaut leicht zu infizieren wäre, eine Entzündung öfters beschrieben sein.

Es muß, wie Axenfeld (1907) ausführt, der Tränensack gegen diese Infektionen eine gewisse Immunität besitzen. Wenn man im Tränensackeiter alle möglichen pathogenen Keime findet, so ist damit selbstverständlich nicht bewiesen, daß die Eiterung im Sack durch eine Infektion mit diesen Keimen allein ausgelöst ist. Die Keime kommen ja sicher in den meisten Fällen erst sekundär hinein.

Ich selbst habe gesehen, daß nach einer Infektion der Bindehaut mit Gonokokken und einer daran sich anschließenden Entzündung der Nasenschleimhaut, die auch als gonorrhoisch durch den Mikroorganismennachweis sichergestellt wurde, der Tränensack, durch den die Gonokokken in die Nase gekommen sein müssen, gesund blieb. Ebenso habe ich nie bei einem akuten Katarrh der Bindehaut, der durch die verschiedensten Mikroorganismen entstanden war, eine akute Tränensackeiterung gesehen.

Nur in ganz seltenen Fällen kann man eine solche Infektion von oben als bewiesen ansehen:

Mizuo (1910) beschreibt einen solchen Fall: Ein Arzt infiziert sich bei einem Pestkranken. Es entsteht zuerst eine Schwellung mit Eiterbildung im Tränensack. Von da aus entwickelt sich eine Allgemeininfektion, der Kranke stirbt. Im Tränensack und dem Eiter finden sich Pestbacillen in Reinkultur.

Gourfein (1898) hat in dem Granulationsgewebe, das sich nach einem Durchbruch eines eitrigen Tränensackes entwickelt hatte, Rotzbacillen nachgewiesen. Da die Nase nicht miterkrankt war, kann man hier ebenso wie in dem Mizuoschen Falle annehmen, daß die Infektion von oben her erfolgt ist.

Feilchenfeld (1902) gibt die Krankengeschichte eines 3jährigen Kindes, das an einer schweren Nasendiphtherie erkrankt war, wieder.

Zu gleicher Zeit war die Gegend des rechten Tränensackes geschwollen und aus dem Tränensack ließ sich Eiter ausdrücken. Auf eine Serumeinspritzung heilte die Diphtherie der Nase rasch ab, die Tränensackeiterung verschwand. Ich möchte den Fall nicht so beurteilen, wie FEILCHENFELD, der annimmt, es hätte sich um eine Diphtherie des Tränensackes gehandelt. Ich möchte viel eher annehmen, daß durch die Schwellung des Tränennasenkanals die Tränenabfuhr behindert war und daß die Infektion des Sackes sekundär erfolgt ist. Hätte es sich um eine wirkliche Diphtherie des Sackes gehandelt, so würde sich wohl sicher ein Teil der Wand nekrotisch abgestoßen haben, und sicher wäre ein dauernder Schaden geblieben. Ebensowenig kann ich die Mitteilung von CASPAR (1902) in dem Sinne verwerten, daß das Heufieber als solches zu einer spezifischen Tränensackentzündung führt. Er hat bei einem 18jährigen Manne während eines Heufieberanfalles eine akute Tränensackentzündung entstehen sehen, die, nachdem der Tränensack aufgeschnitten und ausgespült war, wieder ausheilte. Auch hier braucht man nicht anzunehmen, daß die „Heufiebererreger den Tränensack in eine Entzündung spezifischer Art versetzen müßten" und daß auf dieser Entzündung dann eine Mischinfektion sich niederlassen würde, auch hier kann man ohne Zwang annehmen, daß eben durch die Schwellung der Nasenschleimhaut eine Verlegung des Tränennasenkanals eintrat, die zu einer Erweiterung und Infektion des Tränensackes geführt hat.

So sind also — wie ich oben schon erwähnt habe — Infektionen des sonst gesunden Tränensackes von oben her sicher außerordentlich selten.

Die Ursache der Tränensackentzündung liegt an einer Erkrankung des Tränennasenkanals, der Nase oder der Nasennebenhöhlen. Es ist ganz undenkbar, alle Arbeiten zu berücksichtigen, die sich mit der Frage des Zusammenhanges der Erkrankungen der Nase mit Tränensackeiterungen beschäftigen. Ich referiere hier nur Mitteilungen, die einen sicheren Beweis solcher Zusammenhänge bringen.

Erkrankungen der Nasenschleimhaut, die zu einer Tränensackeiterung Veranlassung geben können.

Den akuten Schnupfen als Ursache einer Tränensackeiterung finde ich erwähnt von: KUHNT (1891). Da er annimmt, daß ein bei einem akuten Schnupfen eingetretenes Tränen auf einem Verschluß des Tränennasenkanals, und zwar durch Schwellung der Schleimhaut beruhe, warnt er dringend in einem solchen Falle zu sondieren, weil man mit der Sonde unbedingt Verletzungen setze, die nicht wieder *gut zu machenden* Schaden anrichten.

BRÜCKNER (1911) schreibt, „die Fälle, bei denen infolge akuten Schnupfens eine Mitbeteiligung der Tränenwege zu verzeichnen ist, sind wohl so zu erklären, daß ein partieller oder totaler Verschluß des Ostium nasolacrimale durch entzündliche Schwellung bewirkt wird". Er meint aber, in dieser Frage sei eine exakte Erklärung, da wir anatomische Präparate so gut wie nie bekommen, nicht zu geben.

Es sind das nur zwei Äußerungen aus der enormen Zahl von Literaturangaben. Zu dieser Frage äußern sich weiter SIMI (1880), CRUHN (1888), MICHEL (1890), GRADLE (1892), GROSSMANN (1893), LUBLINER (1896), MOISONNIER (1898), HERTEL (1899), JOERSS (1899), GELLÉ (1904), AUBARET (1910). Daß einzelne Autoren nicht der Ansicht sind, daß ein akuter Schnupfen zu einer Tränenstauung führt, geht wohl daraus hervor, daß z. B. RÖMER in seinem Lehrbuch diese Ursache gar nicht anführt. Daß beim akuten Schnupfen gar nicht selten aus dem Tränensack ein Tropfen Flüssigkeit auszudrücken ist, habe ich oft gesehen. Daß dieser Tropfen deshalb im Tränensack vorhanden ist, weil eben der Abfluß nicht ganz normal ist, halte ich für sicher. Zu beweisen ist das damit, daß man in den Tränensack einige Tropfen einer Novokain-Suprareninlösung einspritzt, nach einigen Minuten ist die Schwellung der Schleimhaut beseitigt, aus dem Sacke läßt sich nichts mehr ausdrücken und der Kranke ist erstaunt, plötzlich von dem lästigen Tränen befreit zu sein. Mit dem Abklingen der Wirkung kehren alle früheren Beschwerden wieder.

In der Literatur findet man viele Mitteilungen über Nasenerkrankungen bei Tränensackentzündung. Viele dieser Mitteilungen stammen von Nasenärzten.

LUBLINER (1896) hat 94 Fälle von Tränensackeiterungen untersucht und dabei — ohne daß die Fälle irgendwie ausgesucht gewesen wären — festgestellt, daß 34 Fälle mit einer Rhinitis hypertrophica, 30 mit einer Ozaena, 8 mit Rhinitis scrophulosa, 5 mit Rhinitis catarrhalis chronica, 5 mit Degeneratio polyposa conchae inf., 3 mit Empyem der Highmorshöhle, 2 mit Lues nasi, 1 mit Tuberculosis nasi und 1 mit adenoiden Vegetationen kompliziert waren. Das heißt, es waren von 94 Fällen 89 mit Nasenerkrankungen kompliziert. LUBLINER zitiert eine Arbeit von KUBLI, der unter 210 Fällen von Tränensackerkrankungen nur 11 mal keine Nasenerkrankung festgestellt hat.

Ähnliche Mitteilungen sind von ZIEM (1887) allerdings ohne Angabe der Häufigkeit der Befunde gemacht worden. Er erwähnt noch als Ursache der Tränensackeiterung: Verstopfung des Ausführungsganges des Tränensackes durch Nasenpolypen, Fremdkörper, durch Exostosen, durch Atresie der Choanen, durch Nasenkatarrhe besonders bei adenoiden Wucherungen. FISCHER (1903) hat nach Resektion der unteren Muschel eine Cyste des Tränensackes beiderseits nach der Nase entleert. Im Gegensatz dazu hat GELLÉ (1904) bei 100 Fällen von Tränensackeiterungen, die er untersucht hat, selten eine Verengerung des Ausführungsganges gefunden. Er ist der Ansicht, daß die Tränensackeiterung durch eine direkte Infektion bedingt sei.

KUHNT (1908), der immer wieder dafür eintritt, daß die Tränensackeiterung in den meisten Fällen durch eine Nasenerkrankung bedingt sei, gibt an, daß er in über 93% der Fälle Nasenerkrankungen nachweisen könne. Auch er hat Schwellungen der unteren Muschel, Rhinitis hypertrophica, atrophicans und Ozaena häufig feststellen können. Auch RHESE (1912) findet in 10 Fällen von Tränensackeiterung immer eine Erkrankung der Nase.

Um klar sehen zu können, ob wirklich die Nasenerkrankung in vielen Fällen die Ursache der Tränensackeiterung ist, müßte einmal von einer Nasenklinik mit sehr großem Material eine genaue Statistik gemacht werden, in wie vielen Fällen bei Nasenerkrankungen Tränensackeiterungen eintreten oder gefunden werden. Erst mit einer solchen Feststellung könnte die Frage entschieden werden. Es ist ja sehr wahrscheinlich, daß die Tränensackeiterung häufig nasalen Ursprungs ist, aber die bis jetzt veröffentlichten Statistiken, die sich eben nur auf schon bestehende Tränensackerkrankungen und die dabei gefundenen Nasenerkrankungen beziehen, genügen hier nicht.

Erkrankungen der Nasennebenhöhlen, die zu Tränensackerkrankungen Veranlassung geben.

Es ist sehr merkwürdig, daß SCHIRMER (1877) die Erkrankungen der Nasennebenhöhlen als Ursache der Tränensackentzündung kaum erwähnt. Er schreibt: Dakryocystitis kann entstehen durch eine Periostitis und Ostitis der an den Tränensack grenzenden Knochen. In jener Zeit wurde den Erkrankungen der Nasennebenhöhlen in ihrer Beziehung zu Erkrankungen des Auges überhaupt nur geringe Aufmerksamkeit geschenkt. Die erste Notiz finde ich bei KUHNT (1895). Er gibt an, er hätte öfters Tränensackeiterungen bei Empyem der Kieferhöhle gesehen, und TREITEL (1900) berichtet über eine Eiterung des Tränensackes infolge Durchbruchs der knöchernen Wand der Kieferhöhle bei einer Eiterung dieser Höhle.

Die Untersuchungen dieser Zusammenhänge wurden dann aufgenommen und wesentlich gefördert durch PETERS und seine Schule (HAMMER, 1904). PETERS (1899) beschreibt vier Fälle, bei welchen er aus dem Tränensack Eiter nicht ausdrücken konnte, bei welchen *sich aber Eiter entleerte,* nachdem eine Sonde, die anscheinend eine

Membran durchbohrte, durch das Röhrchen vorgeschoben worden war. Er glaubt, daß es sich in diesen Fällen gar nicht um eine Tränensackeiterung gehandelt hat, sondern daß ein Eiterherd, der von einer entzündeten Siebbeinzelle oder der Stirnhöhle herrührte, vorhanden war. Ich glaube zwar nicht, daß diese Erklärung richtig ist. Ich habe diese Erscheinung oft feststellen können (siehe oben), ohne daß eine Eiterung neben dem Tränensack vorhanden gewesen wäre — es handelt sich um eine Art Ventilverschluß an der Einmündung des Tränenröhrchens in den Tränensack —, aber es bleibt das Verdienst von PETERS, auf diese Zusammenhänge aufmerksam gemacht zu haben.

In der Arbeit von HAMMER (1904) werden nun aus der Klinik von PETERS 90 Fälle von unkomplizierter Tränensackeiterung, die von KÖRNER genau auf Veränderungen der Nase und ihrer Nebenhöhlen untersucht worden sind, zusammengestellt. In diesen 90 Fällen war nicht ein einziges Mal eine Erkrankung einer Nasennebenhöhle festzustellen. Zweifellos ist also bei der unkomplizierten Tränensackeiterung eine Nebenhöhlenerkrankung sehr selten. Anders sind nach HAMMER die Verhältnisse bei den Phlegmonen des Tränensackes. Hier sind unter 26 Fällen 12 mal die Siebbeinzellen, 4 mal noch die Keilbeinhöhle und 1 mal auch noch die Kieferhöhle erkrankt gefunden worden. Eine Fortsetzung dieser Arbeit ist 1921 von MIROW (1921) gemacht worden.

Unter den in den Jahren 1905—1920 in der Augenklinik Rostock beobachteten 79 Fällen von Phlegmonen und Fistelbildungen des Tränensackes waren sicher mit Nebenhöhlenerkrankungen kompliziert 22 und wahrscheinlich noch 4, also 67% ohne und 33% mit Komplikationen von seiten der Nebenhöhlen. Dabei waren die Siebbeinzellen 19 mal, die Kieferhöhle 5 mal, die Stirn- und Siebbeinhöhle 1 mal und die Keilbeinhöhle 1 mal erkrankt. Die Beteiligung der Nebenhöhlen ist also bei einem großen Material nicht so groß, wie HAMMER annahm.

Etwas häufiger findet TIMM (1914) solche Komplikationen. Unter 27 Fällen von Phlegmone des Tränensackes zeigte das Röntgenbild 10 mal pathologische Veränderungen, aber nur 5 mal war auch der rhinologische Befund positiv. Ob in den fünf anderen Fällen wirklich eine Erkrankung der Nebenhöhlen vorhanden war, ist zum mindesten zweifelhaft. Ich kann mit den Erfahrungen, die hier an meinem Material mit Röntgenaufnahmen gemacht worden sind, bestätigen, daß im Röntgenbild nicht selten eine Veränderung vorhanden zu sein scheint, die klinisch nicht zu Erscheinungen führt. Ja es ist mir einigemal vorgekommen, daß von der Nasenklinik aus auf eine Röntgenaufnahme hin eine Operation vorgenommen wurde, und daß sich dabei ganz gesunde Nebenhöhlen gefunden haben. Ich bin also mit der Deutung solcher Röntgenbefunde ohne klinische Erscheinungen sehr vorsichtig geworden.

Daß aber wirklich die Siebbeinzelleneiterung für das Zustandekommen der Tränensackentzündung in vielen Fällen verantwortlich gemacht werden muß, ist nicht zu bestreiten. Auch die therapeutischen Erfolge von Rhese (1911) bei den Fällen, die durch Eingriffe von der Nase aus geheilt wurden, sprechen für diesen Zusammenhang.

Elschnig (1913) hat einige Fälle einer Peridakryozystitis beobachtet, die entweder ausheilen können, oder zu einer Dakryocystitis führen. Diese Peridakryocystitis tritt infolge von akuter oder chronischer Eiterung der Nasen- und Nasennebenhöhlen auf — unter dem Bilde einer Dakryocystitis phlegmonosa — unterscheidet sich aber von letzterer dadurch, daß bei Injektion von Flüssigkeit in das Tränenröhrchen der Tränenschlauch sich durchgängig und ohne eitrigen Inhalt erweist. Durch Behandlung der Nase können solche Fälle — ohne daß der Tränenschlauch irgendwie geschädigt wird — zur Ausheilung gebracht werden.

Der Vollständigkeit halber sei noch erwähnt, daß Maslennikow (1906) in 8 % der Tränensackerkrankungen eine Nebenhöhlenerkrankung fand und Meyer (1909) ein solches Zusammentreffen als eine Seltenheit bezeichnet.

Jedenfalls sind bei Tränensackphlegmonen und Fisteln unter allen Umständen die Nasennebenhöhlen einer genauen Untersuchung zu unterziehen.

Daß bei Verletzungen der Nase, besonders bei Knochenbrüchen nicht selten Tränensackeiterungen entstehen, wenn der Bruch durch die Gegend des Ausführungsganges geht und dort zu Strikturen oder Verlegungen führt, haben wir im Kriege sehr häufig gesehen. In der Literatur finden sich einzelne solcher Fälle beschrieben, z. B. Carrasso (1920) hat eine doppelseitige Tränensackeiterung mit Verlagerung des einen Tränensackes nach Hufschlag gesehen. Ich selbst könnte mindestens 10 solcher Fälle zusammenstellen.

Eine weitere Mitteilung von Thooris u. a. m. (1905).

Auch bei operativen Eingriffen an Nasennebenhöhlen sind als Folge Tränensackeiterungen beschrieben:

Fein (1912) beschreibt zwei Fälle, bei welchen nach einer Ausräumung der Kieferhöhle eine Tränensackeiterung eingetreten ist. Dabei wird wohl beim Anbohren von der Alveole aus der Wulst, der *in die Kieferhöhle* vorragt und hinter dem der Tränennasengang liegt, verletzt worden sein, es ist möglich, daß nachher beim Ausräumen der Höhle mit dem scharfen Löffel auch noch der Ductus nasolacrimalis direkt geschädigt worden ist. Üble Folgen sind nicht geblieben.

Auf die Gefahr der Schädigung des Tränennasenkanals bei jeder operativen Behandlung der Kieferhöhle weist auch KILLIAN (1912) hin. Weitere solche Fälle sind in der Literatur beschrieben von LEBLOND (1905), JOQUES (1905), KUHNT (1908), HAYEK (1909), MEYER (1909) und KOFLER (1910).

Es ist also für den Nasenarzt immerhin wichtig, bei der Kieferhöhlenoperation die anatomischen Verhältnisse genau zu berücksichtigen, um derartige Schädigungen zu vermeiden.

Tränensackentzündung bei Rhinosklerom. WOLKOWITSCH (1889) hat 1885 alle Fälle von Rhinosklerom zusammengestellt und unter 85 Fällen neunmal Komplikationen im Tränensack beschrieben gefunden. Die Fälle sind wieder zu teilen in solche, bei welchen die Dakryocystitis eine sekundäre Erkrankung ist, und in primäre Entzündung des Tränensackes durch Verbreitung des Rhinoskleroms. WOLKOWITSCH hält von den neun Fällen vier für eine sekundäre Erkrankung und nur fünf für ein wirkliches Rhinosklerom des Tränensackes.

GALLENGA (1899) hat zwei Fälle von Rhinosklerom des Tränensackes gesehen. Er konnte in dem einen Fall den Tränensack eröffnen und Granulationen zur anatomischen Untersuchung herausnehmen.

Es handelte sich um ein gewöhnliches Granulationsgewebe, aus welchem zwar Rhinosklerombacillen gezüchtet werden konnten, das aber nicht die typischen Rhinoskleromveränderungen enthielt. (Geblähte Zellen von MIKULICZ, hydropische Zellen von MIBELLI.) Trotzdem nimmt GALLENGA (1899) an, daß es sich um eine Dakryocystitis durch Rhinosklerom handelt.

Tränensackerkrankung bei Trachom. Klinische Symptome. Während bei den gewöhnlichen Erkrankungen der Bindehaut eine Entzündung des Tränensackes, z. B. durch Diphtheriebacillen, Diplobacillen, Influenzabacillen, Pneumokokken sicher zu den größten Seltenheiten gehört, ist eine Mitbeteiligung des Tränensackes an einem Trachom der Bindehaut wahrscheinlich nicht so selten.

KUHNT (1891, besonders 1897) ist der Ansicht, daß beim Trachom eine Tränensackeiterung sowohl als eine Fortleitung von der Bindehaut, wie als eine Erkrankung, die von der Nase her aufsteigend entsteht, vorkommt. (Er führt aus, daß das Trachom in vielen Fällen zuerst in der Nase auftritt.)

Klinisch zu entscheiden, ob es sich um eine trachomatöse Tränensackentzündung handelt oder nicht, ist ausgeschlossen. Ich möchte das besonders auch deshalb betonen, weil KUHNT selbst feststellt, daß von den Trachomatösen, die er behandelt hat, bei 65% ein Nasenleiden vorhanden war, das wieder, wie oben erwähnt, zu einer Tränensackeiterung führen kann.

(Er fand bei 443 Trachomatösen: Rhinitis acuta 10 mal, Rhinitis hyperplastica 130 mal, Atrophia 41 mal, Ozaena 5 mal, Deviatio septi 19 mal, Polypen 10 mal, Spina septi 12 mal, adenoide Vegetationen 7 mal, Rhinitis chronica simplex 56 mal.)

Wenn man also bei einem Trachomatösen eine Tränensackeiterung findet, ist, ganz besonders wenn eine solche Nasenerkrankung vorliegt, noch nicht bewiesen, daß es sich um ein Trachom des Tränensackes handelt.

KUHNT gibt an, daß die trachomatöse Erkrankung des Tränensackes genau so verlaufe, wie die der Bindehaut.

„Es vollzieht sich eine langsame Entwicklung der Körner und es besteht in der Regel nur eine geringe Absonderung eines zähen glasigen Sekrets, ohne jede Spur einer Ektasie. Bei längerem Bestande eines gelegentlichen Schnupfens oder einer interkurrenten Exacerbation vermehrt sich natürlich die Absonderung . . . .

Dem Stadium des sulzigen Zerfalls folgt gemeinhin die Bildung von sehr starken Strikturen im Bereich des Mündungsstückes der Röhrchen, wo die Granulabildung eine besonders hochgradige ist (siehe auch oben STOCK). Auch eine allgemeine Einschrumpfung des Sacklumens schließt sich an dieselbe an, gelegentlich so umfangreich, daß ich bei der Exstirpation zweifelhaft sein mußte, ob ich wirklich den Sack vor mir hatte.“

HOFFMANN (1906) findet unter 3000 Trachomfällen 126 mal eine Tränensackeiterung (250 mal eine Beteiligung der Tränenwege). Wenn nun wirklich beim Trachom die Nasenerkrankungen so häufig sind, wie KUHNT angibt, ist es nicht ohne weiteres sicher, daß es sich bei diesen Fällen immer um ein Trachom des Tränensackes gehandelt hat.

Es ist nötig, daß in Kliniken, die über große Mengen von Trachomkranken verfügen, vergleichende Statistiken gemacht werden, ob bei den Trachomatösen die Tränensackerkrankung häufiger ist als bei gewöhnlichen Conjunctivitiden. Dabei ist es dringend nötig, immer den Befund der Nase mit anzugeben. Nur so wird man klinisch zu einigermaßen sicheren Resultaten kommen.

Ein klinisch wesentlich verschiedener Verlauf der trachomatösen Tränensackerkrankung von der gewöhnlichen Dakryocystitis ist nicht beschrieben.

Über die pathologisch-anatomischen Fragen siehe später.

Pathologische Anatomie der Tränensackentzündung. Es liegen sehr viele Einzelmitteilungen von pathologisch-anatomisch untersuchten Tränensäcken vor — alle Arbeiten zu erwähnen ist nicht möglich.

Fast zu gleicher Zeit erscheinen zwei eingehende Arbeiten über die pathologische Anatomie der Tränensackentzündung von JOERSS (1899) und HERTEL (1899).

Ich schicke ganz kurz Notizen über die normale Anatomie der Tränenwege voraus:

Die Tränenröhrchen sind ausgekleidet mit einem mehrschichtigen Plattenepithel. Unter dem Epithel findet sich eine lockere Schicht, bestehend aus Bindegewebszellen und Lymphzellen. Beim Eintritt der Tränenröhrchen in den Tränensack wird das Epithel zu einem mehrschichtigen Zylinderepithel. Schon normalerweise finden sich zwischen den Zylinderepithelzellen auch einzelne Becherzellen (JOERSS).

Unter der Epithelschicht liegt auch im Tränensack eine lockere Bindegewebsschicht, in welcher immer Lymphzellen zu finden sind. Diese Lymphzellen sind an einzelnen Stellen zu Follikeln angehäuft (HERTEL).

Ob das Epithel Flimmerhärchen trägt oder nicht, ist nicht ganz sicher (JOERSS).

Ob im Tränensack echte Drüsen vorkommen ist eine Frage, die verschieden beantwortet wird. JOERSS hat die Literatur über diesen Gegenstand sehr eingehend zusammengestellt und kommt an der Hand seines eigenen (50 Tränensäcke) Materials zu folgenden Schlüssen, die ich auch bestätigen kann.

Eigentliche Schleimdrüsen, die MAIER, ROSAS, ARLT, STELLWAG u. a. (zit. nach JOERSS) annehmen, kommen im oberen Teile des Tränensackes sicher nicht vor. Die Autoren haben sich durch Ausstülpungen und Falten im Tränensack täuschen lassen. (Es ist dieser Befund in Analogie mit den Hähnelschen Drüsen der Bindehaut zu setzen.)

Dagegen finden sich im Fundus des Sackes oben seröse oder Eiweißdrüsen, die JOERSS den Krauseschen Drüsen vergleicht. Schleimdrüsen kommen nur an der Einmündung des Tränensackes in den Tränennasenkanal vor, es ist strittig ob sie dem Tränensack oder der Nase zuzurechnen sind (JOERSS).

Pathologische Befunde am Tränensack. Wenn sich eine Entzündung am Tränensack entwickelt, so sieht man in den allerersten Stadien nur eine Auflockerung des Epithels und eine stärkere Vermehrung der Zellen in der Submucosa. Diese Zellvermehrung erstreckt sich auch auf das perivasculäre Gewebe der größeren Gefäße. Während in der normalen Submucosa die Mehrzahl der Zellen ein-

kernige Lymphocyten sind, findet man bei einer Entzündung um so
mehr, je heftiger die Entzündung ist, polynucleäre Leukocyten. Auch
Mastzellen treten in größerer Zahl auf.

Dann stellen sich auch Blutungen ins Gewebe ein, die nachher zu
Pigmentierungen Veranlassung geben (JOERSS).

Russelsche Körperchen (Colloid- oder Hyalinkugeln) von verschiedenen Größen (vom 8. Teil eines roten Blutkörperchens bis zu einer
4fachen Größe eines solchen) beschreibt JOERSS sowohl zwischen den
Zellen in der Tränensackwand, als im Tränensacklumen selbst.

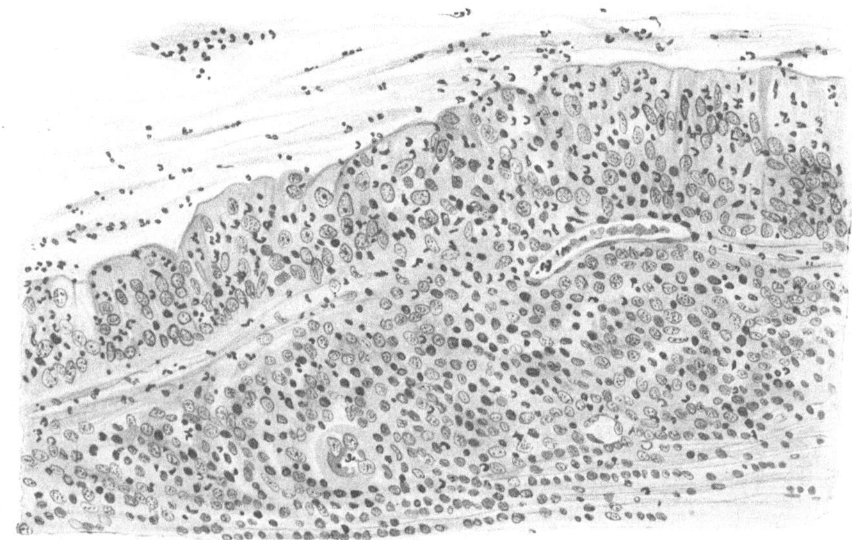

Fig. 19. Frische Entzündung des Tränensackes. Die Epithelzellen sind etwas gelockert. Man sieht
das Durchwandern der Leukocyten.

Sehr bald finden sich Leuko- und Lymphocyten auch zwischen
den Epithelzellen (Fig. 19). Diese Zellen wandern durch das Epithel
durch und bilden den im Tränensack vorhandenen Eiter. Ganz regelmäßig finden sich in der infiltrierten Tränensackwand umschriebene
Anhäufungen von Rundzellen, sogenannte Follikel.

Ich selbst habe solche Follikel, die sich in nichts von dem typischen
Trachomfollikel unterschieden, in der Wand entzündeter Tränensäcke
gefunden, ohne daß auch nur der Gedanke an ein Trachom möglich
wäre. In meinem Material ist das Trachom so selten und die Follikel
so häufig, daß ich mit Sicherheit behaupten kann, daß die Follikel
allein nicht beweisen, daß ein Trachom vorhanden gewesen wäre.

Ja man kann mit Deutlichkeit erkennen, daß solche nicht trachomatöse Follikel auch durch das Epithel durchbrechen und sich nach

dem Lumen des Tränensackes entleeren (Fig. 20). Ich komme bei der Besprechung des Trachoms des Tränensackes auf diese Follikel noch einmal zurück.

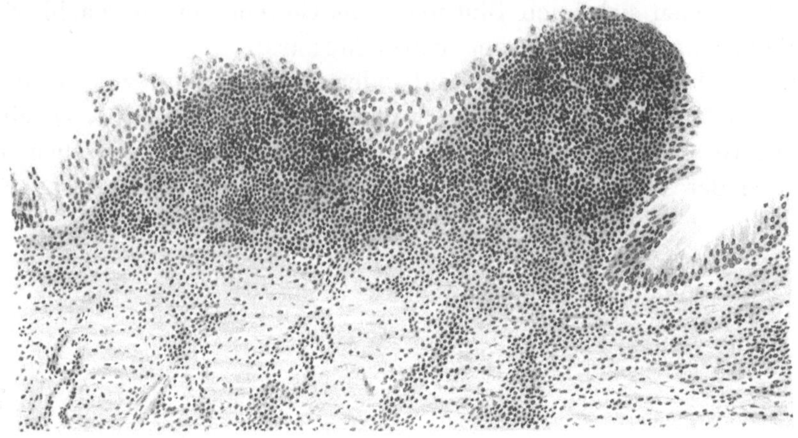

Fig. 20. Follikel in der Wand eines Tränensackes mit Durchbruch, ohne Trachom.

Veränderungen des Epithels. In den von mir untersuchten Präparaten, die sofort nach der Herausnahme des Sackes in Zenkerscher Flüssigkeit fixiert worden sind, habe ich nie Flimmerhärchen an den Epithelien gefunden. Wenn also solche vorhanden wären, so müßte man als erste Veränderung den Verlust dieser Flimmerhärchen feststellen (JOERSS).

Sehr bald treten bei Entzündungen Becherzellen in größerer Zahl auf. Die Zahl der Becherzellen kann, besonders in den oberen Schichten so massenhaft werden, daß man den Eindruck hat,

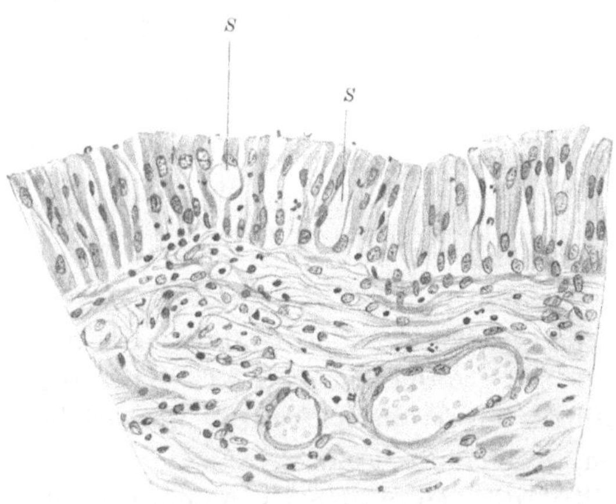

Fig. 21. Becherzellen zwischen den Epithelzellen des Tränensackes.

als wären alle Epithelzellen in solche umgewandelt. Neben mit Schleim gefüllten Becherzellen sieht man bei genauer Untersuchung auch solche, die zusammengefallen sind, also ihren Inhalt entleert haben. Auch in den tieferen Teilen des Epithels sieht man manchmal geradezu solche Nester von Becherzellen (JOERSS). Vielleicht haben solche Nester von Becherzellen den früheren Autoren den Anlaß gegeben, von richtigen Schleimdrüsen im Tränensack zu berichten (Fig. 21).

In diesem ersten Stadium findet man dann im Inhalt des Tränensackes Schleim und auch abgestoßene Epithelien.

Geht die Entzündung in das eitrige Stadium über, so findet eine viel stärkere Durchwanderung des Epithels mit Leuko und Lympho

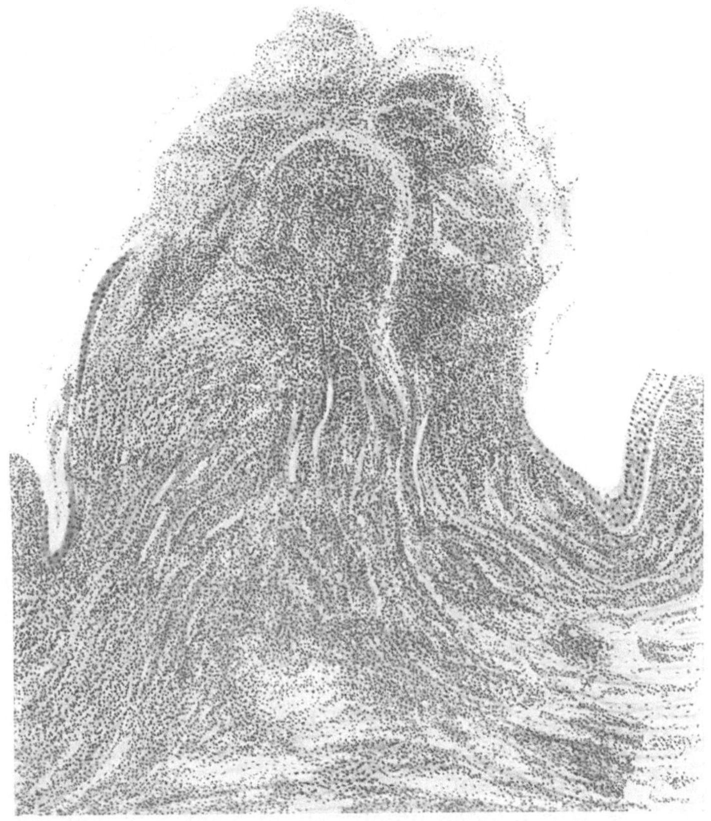

Fig. 22. Dakryocystitis. Durchbruch von außen nach innen.

cyten statt. An einzelnen Stellen sind so viele Wanderzellen zwischen den Epithelien, daß es geradezu Schwierigkeiten bereitet, die Epithelien noch zu sehen (Fig. 22).

Bleibt die Eiterung im Tränensack bestehen, sind pathogene Keime im Tränensack — wie gewöhnlich — in großer Zahl, handelt es sich besonders um Keime, die sehr toxisch wirken (Pneumokokken), so kommt es zu weiteren Veränderungen. Die Follikel werden größer, das Epithel über diesen Gebilden immer dünner, nach einiger Zeit bricht der Follikel in das Lumen des Tränensackes durch. In anderen Präparaten finden sich Stellen, an welchen das Epithel fehlt; die Submucosa, die so stark infiltriert ist, daß sie fast nur aus Wanderzellen zu bestehen scheint, liegt bloß, es ist ein Geschwür der Tränensackwand entstanden. An anderen Präparaten ist die Submucosa unter einer solchen epithelentblößten Stelle kernarm, die Bindegewebszellen sind kernlos, nekrotisch (Fig. 23). Es ist anzunehmen, daß durch die Toxine eine direkte Zellbeschädigung eingetreten ist. In diese Wundflächen können dann Mikroorganismen eindringen und sich weiter in

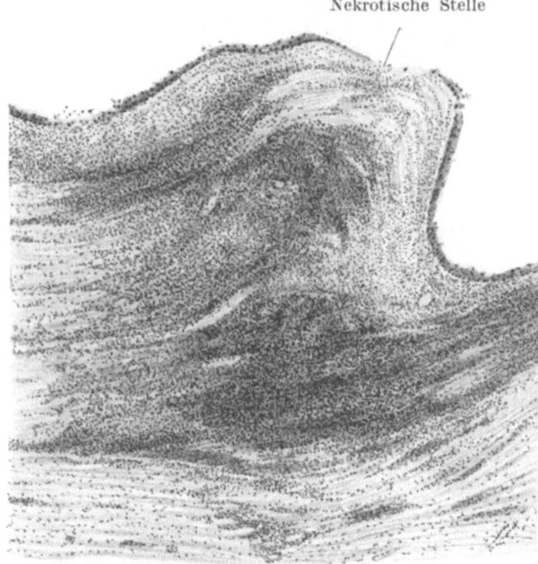

Fig. 23. Nekrose der Tränensackwand bei Dakryocystitis.

die Umgebung ausbreiten (Bildung einer Phlegmone).

Solche geschwürigen Prozesse sieht man vorwiegend im unteren Teile des Tränensackes, also im Übergang in den Ductus nasolacrimalis. Aber auch an anderen Stellen des Sackes habe ich solche Befunde in den von mir untersuchten Präparaten gesehen. Heilt nun der Prozeß ab, so werden diese Geschwüre narbig schrumpfen, das wird zu Verklebungen der Wand des Sackes und besonders der Wand des Tränennasenkanals führen und so den Abfluß der Tränen nach der Nase stören oder unmöglich machen. In anderen Fällen werden Granulationen aufschießen, es kann zu Polypenbildung im Tränensack kommen (siehe später).

Klingt nun der akute eitrige Prozeß ab, so kann entweder, wenn im Tränensacke die Geschwürsbildung sehr ausgedehnt war, eine Schrumpfung des Sackes die Folge sein, diese Wundflächen können verkleben und zusammenheilen, so daß ein richtiges Lumen überhaupt verschwinden kann. Ich möchte, obgleich JOERSS diesen Ausgang geradezu ablehnt, ihn für durchaus möglich halten.

Oder es ist nur der Tränennasengang verschlossen, dann treten Veränderungen im Epithel und in der Submucosa ein.

Die Epithelzellen werden mit der Dehnung des Sackes flacher, kubischer, die Epithellage wird dünner, die einzelnen Zellen wandeln sich in Schleimzellen um. Die Färbung der Epithelzellen wird viel blasser, sie nehmen ein blasiges Aussehen an, der Inhalt färbt sich mit Hämatoxylin leicht blaßviolett (Schleim) (Fig. 24). Sind in dem Sacke Verklebungen eingetreten, schrumpft er also, so treten in seiner Wand Buchten und Falten auf, die dann wie Drüsen aussehen können. Diese Falten können so ausgedehnt werden, daß man in einem Präparat

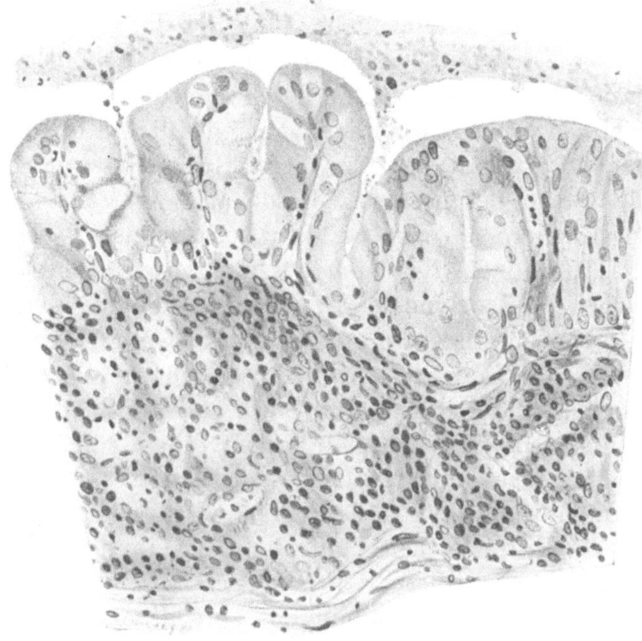

Fig. 24. Schleimige Degeneration des ganzen Epithels des Tränensackes
bei alter Tränensackentzündung.

mehrere voneinander getrennte Höhlen finden kann, die aber bei Serienuntersuchungen meist miteinander zusammenhängen.

Dehnt sich der Sack durch das gestaute Sekret übermäßig aus, so ist diese Umwandlung des Epithels ganz besonders deutlich.

Auch die Submucosa ändert sich in diesen Fällen. Die Menge der Zellkerne in der Submucosa nimmt ab, es tritt eine Wucherung des Bindegewebes ein, das ganze Gewebe wird viel fester, die Bindegewebszellen liegen regelmäßiger zusammen. Man hat den Eindruck einer Narbenbildung.

In solchen ektatischen Säcken ist besonders auffallend, daß man in der Wand so gut wie keine Follikel mehr findet. Es hängt das mit der oben beschriebenen Narbenbildung zusammen.

Ist von einer epithelentblößten Stelle aus eine Infektion der Umgebung des Tränensackes erfolgt, so sieht man Züge von Leukocyten in der den Tränensack umgebenden Muskulatur und dem Bindegewebe.

Es lassen sich solche Infiltrationen besonders auch in der Umgebung der den Tränensack umgebenden Gefäße feststellen.

Färbt man auf Mikroorganismen, so kann man sehen, daß nun die infizierenden Keime — meist Pneumokokken — auch in dem den Sack umgebenden Gewebe liegen.

Pathologische Anatomie des Trachoms des Tränensackes. Wie ich schon oben erwähnt habe, finde ich in meinen Präparaten ganz ebenso wie JOERSS (1899) und HERTEL (1899) sowohl im normalen wie im entzündeten Tränensack in der Submucosa Follikel. Ich halte diese Follikel ganz ebenso wie diese zitierten Autoren für eine Erscheinung, die schon normalerweise in dieser Schleimhaut vorhanden ist, ganz ebenso wie in der normalen Bindehaut.

Es frägt sich nun, ob man aus dem Vorhandensein solcher Follikel schließen kann, daß ein Trachom des Tränensackes besteht.

KUHNT (1897) hat bei einem Hingerichteten den Tränensack untersucht und findet in diesem Tränensack eine sehr stark geschwellte und infiltrierte Schleimhaut. Auch die Bindehaut zeigte die Erscheinungen einer Entzündung — allerdings wird erwähnt, daß hier nirgends auch nur eine Andeutung eines Granulums vorhanden gewesen sei, daß also ein Trachom der Bindehaut sicher nicht vorlag. In der Tränensackwand werden nun sehr schöne Follikel beschrieben und abgebildet. Ein Durchbruch eines solchen Follikels in das Lumen des Sackes ist weder abgebildet noch beschrieben. Aus diesem Befund schließt KUHNT, daß es sich um ein Trachom des Tränensackes gehandelt habe, und zwar um ein von der Nase her aufsteigendes.

Ich halte diesen Schluß nicht für erlaubt. In diesem Falle waren die normalerweise vorhandenen Follikel eben durch die Entzündung geschwellt, ich würde ein Trachom hier nicht anerkennen.

KALT (1894) beschreibt ebenso wie KUHNT bei einem Hingerichteten dieselbe Follikelbildung im Tränensack. Für diesen Befund, der dem KUHNTschen ganz ähnlich ist, gilt also dasselbe wie oben. Auch BASSO (1907) geht hier sicher viel zu weit.

Ich möchte wie AXENFELD (1907) auch im Tränensack zwischen gutartigen — normal vorhandenen und nur geschwellten — und trachomatösen Follikeln unterscheiden. Schon RÄHLMANN (1901) sieht es als besonders beweisend für die trachomatöse Natur der Follikel an, wenn die Follikel ulcerös zerfallen, und diese Ansicht unterstreicht AXENFELD.

Man kann also nicht von einem Trachom des Tränensackes reden, wenn man nur gewöhnliche Follikel unter der Schleimhaut findet; ja auch bei durchbrechenden oder durchgebrochenen Follikeln ist die Diagnose „Trachom“ keineswegs sicher (siehe oben) (Fig. 25).

WERNKE (1900) hat 17 Tränensäcke anatomisch untersucht. Von diesen waren zehn von Kranken, die gleichzeitig an einem Bindehauttrachom litten. In diesen zehn Säcken fand er immer in großen Mengen typische Follikel, ganz wie sie in der Bindehaut gefunden werden und auch häufig Erweichungen und ulcerösen Zerfall dieser Follikel. RÄHLMANN (1901) ist der Ansicht, daß die Phlegmone der Umgebung des Tränensackes, die bei Trachomatösen besonders häufig sei, eben von diesem ulcerösen Zerfall der Follikel ihren Ausgang nehme.

Daß man ein Trachom des Tränensackes deshalb ablehnt, wie schon DUVIGNEAUD (1900) und TARTUFERI (1902) das tun, weil schon im gesunden Tränensacke Follikel gefunden werden, ist ebenso unberechtigt, wie wenn man ein Trachom der Bindehaut aus demselben Grunde ablehnen würde.

Ich möchte unbedingt annehmen, daß die Follikelbildung im Tränensack,

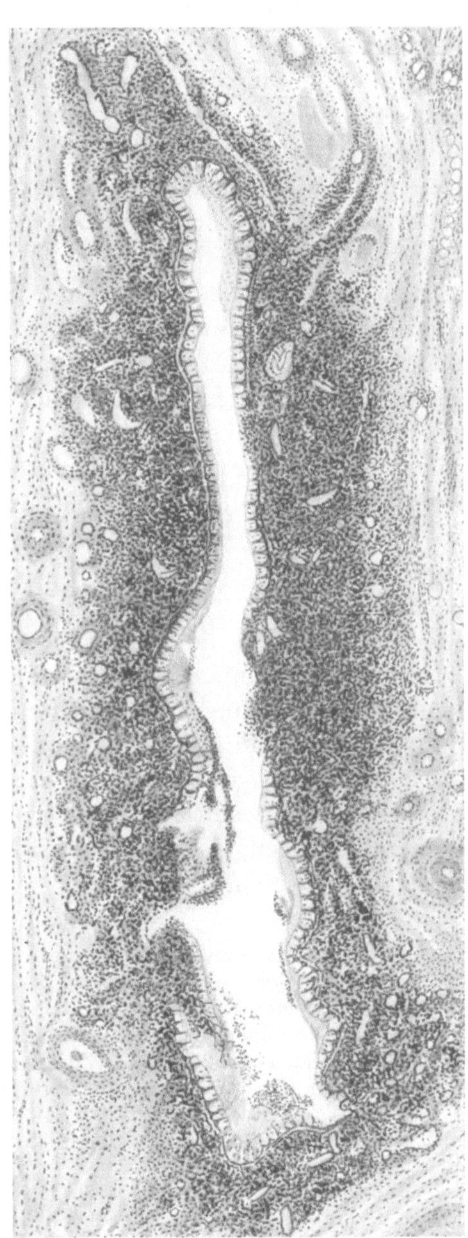

Fig. 25. Dakryocystitis bei Trachom. Massenhafte Becherzellen. Follikelbildung; z. T. sind die Follikel in den Tränensack durchgebrochen.

wenn ein Bindehauttrachom zugleich vorhanden ist und wenn die Follikel Ulceration zeigen, ein Beweis für ein richtiges Trachom des Tränensackes ist. Ich möchte also von den vier Fällen von Cirincione drei als Trachom anerkennen, bei dem vierten, in welchem ein Trachom der Bindehaut fehlte, möchte ich das nicht sicher entscheiden.

Wenn HOFFMANN (1906) bei 3000 Trachomatösen 126 mal eine Tränensackentzündung findet und diese immer für trachomatös hält, so möchte ich hier — wie AXENFELD — einwenden, daß es wohl auch einmal beim Trachom eine gewöhnliche Dakryocystitis geben kann, daß also nicht alle Fälle trachomatös sein müssen.

Zusammenfassend möchte ich also meine Ansicht über das Trachom des Tränensackes dahin äußern:

Ganz zweifellos gibt es bei Trachomatösen nicht selten eine Tränensackeiterung. Diese Tränensackeiterung ist dann als trachomatös aufzufassen, wenn in der Wand des Tränensackes typische Follikel mit Durchbruch nach dem Lumen des Sackes, also Ulceration, vorhanden sind. Aber diese Follikel — auch mit Ulceration und Durchbruch — kommen auch in sicher nicht trachomatösen entzündeten Tränensäcken vor. Man ist nicht berechtigt, allein aus dem Vorhandensein solcher Follikel auch ohne Bindehauttrachom ein Trachom des Tränensackes zu diagnostizieren.

Jedenfalls ist beim Trachom der Bindehaut — wenn eine Tränensackeiterung besteht — die Entfernung des Tränensackes vorzunehmen, weil von diesem aus auch bei zweckmäßiger Behandlung der Bindehaut immer wieder eine neue Infektion erfolgen kann.

Ein reines Trachom des Tränensackes (KUHNT, HOFFMANN) ist also noch nicht sicher nachgewiesen. Hier muß das Experiment entscheiden. Wenn es gelingt, mit solchen Tränensäcken bei der Überimpfung ein Trachom zu erzeugen, dann erst ist sicher ein isoliertes Trachom des Tränensackes bewiesen.

Literatur.

1716 ANEL: Sur la nouvelle découverte de l'hydropisie au conduit lacrymal. Paris. (Zitiert nach SCHIRMER [1877].) — HEISTER: Dissertatio de nova metodo sanandi fistulas lacrymales. Altdorf Bd. 4, S. 72. (Zitiert bei SCHIRMER [1877].)

1803 HIMLY: Prinzipien der Geschichte der wahren und falschen Tränenfistel. Ophth. Bibliothek Bd. 1, St. 2, S. 99. (Zitiert nach SCHIRMER [1877].)

1819 MACKENZIE: An essay on the diseases of the excretory parts of the lachrymal organ. London. (Zitiert nach SCHIRMER [1877].)

1877 SCHIRMER: Erkrankungen der Tränenorgane. Dieses Handbuch Bd. 7, Kap. 12.

1880 BALEZOWSKI: Contribution à l'étude du traitement de la tumeure lacrymale. Thèse de Paris. — EMMERT, E.: Über Tränenleiden. (Med.-pharm. Bezirksver. Bern.) Korresp.-Blatt f. Schweizer Ärzte Nr. 17, S. 562. — FUCHS, E.: Dakryocystitis mit Durchbruch in das orbitale Zellgewebe. Zentralbl. f. prakt. Augenheilk. S. 252.

— Mengin: Troubles et affections oculaires d'origine lacrymale. Recueil d'ophth. T. 1, p. 165. — Parinaud: Des suppurations de la paupière inférieure et de la région du sac lacrymal d'origine dentaire. Arch. gén. de méd., Juin. — Schiess-Gemuseus: Dakryocystoblennorrhöe mit ausgebreiteter Ostitis und Periostitis der angrenzenden Knochen. 17. Jahresber. d. Augenheilanst. zu Basel S. 45. — Simi, A.: Dacriocistide e rinitide. Boll. d'oculist. Anno 2, p. 153.

1881 Boisson: De la dacryocystite chronique et de son traitement. Thèse de Paris. — Collica Accordino: Dei restringimenti di condotti nasolacrimali. Atti dell'assoc. ocul. ital. Ann. di ottalmol. T. 10, p. 498. — Michel, C. E.: Obstruction of lachrymal duct. St. Louis cour. med. p. 80. — Simi: Dacryocistite et kératite avec Hypopyon. Boll. d'oculist. T. 3.

1881/82 Körner, V.: Influencia de los vicios de refraccion i de la estroflection de los punctos lacrimales como causas de la conjunctivitis cronica. Rev. méd. de Chile. Sant. de Chile T. 10, p. 315.

1882 Holt, E. E.: Diseases of the lachrymal apparatus. Tr. Maine M. assoc. Portland Vol. 7, part 3, p. 484. — Metaxas: Des troubles oculaires dans la grossesse et l'accouchement. Thèse de Paris. — Rampoldi, R.: Una nuova causa di midriasi. Ann. di ottalmol. T. 11, p. 513.

1883 Carter, R.: Diseases of the lachrymal apparatus. Quain's dictionary of med. p. 801. — Nieden, A.: Über das Vorkommen und die Erblichkeit von Erkrankungen der Tränenableitungswege. Zentralbl. f. prakt. Augenheilk. Bd. 7, S. 301.

1884 Widmark: Bakteriologiska studier öfver dacryocystit och ulcus serpens corneae. Hygiea Bd. 46, Nr. 25.

1885 Hansen Grut: Zwei Vorträge in der med. Ges., Kopenhagen. I. ... II. Blennorrhoea sacci lacrimalis und Dacryocystitis acuta. Hospitalstidende R. 3, Bd. 3, Nr. 20—21. — Hopmann: Über den Zusammenhang von Nasen-Augenaffektionen, besonders in therapeutischer Hinsicht. Dtsch. med. Wochenschr. Nr. 25, S. 434. — Nieden, A.: Über den Zusammenhang von Augen- und Nasenaffektionen. Arch. f. Augenheilk. Bd. 15, S. 381. — Rampoldi: In Argumento a talune malattie dell'apparato lagrimale. Ann. di ottalmol. T. 14, p. 287. — Reynolds, D. S.: Dacryocystitis and ulceration of the soft palate; can syphilis be acquired by the subject of an inherited taint? Philadelphia med. times Vol. 15, p. 637. — Sattler, H.: Über die im Tränensackeiter enthaltenen Infektionskeime und ihr Verhalten gegen Antiseptica. 17. Vers. d. ophth. Ges. zu Heidelb. S. 18 u. 26.

1886 Allen, H.: On the connection between obstruction of the lachrymal duct and nasal catarrhe. Med. news Vol. 48, p. 145. — Berger, E.: Caries und Nekrose des Keilbeinkörpers. Wien. med. Blätter Nr. 11. — Derselbe u. Thurmann, J.: Die Krankheiten der Keilbeinhöhle und des Siebbeinlabyrinthes und ihre Beziehungen zu Erkrankungen des Sehorganes S. 110. Wiesbaden: J. F. Bergmann.

1887 Garcia Calderon, A.: Afectos lagrimales. Rev. española de oftalmol. sif. de Madrid T. 11, p. 3. — Gotti: Le malattie del sacco lacrymale. Bull. d. scienze med. di Bologna p. 273. — Theobald, S.: A decided improvement in the construction of lachrymal probes. Americ. journ of ophth. p. 61. — Thomason, W. D.: Un unusual case of lachrymal stricture. Journ. of the Americ. med. assoc., Chicago Vol. 8, p. 486. — Wolkowitsch: Unter 85 Rhinoskleromfällen 9 Komplikationen im Tränensack. Arch. f. klin. Chirurg. Bd. 38, H. 2—3. — Ziem: Absceß in der Orbita und Tränensackfistel bei Eiterung der Kieferhöhle. Allg. med. Zentral-Zeit. Nr. 37.

1888 Cruhn: Über Dacryocystoblennorrhöe bei Erkrankungen der Nase. (Aus der Univ.-Augenklinik zu Würzburg.) Münch. med. Wochenschr. S. 449 u. Inaug.-Diss. Würzburg. — Faravelli e Kruch: Sui rapporti tra le malattie dell'apparato lagrimale e quelle del naso. Ann. di ottalmol. T. 17, p. 191. — Hajek: Die Bakterien bei der akuten und chronischen Coryza, sowie bei der Ozaena und deren Beziehungen zu den genannten Krankheiten. Berlin. klin. Wochenschr. Nr. 33. — Schreiber, K.: Bericht über 96 Tränensackexstirpationen. 6. Ber. d. Augenheilanst. Magdeburg. — Venne-

MANN, E.: Contribution à la pathogénie des affections des voies lacrymales. Rev. méd. Louvain T. 7, p. 165. — WIDMARK: Bakteriologisch-ophthalmiatrische Studien. (Sekret bei Tränensackentzündungen unschädlich.) Nord. ophth. tidskr. Bd. 1, S. 132.

1889 BRONNER: On some relations between the diseases of the nose and the eye. Americ. journ. of ophth. p. 325. — DESPAGNET: Rapports entre les maladies des yeux et les maladies du nez. Recueil d'ophth. T. 11, p. 513. — MANDELSTAMM: Die Cysten der vorderen Wand des Tränensackes. Kiew. (Klin. Vorles. über Augenkrankh., Lief. 2.) — MOAURO: Contribuzione alla anatomia patologica delle vie lagrimali. Giorn. delle assoc. dei naturalisti e medici T. 1, p. 145. — NORRIE, G.: Ophthalmologische Mitteilungen. Hospitalstidende Nr. 6 u. 7. — WOLKOWITSCH: Das Rhinosklerom. Langenbecks Arch. Bd. 38, S. 356.

1890 BOCK, C.: Augen- und ohrenärztliche Erfahrungen während einer Influenzaepidemie. Betz, Memoralien Nr. 5. — CIRINCIONE: Tracoma dei canalicoli lagrimali. Ann. di ottalmol. T. 19. — MELVILLE HARDIC and CASEY A. WOOD: Two cases of nasal hydrorrhoea, with a report on the eye symptoms. New York med. journ., 6. Sept. Ref.: Zentralbl. f. prakt. Augenheilk. Bd. 14, S. 549. — MICHEL: Lehrbuch der Augenheilkunde. Wiesbaden: J. F. Bergmann. — POKITONOFF, M.: Contribution à l'étude des complications oculaires de l'influenza. Thèse de Paris. — WICHERKIEWICZ, B.: Sur les complications oculaires de l'influenza. Przglad, lekarski Nr. 6. Ref.: Rev. gén. d'ophth. p. 285.

1891 DOUCET: De la dacryocystite chronique. Thèse de Bordeaux. — FOUCHER, A. A.: Contribution à l'étiologie de la dacryocystite. Union méd. du Canada, Montreal p. 449. Ref.: Ann. d'oculist. T. 106, p. 362. — KUHNT: Zur Pathologie und Therapie des tränenableitenden Apparates. 21. Vers. d. ophth. Ges. zu Heidelberg Bd. 21, S. 226. — PARINAUD: De la péricystite lacrymale. Ann. d'oculist. T. 105, p. 213.

1892 ASCHMANN, G. A.: Closure of the lachrymal puncta in dacryocystitis as a barrier against infection of the wounded eyeball. Americ. journ. of ophth. p. 216. — CHAUVEL: Études ophthalmiques, epiphora et dacryocystite. Recueil d'ophth. T. 14, p. 257. — GRADLE: Über das ursächliche Verhältnis von Nasenkrankheiten zu Augenleiden. Vortr. v. d. Augensektion d. Americ. med. assoc., Juni. Autorref.: Zentralbl. f. prakt. Augenheilk. Bd. 16, S. 425. — RYERSON: Considerations on some of the chronic and severe forms of dacryocystitis. Americ. journ. of ophth. p. 270. — DE SCHWEINITZ: Some cases of obstructive diseases of the lachrymal passages and the associated intranasal lesions. Ebenda p. 177.

1893 BATUT, L.: Des rapports entre les maladies des yeux et celles du nez. Ann. des maladies de l'oreille, du larynx etc. T. 19, p. 113. — BISTIS: Phlegmon de l'orbite à la suite de la sténose du canal lacrymal. (Soc. impér. de méd., Constantinople. Sitzung v. 1. Januar 1892.) Ann. d'oculist. T. 109, p. 210. — GOSSMANN: Der Zusammenhang zwischen Tränensack- und Nasenleiden. Inaug.-Diss. Berlin. — GRADLE: Commentaires on diseases of the lachrymal passages. Journ. of the Americ. med. assoc., Chicago Vol. 21, p. 684. — ZIEM, C.: Beziehungen zwischen Augen- und Nasenkrankheiten. Monatsschr. f. Ohrenheilk. Nr. 8 u. 9, S. 232.

1894 BAAS: Über einige seltenere Erkrankungen des Tränenapparates. (Aus der Univ.-Augenklinik zu Freiburg.) Münch. med. Wochenschr. S. 101. — CARPENTIER, J. G.: Relation between diseases of the upper air passages and diseases of the eye. Ophth. rec., Nashville Vol. 4, p. 111. — CHRESTIEN: De la dacryocystite chronique et de son traitement. Thèse de Paris. — CROSSOUARD: Tumeur lacrymale due à la présence des larves de Luciala hominivorax. Arch. d. méd. navale T. 31, Mars. — CUENOD: Deux cas de Dacryocystite ozéneuse. Examen bactériologique. Arch. d'ophth. T. 14, p. 495. — GUIBERT: Du traitement rhino-pharyngien dans les affections oculaires. Recueil d'ophth. T. 16, p. 391. — LE HENAFF, Y. M. G.: Étiologie de maladies des voies lacrymales p. 70. Bordeaux 1893. — JONES, H. L.: Lesions of the lachrymal passages and nasal ducts. Transact. of the med. soc. of Calif., San Franc. p. 247. — KALT: Dacryocystite folliculaire. (Soc. franç. d'ophth.) Recueil d'ophth. T. 16, p. 370. — LANG: Cases illustrating lacrymal disease. Clin. journ., 10. Mai

1893. — MAZET: Recherches bactériologiques sur deux cas de tumeur lacrymale phlegmoneuse. Ann. d'oculist. T. 112, p. 211. — REHR, FR.: Zur Ätiologie und Therapie der Dacryocystitis. Inaug.-Diss. Kiel. — ROHRER: Rapports entre les affections oculaires et les affections de fosse nasale et de l'organ de l'ouie. Ann. d'oculist. T. 111, p. 205. —TACQUET: Des voies lacrymales connue cause de l'origine nasale des affections oculaires. Thèse de Paris.

1895 KUHNT: Über die entzündlichen Erkrankungen der Stirnhöhlen und ihre Folgezustände. S. 110. Wiesbaden: J. F. Bergmann. — MARTIN, P. J.: Contribution à l'étude de la dacryocystite. Thèse de Paris. — MAZET: Tumeur lacrymale à staphylocoques; rétrécissement du canal nasal; électrolyse unipolarée; guérison; examen bactériologique du pus. Ann. de la policlin. de Bordeaux 1893/94 T. 3, p. 263. — Derselbe: Sur l'empyème du sac lacrymal. Thèse de Paris. — STUTZER: Demonstration eines Falles von Hydrops sacci lacrimalis. (Med. Ver. zu Greifswald.) Münch. med. Wochenschr. S. 1197. — TRUC: Des états lacrymaux latents. Clin. ophth., Mars. Ref.: Rev. gén. d'ophth. p. 228.

1896 BARNES, J. L.: Dacryocystitis. Manhattan eye and ear hospital reports. Vol. 3, p. 10. — v. GROLMANN: Die Erkrankungen der Tränenwege. Zentralbl. f. prakt. Ärzte Nr. 22. — LUBLINER: Krankheiten der Tränenwege, bei Affektionen der Nasenhöhlen. Therap. Monatshefte S. 646. — RIPAULT: Deux cas de larmoiement d'origine nasale. France méd., 29. Mai. — DE WECKER: Bacille pseudo-diphthérique dans un cas de dacryocystite. Progr. méd. No. 3, p. 42.

1897 COUÉTOUX: L'origine nasale des affections oculaires et le cathéterisme des voies lacrymales. Ann. d'oculist. T. 117, p. 270. — KUHNT, H.: Über die Therapie der Conjunctivitis granulosa. Klin. Jahrb. Bd. 6, H. 4. — PUCCIONI, G.: Un caso raro di ectasia ed enfisema del sacco lagrimale. Policlin. T. 3 e Boll. d'oculist. T. 18, p. 155. — DE VINCENTIIS: Trachom der Tränenwege. (Zitiert bei KUHNT.)

1898 GOURFEIN: Un cas de morve oculaire primitive. Arch. d'ophth. T. 18, p. 699. — MOISONNIER: Zur Behandlung der von Affektionen der Nase ausgehenden Erkrankungen der Tränenwege. Ophth. Klinik Bd. 2, S. 437. — Derselbe: Traitement des larmoiements dus à une affection nasale. Clin. ophth. No. 17. — SUK, K.: Zwei Fälle selten vorkommender Durchbruchstellen bei Dakryocystitis. Wien. klin. Wochenschr. Nr. 25. — VOSSIUS, A.: Lehrbuch der Augenheilkunde. 3. Aufl. Leipzig: Deuticke.

1899 ADOLPH, H.: Über die Ausschaltung des Tränensackes. Inaug.-Diss. Königsberg i. Pr. — CAHN, N.: Zur Ätiologie und Therapie der Dakryocystoblennorrhöe. Beitr. z. Augenheilk. Bd. 4, S. 589. — GALLENGA: Über die chronische Dakryocystitis beim Rhinosklerom. Zentralbl. f. prakt. Augenheilk. Bd. 23, S. 289. — HERTEL, E.: Beitrag zur pathologischen Anatomie der Tränensackerkrankungen. v. Graefes Arch. f. Ophth. Bd. 48, S. 21. — JOERSS, K.: Beiträge zur normalen und pathologischen Histologie des Tränenschlauches. Beitr. z. Augenheilk. Bd. 4, S. 355. — PETERS: Bemerkungen über Erfolge der Nasenbehandlung bei Augenleiden. Zeitschr. f. Augenheilk. Bd. 2, S. 152. — RICHAWY: Ein Beitrag zur Lehre von den Beziehungen zwischen chronischen Tränenschlauchleiden und Nasenerkrankungen. Wien. klin. Rundschau Nr. 8 und Wien. klin. Wochenschau Nr. 11. — ROCHON-DUVIGNEAUD: Bemerkungen zur Anatomie und Pathologie der Tränenwege. Kongr. d. franz. ophth. Ges.) Ophth. Klinik Bd. 3, S. 181. — SAMEH BEY: Manifestations oculaires observées au Caire à la suite de l'influenza. Clin. ophth. No. 15.

1900 BERRY: Lacrymal obstruction. Ophth. rec. p. 523. — FEJÉR, J.: Beiträge zu dem Krankheitsbild und zur Behandlung der Blennorrhoea sacci lacrimalis. (Ungarisch.) Gyogyasrat Nr. 33. — GALEZOWSKI: Étude sur les affections des voies lacrymales et sur les conséquences pathologiques qui en découlent. Recueil d'ophth. T. 22, p. 656. — GRIFFITH: Double frontal sinus mischief simulating symmetrical exostoses in the neighbourhood of the lacrymal sac. Ophth. rev. p. 329. — KENNETH: Dacryocystitis aggravans. Ophth. rec. p. 522. — LEPLAT: L'imperforation du canal lacrymal. Extrait des ann. de la soc. méd.-chir. de Liège. — DE MILLY: De l'influence des maladies des fosses nasales sur les affections des voies lacrymales. Thèse de Paris. — RICHMOND: Haemorrhage through the lacrymal duct after plugging the nares. Brit. med. journ., 3. Febr. — ROCHON-DUVIGNEAUD: Recherches sur l'anatomie et la pathologie des voies lacrymales chez l'adulte et nouveau né. Arch. d'ophth. p. 241. — SCHEFF: Über die Beziehungen der Nasen- zu den Augenerkrankungen mit besonderer Berücksichtigung des Tränennasenkanals. Wien. med. Wochenschr. 1899, Nr. 52; 1900, Nr. 1. — SEIFERT: Die Erkrankungen der Nase und ihre Beziehungen zu den Allgemeinerkrankungen. Berlin. klin. Wochenschr. Nr. 35. — SGROSSO, E. P.: Sul processo Denti per la cure del tumore lagrimale. Nota clinica. Ann. di ottalmol. T. 29, p. 97. — TREITEL: Bericht der Berliner laryngol. Ges., 26. Januar. —TRUC: Quelques graves complications lacrymales: phlegmons orbitaires, atrophies optiques, panophthalmies, méningit. Ann. d'oculist. T. 123, p. 94. — VEILLON, A. et MORAX, V.: Péricystite gangréneuse. Ebenda T. 123, p. 175. — DE VINCENTIIS: Sifiloma del sacco lagrimale. Ann. di ottalmol. e Lav. della clin. ocul. di Napoli T. 29, p. 682. — WERNCKE: Zur Ätiologie der Dacryocystitis acuta. Inaug.-Diss. Dorpat.

1901 ARIBAUD: La tumeur prélacrymale. Thèse de Lyon. —BLANCO: Pericistitis lagrimal. Arch. de oft. T. 1, p. 353. —CIRINCIONE: Sulla struttura e patologia delle vie lagrimali. La Clinica oculistica, Palermo 1901. —GALEZOWSKI: Étude sur les affections des voies lacrymales et sur les conséquences pathologiques qui en découlent. (Suite.) Recueil d'ophth. T. 23, p. 15. —HINSBERG: Über Augenerkrankungen bei Tuberkulose der Nasenschleimhaut. Zeitschr. f. Ohrenheilk. Bd. 39, S. 224. — RÄHLMANN: Über Dakryocystitis trachomatosa und über die Ursache der akuten Dakryocystitis. Dtsch. Naturforschervers. zu Hamburg, Abt. f. Augenheilk. Bd. 2, 2, S. 297. Dtsch. med. Wochenschr. S. 747. — RAMONI: Rapporti fra malattie del naso e delle vie lacrimali. (Nota.) Ann. di ottalmol. e Lav. della clin. ocul. di Napoli T. 30, p. 188.

1902 ARMAIGNAC: A propos de la tumeur lacrymale. Recueil d'ophth. T. 24, p. 250. — AUBARET: Phlegmon du sac lacrymal; diplopie; paralysie du grand oblique. Rev. gén. d'ophth. p. 566. — CASPAR: Tränensackentzündung bei Heufieber. Zentralbl. f. prakt. Augenheilk. Bd. 26, S. 333. — Derselbe: Diphtherische Gangrän des Tränensackes. Ebenda Bd. 26, S. 83. — CIRINCIONE: Sur la tumeur prélacrymale. Ann. d'oculist. T. 128, p. 107 et Clin. ocul., April. — FEILCHENFELD: Dacryocystitis diphtherica. Zentralbl. f. prakt. Augenheilk. Bd. 26, S. 38. — POLYAK: Die Sondierung des Ductus naso-lacrimalis von der Nase aus. Fraenkels Arch. f. Laryngol. u. Rhinol. Bd. 12, S. 379. — ROCHE: La péricystite lacrymale. Thèse de Paris. — RUTTEN: Dilatation extraordinaire du sac lacrymal de l'œil gauche. Clin. ophth. p. 231. — TARTUFERI: Anatomie pathologique des Dacryocystites cat. et purulentes chroniques. Arch. d'ophth.

1903 ALLAMAGNY: Erythème infectieux avec catarrhe oculo-nasal suraigu. Loire méd., 15. janvier. — BADAL: Dacryocystite avec larmoiement. Journ. de méd. de Bordeaux, 16. Aug. — FISCHER: Sténose des voies lacrymales d'origine nasale. Rev. hebdom. de laryng., Dez. 1902. — Derselbe: Über einen Fall von doppelseitiger Tränencyste, geheilt durch Resektion der unteren Muschel. Arch. f. Laryngol. u. Rhinol. Bd. 13, H. 3. — FEJER: Von dem „ägyptischen" Trachom. Budapesti orvosi njsag. Szemészeti lapok. p. 1. — FRENKEL: Epithéliome de la paupière inférieure compliqué de dacryocystite simple. Toulouse méd., 15. mars. — POULARD: Sur une forme particulière de péricystite aiguë à streptocoques. Ann. d'oculist. T. 130, p. 625. — REYNOLDS: Dacryostenosis with abscess. Americ. journ. of ophth. p. 231. — SAMURAWKIN: Polyp des Tränensackes. (Sitzungsber. d. Moskauer augenärztl. Ges., 25. März.) Russki Wratsch. Bd. 2, Nr. 36. — TARTUFERI: Zur pathologischen Anatomie der Tränenwege. 31. Vers. d. ophth. Ges. zu Heidelb. S. 306. — Derselbe: Sulla bibliografia delle dacriocistiti catarrali e purulente chroniche. Ann. di ottalmol. e Lav. della clin. ocul. di Napoli T. 32, p. 805.

1904 AUBARET: La cure radicale des dacryocystitis d'origine nasale. Ann. d'oculist. T. 132, p. 81. — GELLÉ: Rôle des lésions nasales dans la pathogénie du larmoiement. Arch. internat. de laryng. d'otol. et de rhinol. No. 1. — HAMMER:

Über die Beziehungen der Phlegmonen und Fistelbildungen in der Gegend des Tränensackes zu den Nebenhöhleneiterungen der Nase. Inaug.-Diss. Rostock. — KIPP: Ein Fall von Blennorrhöe des Tränensackes, hervorgerufen durch einen Nasenstein. Arch. f. Augenheilk. Bd. 49, S. 233. — ROCHE: Les péricystites lacrymales. Gaz. des hôp. civ. et milit., 7. Mai. — ROLLET: L'ektasie géante du sac lacrymal. Ann. d'oculist. T. 132, p. 279. — SCHIRCK: Les ektasies géantes du sac lacrymal. Thèse de Lyon. Ref.: Rev. gén. d'ophth. p. 377. — SUKER: A criticism on the use and abuse of the lachrymal probe. Americ. journ. of ophth. p. 277. — Derselbe: The use and abuse of the lachrymal probe. (Americ. acad. of ophth. and otol. laryng.) Ophth. rec. p. 405. — TILLAUX: Le sac lacrymal. Recueil d'ophth. T. 26, p. 643.

1905 JOCQUES: Dacryocystite consécutive à l'opération de la sinusite maxillaire. Clin. ophth. p. 263 und Ein Fall von Dakryocystitis nach der Operation eines Empyems der Kieferhöhle. Ophth. Klinik Bd. 9, S. 313. — LEBLOND: De la dacryocystite consécutive à la cure radicale de la sinusite maxillaire. Arch. d'ophth. T. 25, p. 295. — MIRO: Contribucion al estudio de las enfermedades del'apparato lacrimal. Arch. di oftalmol. hisp. americ., Februar. — MONESI: Ricerche sperimentali sulle vie lacrimali. (17. congr. dell'assoc. ottalmol. ital.) Ann. di ottalmol. T. 24, p. 906. — MANTANO: Etiologia de las affecciones de las vias lagrimales. Ann. de oftalmol., August. — PETERS: Ergebnisse der Nasenuntersuchung bei 24 Fällen von Phlegmonen und Fistelbildung in der Tränensackgegend. (Rostocker Ärztever.) Münch. med. Wochenschr. S. 147. — THOORIS: Les dacryocystites par fracture du canal oculo-nasal. L'écho méd. du nord, 24. sept. et 1. oct.

1906 CABANNES et VILLEMONTE: Larmoiement et sinusite maxillaire. Ann. d'oculist. T. 136, p. 453. — HOFFMANN: 3000 Fälle von Conjunctivitis granulosa. Inaug.-Diss. Königsberg. — MASLENNIKOW: Das Verhalten der Nasenhöhle bei Erkrankungen der Tränenwege. Westnik ophth. S. 1.

1907 AXENFELD: Die Bakteriologie in der Augenheilkunde. Jena: Gustav Fischer. — BASSO: Conjunctivitis und Pharyngitis granulosa. Ref.: Klin. Monatsbl. f. Augenheilk. Bd. 45, 1, S. 400. — BRÜCKNER: Klinisch-statistischer Beitrag zur Kenntnis des Zusammenhanges zwischen Augen- und Nasenerkrankungen. Arch. f. Augenheilk. Bd. 58, S. 316. — CABANNES: Dacryocystite et sinusite maxillaire à gonocoques chez un nouveau né. (Soc. de méd. et de chirurg. de Bordeaux.) Rev. gén. d'ophth. p. 288. — EVANS: The lachrymal sac in the economie of vision. Brit. med. journ., 2. Febr. — FEILCHENFELD: Heilung der Tränensackblennorrhöe durch interkurrentes Erysipel. Dtsch. med. Wochenschr. S. 889. — GALLENGA: Profilassi del tracoma. II. Progresso oftalmol. p. 281. — ROLLET et MOREAU: Mucocèle lacrymoethmoidale. (Soc. d'ophth. de Lyon.) Rev. gén. d'ophth. p. 418. — WAGNER: Beiträge zur Pathologie des Tränensacks. Inaug.-Diss. Tübingen.

1908 BLANCO: Péricystite lacrymale. Ann. d'oculist. T. 140, p. 152. — CASALI: La batteriologia delle dacriocistiti. Ann. di ottalmol. T. 38, p. 100. — KUHNT: Über Beziehungen zwischen Nasen- und Augenleiden. Verhandl. d. 1. internat. Laryng.-Rhinol.-Kongr. zu Wien.

1909 BLANCO: Praecystitis lacrymalis. Arch. de oftalmol. hisp.-americ. T. 9 p. 106. — HAJEK: Pathologie und Therapie der Nebenhöhlen. 3. Aufl. Wien: Deuticke. 4. Aufl. 1915. — HELLER: Des états lacrymaux chez la granuleux. Thèse de Montpellier. — KAHN und FRANK: Case of closed sinusitis of the ethmoid labyrinthe with exophthalmos. The Laryngoscope, Sept. 1907. — LIMBOURG: Beziehungen zwischen Auge und Nase hinsichtlich physiologischer Verhältnisse und Behandlung von Erkrankungen des Tränennasenganges. Arch. f. Augenheilk. Bd. 62, S. 78. — MEYER: Nasale Ursachen und Behandlung der Erkrankungen der Tränenwege und der Bindehaut. (Berlin. ophth. Ges.) Zeitschr. f. Augenheilk. Bd. 21, S. 124 und Zentralbl. f. prakt. Augenheilk. Bd. 33, S. 75. — THORSCH: Beziehungen der Tränensackgrube zur Nase und ihren Nebenhöhlen. Klin. Monatsbl. f. Augenheilk. Bd. 47, 2. S. 530. — WELEMINSKI: Über Epiphora idiopathica nasalen Ursprungs. (Ophth. Ges. Wien.) Zeitschr. f. Augenheilk. Bd. 21, S. 553.

1910 AUBARET: Recherches sur la morphologie du conduit lacrymo-nasal chez l'homme. Bibliogr. anat. T. 20, fasc. 1, p. 97. — Derselbe: Recherches sur l'orifice inférieur du conduit nasal. Journ. méd. de Bordeaux. — AUBARET et BONNEFON: Des rapports du conduit lacrymo-nasal avec le méat moyen et la gouttière de l'infundibulum. Arch. d'ophth. T. 30, p. 469. — DARIER: Larmoiement et dacryocystites. Clin. opht. p. 209. — BRONS: Tränenorgane. Ergebn. d. allg. Pathol. u. pathol. Anat. (LUBARSCH - OSTERTAG). S. 275 u. f. Wiesbaden: J. F. Bergmann. — DOTROILER: Diseases disturbances of the eye induced by diseases of the nose and its accessory sinuses. Journ. of ophth. and oto-laryngol., Sept. 1909. — DEWATRIPONT: Contribution à l'étude des rapports bactériologiques entre les affections nasales et les affections des voies lacrymales. Rev. hebdom. de laryngol., 9. Okt. 1909. — KOFLER: Beitrag zur Behandlung mittlerer Synechien. Monatsschr. f. Ohrenheilk. Bd. 44, 1, S. 347. — KRUKENBERG: Auffällig großer Tränensack. (Ver. d. Augenärzte d. Prov. Sachsen, Anhalts u. d. Thüring. Lande.) Zeitschr. f. Augenheilk. Bd. 24, S. 276. — v. LIEBERMANN, L. jun.: Die Durchspülung des Tränensackes und Tränennasenkanals zu diagnostischem Zweck. Kl. M. f. A. Bd. 48, 2. S. 370. — LUNDEGAARD: Taarvejene. Dansk. klinik S. 1265, 1289, 1313. — LURIE: Zur Frage der Entstehung der Tränensackcysten. Klin. Monatsbl. f. Augenheilk. Bd. 48, 2, S. 374. — MARX, H.: Über eine seltene rhinologische Ursache von Epiphora. v. Graefes Arch. f. Ophth. Bd. 74, S. 317. — MIZUO: Über die Augenveränderung bei Pest. Arch. f. Augenheilk. Bd. 65, S. 1. — RÖMER: Lehrbuch der Augenheilkunde. Berlin u. Wien: Urban u. Schwarzenberg. — SANTOS FERNANDEZ: Una causa a veces impreciable del lagrimo. Ann. de oftalmol. No. 11. — SPOTO: Neoproduzione inflammatoria della mucosa del sacco lagrimale da causa traumatica. II. Progresso oftalmol. T. 5, fasc. 5, 6, 7, 8, p. 79. — SWERSCHEWSKI: Die anatomischen und pathologischen Verhältnisse der Tränenableitungswege. Westnik ophth. S. 549.

1911 BRÜCKNER, A.: Nase und Auge in ihren wechselseitigen pathologischen Beziehungen. Würzb. Abh. a. d. Gesamtgeb. d. prakt. Med. Bd. 12, H. 2, 3. — v. EICKEN: Ein neues Verfahren zur Beseitigung von Stenosen des Tränennasenkanales. (Verhandl. d. Ver. dtsch. Laryngologen.) Münch. med. Wochenschr. S. 1693. — LAWRY: Acute dacryocystitis due to the pneumococcus in a child seven years of age. Ophthalmoscope p. 412. — RHESE: Die chronischen Entzündungen der Siebbeinzellen und der Keilbeinhöhle mit besonderer Berücksichtigung zur allgemeinen Medizin und ihrer Diagnostik durch das Röntgenverfahren. Arch. f. Laryngol. u. Rhinol. Bd. 24. — SNYDACKER: Zu dem Artikel des A. v. LIEBERMANN jun.: Die Durchspülung des Tränensackes und Tränennasenkanals zu diagnotischen Zwecken. Klin. Monatsbl. f. Augenheilk. 1910. Ebenda Bd. 49, 1, S. 217. — WEAVER: Dacryocystitis. (Jackson county med. soc., eye, ear, nose and throat sect.) Ophth. rec. p. 36.

1912 AUBARET: Des abscès lacrymaux sous-ligamenteux. Journ. de méd. de Bordeaux, 24. mars. — BANE: An unusual form of occlusion of the nasal duct. Ophth. rec. p. 103. — DEWATRIPONT: Contributions à l'étude des rapports bactériologiques entre les affections nasales et les affections des voies lacrymales. Clin. de Bruxelles, février. — FEIN: Über Beziehungen zwischen Kieferhöhle und Tränennasengang. Arch. f. Laryngol. u. Rhinol. Bd. 26, Nr. 1, S. 29. — KAZ: Unusual mucocele of the lacrimal sac. Ophth. rev. p. 38. — KILLIAN: zitiert nach FEIN (1912). — MORAX: Le diagnostic des suppurations de la région palpébro-lacrymale. (Repertoire de méd. internat., avril 1911.) Rev. gén. d'ophth. p. 574. — PICCILO: La dacriocistite tracomatosa e la blennorrea del sacco lacrimale. Contributo anat.-pathologica. Ann. di ottalmol. T. 41, p. 286. — RHESE: Über die rhinogene Beteiligung der Tränenwege, insbesondere über den Zusammenhang der chronischen Dakryocystitis mit den Erkrankungen des Siebbeins und ihre Behandlung. Dtsch. med. Wochenschr. S. 1646.

1913 BRUNZLOW: Beitrag zur Ätiologie der chronischen Erkrankungen der tränenableitenden Wege. Zeitschr. f. Augenheilk. Bd. 29, S. 445. — Derselbe: Bedeutung der Nasennebenhöhlenleiden für das Auge. Dtsch. militärärztl. Zeitschr. Nr. 17. — ELSCHNIG: Peridacryocystitis. Prager med. Wochenschr. Nr. 38, S. 523. —

IGERSHEIMER: Fälle von Erkrankungen der tränenabführenden Wege bei hereditärer Lues. (Ärztl. Ver. Halle a. S.) Münch. med. Wochenschr. S. 2025. — ONODI: Die Beziehungen der Tränenorgane zur Nase und ihren Nebenhöhlen. Berlin-Wien: Urban u. Schwarzenberg. — PETERS: Die Beteiligung der Nebenhöhlen der Nase bei der Tränensackeiterung. (Nordwestdtsch. augenärztl. Ver.) Klin. Monatsbl. f. Augenheilk. Bd. 51, 2, S. 767. — SNELL: Report of a case of dacryocystitis presenting several complications including orbital abscess and optic neuritis. Ophth. Vol. 10, No. 1, p. 22.

1914 BRONS: Tränenorgane. Ergebn. d. allg. Pathol. u. pathol. Anat. (LUBARSCH-OSTERTAG). S. 292 u. f. Wiesbaden: J. F. Bergmann. — FRIEDMANN, M.: Die Tränensackoperationen der Heidelberger Universitätsaugenklinik in den Jahren 1911/12 mit einem Beitrag zur pathologischen Anatomie der Tränensackblennorrhöe. Inaug.-Diss. Heidelb. — LAVAGNA: Beitrag zur Augenparasitologie. Distomatose des Tränensackes. Arch. di oftalmol. T. 1, p. 147. — MEIER, WIENER u. SAUER, E.: Dacryocystitis caused by a membranous closure of the nasal duct. Ann. of ophth., July. — RÖSSLER, FR.: Orbitalphlegmone mit Atrophie und Pigmentierung des Sehnerven nach Tränensackeiterung. Klin. Monatsbl. f. Augenheilk. Bd. 53, 2, p. 383. — TIMM, E.: Die Beteiligung der Nebenhöhlen der Nase bei der Tränensackeiterung. Inaug.-Diss. Rostock.

1915 SYDNEY-STEPHENSON: Riesenhafte Tränensackektasie. Ophthalmoscope, August.

1916 TEN DOESSCHATE, G. en DE KLEYN, A.: Orbitaalabces bij traanzaklijden. Nederlandsch. tijdschr. v. geneesk. Bd. 1, S. 564.

1918 BOGENDÖRFER: Über die Beziehungen der Tränenwege zur Nase. Inaug.-Diss. Würzburg.

1919 NEUNHÖFFER: Zur Erkrankung der Tränenwege. Württ. Medic. Korrespondenzblatt S. 95.

1920 BRUNZLOW: Pathologie und Therapie der Erkrankungen der Tränenableitungswege in ihren Beziehungen zur Rhinologie. Zeitschr. f. Augenheilk. Bd. 43. — GUIJARRO y CARRASCO: Doppelseitige Dakryocystitis bei Nasenverletzung. Espana oft. T. 5, p. 167. — KUBIK, J.: Zur Frage der Tränensackcysten. Klin. Monatsbl. f. Augenheilk. Bd. 64, 1, S. 264. — DE PEYRELONGUE: Dacryocystite et empyème ethmoidal. Arch. d'ophth. T. 37, p. 532. — SCHLITTLER: Über Komplikationen und Lebensgefährlichkeit der Nebenhöhleneiterungen. Schweiz. med. Wochenschr. Bd. 50, Nr. 49 u. 50. — STOCK, W.: Tränenorgane. In: Axenfeld, Lehrbuch u. Atlas der Augenheilk. 6. Aufl. Jena: Gustav Fischer.

1921 FUCHS, E.: Lehrbuch der Augenheilkunde. 13. Aufl., bearb. v. SALZMANN. Leipzig: Deuticke. — MIROW, H.: Über Beziehungen der Phlegmonen und Fistelbildungen in der Gegend des Tränensackes zu den Nebenhöhlenerkrankungen der Nase. Inaug. Diss. Rostock.

1922 AUBARET et SIMON: Mucocèle paralacrymale. Marseille méd. Jg. 59. No. 7, p. 356. 1923. Clin. ophth. T. 12, No. 5, p. 248. — MAC CALLAN and SOBHY: Trachoma of the lacrymal sac. Transact of the ophth. soc., of the United Kingd, T. 42, p. 280. — MARTUSCELLI E FRANCESCO PIROZZI: Il canale naso-lacrimale, quale tramite delle infezioni da occhio a naso e viceversa. Ricerche sperimentali. (Batteriologiche e batterioscopiche). Arch. ital. di otol., rinol., e laringol. T. 33, H. 5, p. 268. — MUNOZ-URRA: Histology of dacryocystitis. Ann. d'oc. v. 159. p. 545. — SCHAEFFER: On the clinical anatomy of the efferent lacrimal passageways. Int. Congr. of. ophth. Washington. 25.—28. IV. p. 625.

1923 BAILEY: Surgical anatomy of the lacrimal sac. Americ. journ. of ophth. T. 6, No. 8, p. 665. — CANITANO, SAVERIO: Cisti traumatica della parete del sacco lacrimale. Arch. di ottalm. T. 30, No. 8, p. 383. — MARGOTTA: Sulle cisti presaculari. Ann. di ottalmol. Jg. 51, H. 4/5, p. 418. — PATTON: Regional anatomy of the tear sac. Ann. of otol., rhinol. a. laryngol. T. 32, No. 1, p. 58. — ROLLET et BUSSY: Recherches anatomo-pathologiques sur cent cas de dacryocystites avec extraction du sac et du canal. Arch. d'opht. T. 40, p. 321 et 336. — Schmidt, Walter: Die Phlegmone des Tränensackes nach Nasentrauma. (Ein Beitrag zu den Wechselbeziehungen in der Pathologie des Auges und der Nase. Veröff. a. d. Geb. d. Heeres-Sanitätswesens H. 77, S. 135.) — Sondermann: Beitrag zur Klinik der Tränenwege. Kl. M. f. A. Bd. 70, S. 474.

Komplikationen der Tränensackeiterung. Bei Phlegmonen des Tränensackes kommt es manchmal spontan, in anderen Fällen nach irgendeinem therapeutischen Eingriff zu schweren Entzündungen der Orbita, zu Thrombosen sowohl der Orbita als auch des Bulbus. Auch Meningitiden sind beobachtet.

a) **Orbitalphlegmonen ohne vorherige Eingriffe.** Daß Orbitalphlegmonen bei einer Phlegmone des Tränensackes nur selten eintreten, liegt wohl daran, daß der Eiter in den meisten Fällen nach außen durchbricht.

Ten Doeschaete (1916) en Gendekleyn (1916) beschreiben einen Fall, bei welchem ein 19jähriger Mann, der schon lange an einer chronischen eitrigen Tränensackentzündung litt, die aber seit 3 Monaten nicht mehr behandelt war, plötzlich einen Orbitalabsceß bekam. Bei der Operation fand sich ein Durchbruch des Tränensackes nach dem orbitalen Fett hin. Nach der Operation trat Heilung ein. Snell (1913) hat in einem ähnlichen Falle den Tränensack herausgenommen und fand ein Loch von 10 : 15 mm Größe nach der Orbita hin. Eine Neuritis optici heilte nach der Exstirpation des Tränensackes mit nur geringer Sehstörung aus. Der Kranke von Rössler (1914), der durch eine auf dieselbe Weise entstandene Orbitalphlegmone eine Neuritis optici bekommen hatte, zeigte nach der Abheilung der Neuritis eine Sehnervenatrophie. Dabei wurde die temporale Hälfte der Papille körnig schwarz. Er glaubt, daß diese Schwarzfärbung die Folge einer Blutung in den Opticus war. Und Russ (1908) hat, da schon eine Fistel vorhanden war, die Orbitalphlegmone nur mit heißen Überschlägen behandelt und so Heilung erzielt.

b) **Komplikationen im Anschluß an therapeutische Eingriffe.** Es ist sehr auffallend, daß in der Literatur nur ganz wenige Fälle beschrieben sind, bei welchen im Anschluß an Sondierungen oder Spülungen schwere Komplikationen entstanden sind. Solche Komplikationen müssen ja öfters eintreten, denn durch die Eingriffe, besonders durch das Sondieren, werden pathogene Keime doch direkt in das Gewebe geimpft.

Ferret (1887) hat bei einer 39jährigen Frau, die skrofulös war, mit einem Messer den Tränennasenkanal erweitert. 9 Tage später erkrankte sie unter dem Zeichen einer tuberkulösen Meningitis, der sie 4 Tage später erlag. Leplat (1894) sondierte ambulant zuerst den

Tränennasenkanal und spülte dann mit 3 %iger essigsaurer Tonerde. Auf der Heimfahrt bekam die Kranke schwere Kopfschmerzen, eine Schwellung der ganzen Wange und erlag einer akuten Meningitis am 4. Tage. Leplat (1894) ist der Ansicht, daß infektiöses Material bei der Spülung direkt in eine offene Vene eingespritzt worden sei.

Lamm (1910) spülte mit Hydrarg. oxycyanat. 1 : 2000 und bekam im Anschluß an die Spülung eine Thrombophlebitis der Orbita und der Zentralvene der Retina. Der Kranke erblindete.

Lewis (1907) spülte mit 25 %iger Protargollösung bei einer Tränensackphlegmone. Es trat eine Orbitalphlegmone auf, die er auf eine Ruptur des Sackes schiebt, der Kranke wurde blind.

Nach einfacher Sondierung bekommt Fulton (1885) eine Orbitalphlegmone und Jones (1884) nach Einlegen eines Bleinagels in den Tränensack eine Nekrose der Hornhaut.

Es sind das ja nur relativ wenige Mitteilungen von schweren Komplikationen bei therapeutischen Eingriffen. Es ist aber damit der Beweis erbracht, daß eine Sondierung und noch viel mehr eine Spülung bei bestehender Tränensackeiterung und Phlegmone kein harmloser Eingriff ist, daß solche Maßnahmen jedenfalls nur mit der größten Vorsicht und nicht ambulant ausgeführt werden dürfen.

Literatur.

1880 Fuchs, E.: Dakryocystitis mit Durchbruch in das orbitale Zellgewebe. Zentralbl. f. prakt. Augenheilk. S. 252.

1883 Segura: Accidentes consecutives à un cateterismo del sacco lagrymal. Clin. de Malaga p. 239.

1884 Jones, A. E.: The dangers of lead-styles in the treatment of lacrymal obstruction. Brit. med. journ. Vol. 5, p. 652.

1885 Fulton, J. F.: A case of severe orbital cellulitis the result of the passage of Bowman's probe into the nasal duct. Arch. of ophth. of New York. Vol. 14, p. 164.

1887 Ferret: Méningite tuberculeuse consécutive à un simple débordement du canal nasal chez un sujet scrophuleux. Progr. méd. No. 41. — Fontaine-Atgier: Hémorrhagie grave à suite d'un débridement du sac et du canal lacrymal. Rev. clin. d'ocul., Bordeaux T. 7, p. 193.

1892 Hirschberg, W.: Komplikation von eitriger Entzündung des Tränensacks mit Augenhöhlenabsceß. Westnik ophth. Bd. 9, 4, 5, S. 395. — Rockliffe: Panophthalmitis following lacrymal abscess. Brit. med. journ., 17. Dez.

1894 Leplat: Un cas de mort par méningite survenue d'une sondage suivi d'injection du canal lacrymal. Rec. d'ophth. p. 663.

1896 Terson, A.: Les complications graves de la dacryocystite. Journ. du pratic. No. 24.

1897 Cabannes et Ulry: Phlegmon de l'orbite dû au cathéterisme lacrymal. Ann. d'oculist. T. 117, p. 285.

1900 Galezowski: Étude sur les affections des voies lacrymales et les conséquences pathologiques, qui en découlent. Recueil d'ophth. p. 656. — Truc: Quelques graves complications lacrymales: phlegmons orbitaires, atrophies optiques, panophthalmies, méningites. Ann. d'oculist. T. 123, p. 94.

1903 Mouzels: Étude clinique des complications oculaires des dacryocystites. Thèse de Bordeaux.

1907 Lewis: Blindness following the injection of protargol in lachrymal sac. Ophth. rec. p. 598.

1908 Russ: Phlegmone orbitae ex dacryocystite cum fistula lacrymale. Wien. med. Wochenschr. Nr. 4.

1910 Lamm: Thrombophlebitis orbitae nach Spülung des Tränensackes. Mitt. a. d. Augenklinik d. Carol. med.-chirurg. Instit. zu Stockholm H. 11, S. 17.

1913 Snell: Report of a case of dacryocystitis presenting several complications, including orbital abscess and optic neuritis. Ophthalmology Vol. 10, p. 22.

1914 Rössler: Orbitalphlegmone mit Atrophie und Pigmentierung des Sehnerven nach Tränensackeiterung. Klin. Monatsbl. f. Augenheilk. Bd. 53, S. 383.

1916 ten Doeschaete en Gendekleyn, A.: Orbitalabscess bij traanzaklijden. Nederlandsch tijdschr. v. geneesk. Bd. 2, S. 564.

1921 Sawada: Phlegmon of orbit from dacryocystitis. Nippon Gank. Zasshi. Oct.

Gefahren der Tränensackeiterung und bakteriologische Befunde im Tränensackeiter.

Klinisches. Wenn man einen Kranken mit Tränensackeiterung untersucht, so findet man so gut wie immer in dem Bindehautsack Eiter. Dieser Befund ist, wenn man die Fälle genau beobachtet, eigentlich nicht selbstverständlich. Denn in einer großen Zahl von solchen Fällen läuft der im Tränensack befindliche Eiter keineswegs leicht in die Bindehaut ab, ja gar nicht selten muß man einen gewissen Druck auf den Tränensack ausüben, um Eiter aus den Tränenröhrchen austreten zu lassen.

Man muß also annehmen, daß ein gewisser Ventilverschluß besteht, und daß nur von Zeit zu Zeit infektiöses Material in den Bindehautsack gelangt. Trotzdem halten sich offenbar die Keime, die mit dem Tränensackeiter in den Bindehautsack gelangen, hier so lange, daß eben fortgesetzt solche Keime zu finden sind.

Es könnte wohl sein, daß die Keime, die im Tränensack gewachsen sind, eine größere Widerstandskraft bekommen haben, als solche, die nur in der Bindehaut sich vermehrt haben. Axenfeld (1907) z. B. betont, daß bei einer Bindehautentzündung, die durch Pneumokokken entstanden ist, diese Pneumokokken relativ harmlos sind und bald wieder verschwinden, während bei einer Tränensackeiterung die Pneumokokken in sehr vielen Fällen hochvirulent sind und diese Virulenz sehr lange behalten. Axenfeld (1907) sieht die Ursache dieses Verhaltens darin, daß die Pneumokokken im Tränensack bessere Lebensbedingungen haben (z. B. höhere Temperatur) als im Bindehautsack. Vielleicht spielen auch noch besondere Affinitäten eine Rolle.

Es wird also jede Verletzung des Augapfels bei einer bestehenden Tränensackeiterung sehr leicht zu einer Infektion dieser Wunde führen können, und es ist — wenn man den Tränensackeiter auf Mikroorganismen färbt und dabei die massenhaften Keime sieht — geradezu merkwürdig, daß nicht jede solche Wunde infiziert wird. Es verbietet sich von selbst, bei einer bestehenden Tränensackeiterung eine Operation am Augapfel vorzunehmen.

Daß nach einer Tränensackexstirpation die pathogenen Keime in der Bindehaut nicht häufiger sind als bei normaler Tränenleitung, haben PLAUT (1901) und ZELEWSKY (1901) in einer Reihe von 40 Fällen, bei welchen der Tränensack zwischen 10 Tagen und 7 Jahren vorher exstirpiert war, nachgewiesen. Allerdings ist ein bemerkenswertes Ergebnis dieser Untersuchungen, daß die nicht pathogenen Keime sich — wohl durch die fehlende Spülung durch die Tränen — stark vermehren.

SALUS (1909) hat ebensolche Untersuchungen bei Kranken, bei welchen die Operation nach TOTI gemacht worden war, ausgeführt. Er konnte feststellen, daß sogar in den Fällen, in welchen eine ganz tadellose spontane Tränenableitung eingetreten war, die pathogenen Keime, z. B. Pneumokokken in Masse im Bindehautsack vorhanden waren. Man wird aus dieser Untersuchung den Schluß ziehen, daß, wenn man eine Operation am Augapfel vornehmen will, nur die Herausnahme des eitrigen Tränensackes den Kranken vor einer Infektion bewahren kann (vgl. auch ELSCHNIG, dieses Handbuch, „Operationslehre", S. 975).

Bakteriologisches. Was nun die einzelnen Keime betrifft, die im Tränensack gefunden worden sind, so liegen darüber eine Menge von Untersuchungen vor. Ganz vollständige Zusammenstellungen aller einschlägigen Arbeiten finden sich bei AXENFELD (1907) und BRONS (1910). Seit diese Sammelreferate ausgearbeitet sind, liegen größere experimentelle Untersuchungen nicht vor. Ich verweise auf die Literaturangaben in diesen beiden Arbeiten.

In der ersten Zeit der bakteriologischen Untersuchungen war die Aufmerksamkeit vorwiegend auf die Staphylokokken und Streptokokken gerichtet, aber bald wiesen die Autoren (GASPARRINI 1893, CUÉNOT 1895, MAZET 1895, und besonders UHTHOFF 1896 und AXENFELD 1896) nach, daß im wesentlichen die Pneumokokken in Betracht kommen. Manchmal wachsen diese Keime auch in Ketten.

Ich gebe nun die Resultate einzelner Reihenuntersuchungen: So findet BRONS (1910) unter 30 Fällen von Dakryocystitis 16 mal überwiegend Pneumokokken. Dabei 8 mal Pneumokokken in Reinkultur, 7 mal mit anderen Keimen in geringer Zahl, 5 mal Staphylokokken, 1 mal Bacillus fluorescens liquefaciens, 1 mal Streptokokken, 1 mal Bacterium coli, 7 mal überwiegend Staphylokokken, 1 mal mit Diplobacillen, 5 mal gramnegative Kokken, 1 mal Influenzabacillen, 1 mal Friedländersche Pneumobacillen.

CASALI (1909) findet unter 50 Fällen 39 mal Pneumokokken, darunter 20 mal in Reinkultur, daneben in 7 Fällen Staphylokokken, KUFFLER (1909) unter 40 Fällen 31 mal Pneumokokken, 3 mal Staphylokokken, WAKISAKA (1909) bei 26 Fällen 16 mal Pneumokokken.

Neben den Pneumokokken sind besonders wichtig die pyogenen Streptokokken: CASALI (1909) findet sie (siehe oben) 10 mal, WAKISAKA (1909) bei 3 Fällen 2 mal und KUFFLER (1909) 4 mal. Diese Streptokokken sind häufig besonders virulent, z. B. kam es in dem Falle von JOCQS (1907) von einem solchen Streptokokkenulcus aus zur Panophthalmie.

CASALI (1909) findet auffallend häufig Bacterium coli im Tränensackeiter; er führt diesen Befund auf die mangelhafte Reinlichkeit seiner Kranken zurück.

Einmal ist im Tränensack bei einem 11 jährigen Italiener im Tränensackeiter von FOSTER (1907) eine Typhusinfektion festgestellt worden. Der Junge hatte 3 Wochen vorher einen Typhus überstanden und FOSTER hält mit Recht einen solchen Kranken für sehr gefährlich für die Umgebung und fordert eine Isolierung, bis die Infektion beseitigt ist.

Gramnegative Stäbchen nach Art der Influenzabacillen, die BRONS (1907) und AXENFELD (1907) durch Kultur als Influenzabacillen bestimmen konnten, finden sich nicht selten. KUFFLER (1909) und WAKISAKA (1909) beschreiben solche Fälle.

KUFFLER (1909) beschreibt ferner einen Fall von Dakryocystitis, bei welchem Koch-Weeksbacillen als alleinige Erreger gefunden wurden.

Gramnegative Kokken beschreibt AXENFELD (1907). Einen sicheren Fall von Dakryocystitis durch Micrococcus catarrhalis teilt SALUS (1916) mit. Bei einem 8 tägigen Kinde bestanden klinisch die Erscheinungen einer schweren doppelseitigen Gonorrhöe der Bindehaut. Dabei ließ sich aus dem Tränensack Eiter ausdrücken. Da die gramnegativen Kokken auf einfachem Serumagar und auch auf Agar wuchsen, ist nach SALUS der Beweis erbracht, daß es sich nicht um Gonokokken, sondern um Micrococcus catarrhalis handelt.

Auffallend selten findet sich der Diplobacillus als Erreger einer Tränensackeiterung. KUFFLER (1909) und MARQUEZ (1907) finden ihn einmal.

WAKISAKA (1909) gibt einen Fall von Bacillus fusiformis im Tränensackeiter, und LÖWENSTEIN (1909) hat in einem entzündlich veränderten Tränensack ein Schimmelpilzkonkrement gefunden. Eine nähere Bestimmung konnte nicht gemacht werden.

Ganz selten sind gefunden: Bacillus pyocyaneus (SATTLER 1885) und einmal Bacillus funduliformis (VEILLON 1900 und MORAX 1900). Bei sehr genauer, besonders kultureller Untersuchung werden sich im Tränensackeiter noch manche Keime nachweisen lassen, die als Schmarotzer von der Luft, der äußeren Haut, aus dem Bindehautsack in den Tränensack hineingekommen sind. Klinisches Interesse haben solche Befunde kaum.

ROLLET und BUSSY haben sich die Aufgabe gestellt, an der Hand von bakteriologischen Untersuchungen von 100 Fällen die Tränensackentzündungen zu klassifizieren. Es gelingt ihnen das aber nicht mit Sicherheit. Sie finden, ebenso wie andere Untersucher vor ihnen — AXENFELD u. a. m. —, daß neben pathogenen Keimen eine ganze Flora von Saprophyten im Tränensack gefunden werden. Doch konnten sie in 60% der Fälle Reinkulturen feststellen, und zwar:

Pneumokokken 26, Staphylokokken 10, Streptokokken 6, Pfeiffersche Bacillen 5, Diplobacillen 3, Kochsche Bacillen 3, Friedländersche Pneumobacillen 3, Tetragenes 1, Coli 1, Mykose 1, Cancer (?) 1. Ohne Mikroorganismen waren 26 Fälle.

Mischkulturen fanden sich in folgenden Fällen: Pneumokokken + Staphylokokken 4, Pneumokokken + Diplobacillen 2, Pneumokokken + Streptokokken 1, Pneumokokken + Mykose 1, Staphylokokken + Tetragenes 1, Staphylokokken + Diplobacillen 1, Staphylokokken + Streptokokken 1, Staphylokokken + Streptokokken + Mykose 1, Staphylokokken + Streptokokken + Diplobacillen 1, Staphylokokken + Tetragenes + Colibacillen 1.

Ob die Änderungen im bakteriologischen Befund mit dem Lebensalter sich so konstant verhalten, wie sie von den Autoren gefunden worden sind, halte ich nicht für sicher.

Interessant ist der Befund bei Phlegmonen des Sackes: Hier finden sich als Erreger neben Pneumokokken (33%) ebensooft Streptokokken, ferner in 20% Staphylokokken und in 10% Pfeiffersche, in 4% Friedländersche Bacillen. Es können also Phlegmonen durch die verschiedensten pathogenen Mikroorganismen entstehen.

Literatur.

1884 WIDMARK: Bakteriologisca studie ofrer dacryocystid och ulcus serpena corneae. Svenska läkaresällskapets fort., Stockholm S. 159 und Hygiea Bd. 46, Nr. 25.

1885 SATTLER: Über die im Sekrete des Tränensackes vorkommenden Spaltpilzarten und deren Beziehung zur eitrigen Hornhautentzündung. Phys.-med. Soc. Erlangen, Sitzung v. 9. Nov.

1887 WIDMARK: Ytterligare nagra iabtta gelser rörande dacryocystid och dess komplikationer. Hygiea 1887.

1892 Magnol: Des ulcères lacrymaux de la cornée. Nouv. Montpellier méd., suppl. 1, p. 465.

1893 Gasparrini: Il Diplococco di Fraenkel in patologia oculare. — Studio sperimentale e clinico. — Nota preventiva. Ann. di ottalmol. T. 22, p. 131.

1893 Marten: Experimentelle Untersuchungen über Antisepsis bei Augenoperationen und die Bakteriologie des Konjunktivalsackes. Beitr. z. Augenheilk. (Deutschmann). Bd. 12, S. 1. — Mazet: Recherches bactériologiques sur un cas de tumeur lacrymale phlégmoneuse. Journ. de méd. de Bordeaux Nr. 50.

1894 Berger, M. E.: Action des toxines sur la sécrétion lacrymale; pathogénie de la kératomalacie survenant dans les maladies infectieuses. Rev. gén. d'ophth. p. 193. — Mazet: Recherches bactériologiques sur deux cas de tumeur lacrymale infectieuse. Ann. d'oculist. T. 111, p. 211.

1895 Cuénot: Du pneumocoque en pathologie oculaire. (Soc. franç. d'ophth.) Recueil d'ophth. T. 17, p. 359. — Mazet: Sur l'empyème du sac lacrymal. Étude bactériologique et clinique. Thèse de Paris. — Terson et Cuénod: Bactériologie clinique de l'appareil lacrymal. Gaz. des hôp. civ. et milit., avril.

1896 Uhthoff und Axenfeld: Beiträge zur pathologischen Anatomie und Bakteriologie der eitrigen Keratitis des Menschen. Graefes Arch. f. Ophthalmol. Bd. 42, Abt. 1, S. 1.

1900 Veillon, A. et Morax: Péricystite gangréneuse. Ann. d'oculist. T. 123, p. 175.

1901 Plaut und Zelewski: Über den Keimgehalt der Bindehaut nach der Tränensackexstirpation. Klin. Monatsbl. f. Augenheilk. Bd. 39, S. 369. — Selenkowski, J.: Zur Bakteriologie der kongenitalen Dacryocystitis. Westn. ophth. Nr. 1, S. 5. — Derselbe: Zur Bakteriologie der kongenitalen Dacryocystitis. Wratsch. Bd. 12, S. 358.

1902 Selenkowski, J.: Beitrag zur Bakteriologie der Dacryocystitis congenita. Westnik Ophth. Bd. 19, Nr. 1.

1907 Axenfeld: Die Bakteriologie in der Augenheilkunde. Jena: Gustav Fischer. — Foster, M. Lanckton: Dacryocystitis due to Typhobacilli. Arch. of ophth. Vol. 37, p. 401. — Jocqs: Panophthalmie streptococcique. (Soc. d'ophth. de Paris.) Clin. ophth. p. 213. — Marquez: Seltene Lokalisation der Morax-Axenfeldschen Diplobazillen. (Span.-amerik. ophth. Ges.) Klin. Monatsbl. f. Augenheilk. Bd. 45, 2, S. 619.

1908 zur Nedden: Über Lage und Formveränderung der Bakterien unter dem Einfluß von Entzündungsprodukten des Auges. Klin. Monatsbl. f. Augenheilk. Bd. 46, 2, S. 74.

1909 Casali: La batteriologia delle dacriocistiti. Ann. di ottalmol. T. 38, p. 100. — Kuffler: Klinisch-bakteriologische Studie über Bindehaut- und Tränensackerkrankungen nebst einigen Fällen von Panophthalmie. Zeitschr. f. Augenheilk. Bd. 22, S. 405. — Löwenstein: Hyphomyceten des Tränensackschlauches. Klin. Monatsbl. f. Augenheilk. Bd. 47, 1, S. 141. — Salus: Über die Dacryocystorhinostomie nach Toti. Ebenda Bd. 47, 1, S. 279. — Wakisaka: Bakteriologische Untersuchung der Tränensackentzündung. Japan. ophth. Zeitschr., 1. Juni. Ref.: Klin. Monatsbl. f. Augenheilk. Bd. 47, 2, S. 797.

1910 Brons, C.: Infektiöse Erkrankungen der Lider und der Tränenorgane. Ergebn. d. allg. Pathol. u. pathol. Anat. (Lubarsch-Ostertag). Ergänzungsband.

1912 Mattice: Über das Vorkommen von Pneumokokken auf der Conjunctiva nach der Tränensackexstirpation. Klin. Monatsbl. f. Augenheilk. Bd. 50, 2, S. 27.

1913 Elschnig: Peridacryocystitis. Prager med. Wochenschr. Bd. 38, Nr. 36.

1916 Salus: Eitrige Bindehaut- und Tränensackentzündung durch Micrococcus catarrhalis. Klin. Monatsbl. f. Augenheilk. Bd. 56, 1, S. 238.

1921 Caussade and Tardieu: Pneumococcic dacryocystitis and conjunctivitis with secondary Pneumococcemia. Soc. med. de hop. de Paris v. 37. p. 300. —

Loehlein: Spirochäten und Bacillus fusiformis bei Dacryocystitis. Arch. f. Aug. Bd. 89. S. 201.

1923 Margaillan et Morenon: Infection streptococcique suraiguë du sac lacrymal. Marseille méd. Jg. 60, No. 16. p. 828. — Rollet et Bussy: Recherches bactériologiques et cliniques sur cent Dakryocystites avec éctasie du sac. Arch. d'ophth. T. 40, p. 5.

3. Besondere Formen der Tränensackentzündung.

a) Tuberkulose des Tränensackes.

Klinische Erscheinungen. In vielen Fällen kann man aus den klinischen Symptomen gar nicht schließen, daß es sich um eine tuberkulöse Erkrankung der Tränensackwand handelt. Die Tränensackeiterung unterscheidet sich in diesen Fällen nicht von der ganz gewöhnlichen Dakryocystitis. Erst bei der anatomischen Untersuchung stellt sich heraus, daß die Wand des Tränensackes tuberkulös erkrankt ist. Ich meine hier die Fälle, bei welchen auch eine Untersuchung der Nase vorgenommen und auch hier nichts für Tuberkulose Charakteristisches gefunden worden ist.

In anderen Fällen, besonders bei einer Tränensackeiterung von jugendlichen Personen unter 20 Jahren, muß man an Tuberkulose denken. Wenn auch keinerlei Anhaltspunkt gegeben ist, empfiehlt Axenfeld (1906) bei der Gefahr einer solchen Erkrankung sich nicht mit irgendeiner Sondenbehandlung aufzuhalten, sondern den Tränensack herauszunehmen. Wenn noch eine eigentümlich teigige Schwellung der Umgebung des Sackes (Axenfeld 1906) vorhanden ist, wenn außerdem nach Einspritzung von Cocain-Adrenalin eine nur geringe Durchspülbarkeit eintritt, ist die Diagnose „Tuberkulose der Sackwand" wahrscheinlich (Shiba 1905, Axenfeld 1906, Briback 1911).

Diese primären Tuberkulosen der Tränensackwand sind zu trennen von der sekundären Tuberkulose der Sackwand, die eintritt im Anschluß an Tuberkulose der Bindehaut, Lupus des Gesichts oder der Nase, der umgebenden Knochen.

Rollet (1911, auch 1899, 1905, 1910, 1911) teilt die Tuberkulosen der Sackwand folgendermaßen ein: 1. Fungus des Tränensackes: Solider Tumor, pastöses Anfühlen, nicht wegdrückbar, keine Eiterung im Sack.

2. Tränenträufeln bei „vielleicht" tuberkulöser Striktur im Tränennasenkanal.

3. Tränensackeiterung: Chronische Dakryocystitis ohne Erweiterung des Sackes, kalter Absceß, Verkäsung und Eiterung in der Schwellung.

4. Fortgeleitete Tuberkulose aus der Nachbarschaft: Fungöse Entzündung vor oder um den Tränensack umschrieben oder diffus, tuber-

kulöse Fistel, tuberkulöses Geschwür, kalter Absceß, tuberkulöse Knochencaries.

Hier wäre noch hinzuzufügen: Tuberkulose des Tränensackes oder des Tränennasenkanals bei tuberkulöser Erkrankung der Nasenschleimhaut, Tuberkulose des Tränensackes bei Lupus des Gesichts.

In diesen letzten Fällen kommen auch Dakryocystitiden vor, die nicht durch eine Tuberkulose der Sackwand verursacht worden sind, sondern wohl durch Schwellung oder Narbenbildung entstehen (SHIBA 1905, AXENFELD 1906).

Entstehung der Tuberkulose des Tränensackes. Ob die Tuberkulose von außen in den Sack zur Ansiedelung kommt oder ob sie als Metastase aufzufassen ist, ist eine Frage, die die Autoren immer wieder beschäftigt.

Die Versuche von GOURFEIN (1899) sind in dieser Beziehung sehr interessant: Er bringt in den Tränensack von Kaninchen eine nicht verflüssigte Kultur von Tuberkelbacillen: Der Tränensack bleibt gesund. Exstirpiert er vorher die Tränendrüsen, und impft dann nach 2—3 Wochen den Tränensack in derselben Weise, so bekommen die Tiere ausnahmslos nicht nur eine Tuberkulose des Tränensackes, sondern gehen an einer allgemeinen Tuberkulose zugrunde.

Ob in diesen Fällen die Tränen als bactericide Flüssigkeit gewirkt haben oder ob nicht nur die verlangsamte Entfernung der Mikroorganismen die Ursache ihres Haftens ist, wird nicht besprochen. VALUDE (1888) ist geneigt anzunehmen, daß die Tränen selbst als bactericide Flüssigkeit die Ansiedelung der Tuberkelbacillen im Tränensack hindern. Er hat bei 10 Kaninchen den Tränensack mit Tuberkelbacillenkulturen geimpft und nie eine Tuberkulose des Tränensackes bekommen. Nach den Untersuchungen von GOURFEIN ist das richtig, aber wie oben auseinandergesetzt, kann ja die reine rasche Abspülung der Mikroorganismen die Ursache des Nichthaftens der Infektion sein.

Daß bei einer Conjunctivaltuberkulose eine Tränensackeiterung nicht tuberkulös zu sein braucht, beweist ein von LEVY (1901) mitgeteilter Fall: Ein 3jähriges Kind mit schwerer Tuberkulose der Bindehaut wird viele Wochen in der Klinik behandelt. Aus der Conjunctiva excidierte und auf Kaninchen überimpfte Partikel führten zu einer typischen Tuberkulose des geimpften Tieres. Im Verlauf der Erkrankung, die übrigens spontan ausheilte, stellte sich eine Tränensackeiterung ein. Der Tränensack wurde herausgenommen. Die mikroskopische Untersuchung ergab eine einfache Entzündung des Tränensackes, Tuberkulose konnte mit Sicherheit ausgeschlossen werden. In einem anderen Falle, den STRZEMINSKI (1899) beschreibt, war im Anschluß an eine Conjunctivaltuberkulose eine Phlegmone des Tränensackes mit Fistelbildung eingetreten. Nach den klinischen Erscheinungen stellt STRZEMINSKI die Diagnose einer Tuberkulose der Bindehaut und des Tränensackes. Merkwürdigerweise heilte auch hier die Erkrankung spontan aus, was mir besonders bei der Tränensackerkrankung außerordentlich bemerkenswert erscheint.

Reine primäre Tuberkulose des Tränensackes beschreiben: WIRTZ (1907) bei einer sonst gesunden 27jährigen Frau, SHIBA (1905) bei 4 Fällen, bei 2 weiteren desselben Autors waren Halsdrüsen oder Drüsennarben vorhanden. Auch BRIBAK (1911) weist darauf hin, daß eine primäre Tuberkulose des Tränensackes nicht so sehr selten sei und beschreibt 2 einschlägige Fälle.

Woher in diesen Fällen die Tuberkulose gekommen ist, bleibt ungeklärt.

Andere ähnliche Fälle sind von OLLENDORF (1905) und WAGENMANN (1906), GROBE (1898), SCHOLZ (1914) beschrieben.

Sekundäre tuberkulöse Erkrankungen bei Lupus des Gesichts, der Nase, bei Caries der umgebenden Knochen kommen häufiger vor, wobei auch hier noch einmal betont werden soll, daß Tränensackeiterungen auch bei all diesen Erkrankungen nicht immer tuberkulös zu sein brauchen (AXENFELD, LEVY u. a.).

In diesen Fällen wird es sich wohl um eine Fortleitung der Erkrankung von der Umgebung her handeln.

Häufigkeit. JOERSS (1899) hat eine größere Anzahl von Tränensäcken, die durch Operation gewonnen waren, anatomisch untersucht, er erwähnt die Tuberkulose in seinem Materiale nicht. Dagegen findet sich in der Arbeit von HERTEL (1899) ein Hinweis auf die Häufigkeit dieser Erkrankung. Er selbst berichtet über den Befund bei 52 Tränensäcken. Bei 3 dieser Fälle wurde Tuberkulose gefunden, diese 3 Fälle sind von GROBE (1898) veröffentlicht. Es waren zwei Kinder, bei dem einen eine einseitige, bei dem anderen eine doppelseitige tuberkulöse Tränensackentzündung. HERTEL fügt noch einen 4. Fall hinzu, ohne darüber genaue Angaben zu machen. Man würde also ungefähr 8% Tuberkulosen errechnen.

Im Gegensatz dazu hat ELLIOT (1908) unter 310 herausgenommenen Tränensäcken nicht ein einziges Mal Tuberkulose der Sackwand anatomisch feststellen können.

Ich selbst habe von SCHOLZ (1914) die in der Universitätaugensklinik Jena herausgenommenen Tränensäcke alle anatomisch untersuchen lassen. Es wurden die Säcke zwar nicht alle in Serien geschnitten, da aber, wenn irgend etwas Besonderes festzustellen war, sofort aus den verschiedensten Teilen des Sackes Schnitte gefärbt wurden, dürfte eine Tuberkulose kaum übersehen worden sein. Unter diesen 109 Tränensäcken findet SCHOLZ 6 tuberkulöse. Diese Zahl stimmt mit den von ROLLET (1911) in seinem Material gefundenen 8 % Tuberkulose gut überein.

Von diesen 6 tuberkulösen Säcken sind 3 von jugendlichen Kranken unter 20 Jahren. Nimmt SCHOLZ alle jugendlichen Fälle zusammen, so sind hier 25 % tuberkulös.

Auch bei SHIBA (1905) sind die Tuberkulosen bei jugendlichen Kranken auffallend häufig. Er nimmt sogar 60 % an, und BRIBAK (1911) kommt auf 50 %.

Aus all diesen Mitteilungen geht hervor, daß man bei einer Tränensackeiterung jugendlicher Personen immer an Tuberkulose denken muß.

Pathologische Anatomie. Während über die Frage des Prozentsatzes der Tuberkulose der Tränensackwand nur relativ wenige Arbeiten vorliegen, sind eine Menge von Einzelmitteilungen über die pathologische Anatomie der Tränensacktuberkulose vorhanden.

Tuberkelbacillen in dem tuberkulösen Gewebe lassen sich offenbar sehr schwer nur nachweisen. Es sind nur die Mitteilungen von BOCK (1891) und LEIDHOLT (1889) vorhanden, in welchen angegeben wird, es seien Tuberkelbacillen in dem Granulationsgewebe gesehen worden, allerdings nie in den Riesenzellen, sondern nur zwischen den Zellen des Granulationsgewebes. GROBE (1898), HERTEL (1899), SHIBA (1905) u. a., die viele Schnitte auf Bacillen gefärbt und durchsucht haben, konnten solche nicht finden. Auch die Untersuchungen von WITTICH (1913) und SCHOLZ (1914), an welchen ich mich selbst auch beteiligt habe, ergaben nur ein negatives Resultat.

Leider kann ich auch keinen Fall von Tuberkulose des Tränensackes finden, bei welchem die Diagnose durch Überimpfen von infektiösem Material aufs Tier sichergestellt worden wäre.

Während im klinischen Bilde — wie besonders von ROLLET (1920) betont wird — verschiedene Formen der Tuberkulose unterschieden werden können (siehe oben), ist bei der anatomischen Untersuchung der Befund ein typischer.

Man findet neben der nicht spezifischen Entzündung der Schleimhaut unter dem Epithel Knötchen, die in der Peripherie aus meist mononucleären und nur wenigen polymorphkernigen Zellen bestehen. Im Zentrum finden sich überwiegend epitheloide Zellen und Riesenzellen (Fig. 26).

Diese Befunde, bei welchen besonders betont wird, daß eine Verkäsung in den tuberkulösen Knötchen nicht vorhanden gewesen sei, werden beschrieben von: Wagner (1907) und Wittich (1913). In den weiter fortgeschrittenen Fällen kommt es dann zur Verkäsung der Knötchen: Pröscher (1899), Ollendorf (1905).

Dann bricht der Prozeß entweder nach dem Tränensack durch, so daß dort weite Strecken von Epithel entblößt werden und sich die Granulationen direkt in das Lumen des Sackes ausdehnen: de Schweinitz (1898), Ollendorf (1905), oder die Entzündung geht nach außen unter die Haut weiter, es bildet sich eine Fistel, die mit tuberkulösen Granulationen ausgefüllt ist. Solche Fälle habe ich selbst untersuchen können, auch in dem Falle von Wittich (1913) ist dieser Befund beschrieben.

Therapie. Ist die Diagnose Tränensacktuberkulose klinisch zu stellen (siehe besonders Axenfeld (1901), Shiba (1905), Bribak (1911), auch Rollet (1920), so soll man sich nicht mit irgendeiner konservativen, besonders Sondenkur (Axenfeld 1901) aufhalten, sondern sofort den ganzen Tränensack zusammen mit den ihn umgebenden Granulationen operativ entfernen.

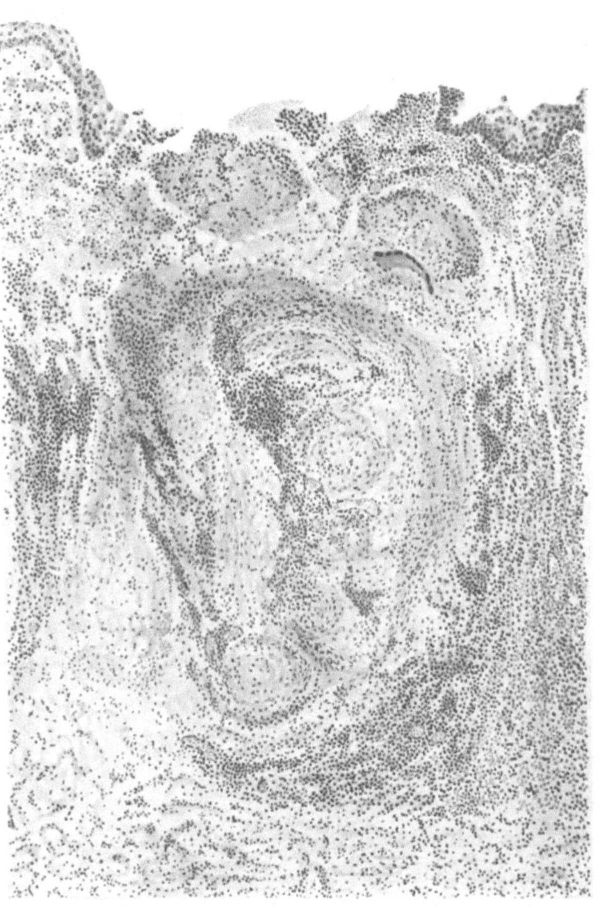

Fig. 26. Tuberkulose der Tränensackwand mit Durchbruch nach dem Tränensacklumen. In dem Tuberkel eine Riesenzelle.

Wenn man sich die anatomischen Präparate ansieht, besonders die Fälle, bei welchen das Granulationsgewebe in den Sack durchgebrochen ist, ist ja die Möglichkeit der Verschleppung der Tuberkulose in die Nase und in den übrigen Körper zu groß.

Nur Hinsberg (1901) empfiehlt, wenn es sich um eine Tuberkulose der Nase handelt, die auf die unteren Teile des Ductus nasolacrimalis fortgewandert ist, zuerst eine Behandlung dieser Nasentuberkulose. Er gibt an, dadurch auch eine Tränensackeiterung zur Heilung gebracht zu haben. In solchen Fällen ist es wahrscheinlich, daß eben die Eiterung im Tränensack nicht dadurch bedingt ist, daß die Wand tuberkulös ist, sondern daß durch die Schwellung in der Umgebung der tuberkulös erkrankten Nase der Abflußweg der Tränen verlegt ist.

Die Operation wird in der typischen Weise ausgeführt. Gelingt es, alle erkrankten Teile mit dem Tränensack zusammen zu entfernen, kann man nach der Operation die Wunde primär durch Nähte schließen. Ich selbst habe auf diese Weise eine ganze Menge solcher tuberkulös erkrankten Tränensäcke entfernt und in einigen Tagen die Wunde ohne jede Eiterung oder Fistelbildung heilen sehen.

Ist der Prozeß sehr ausgedehnt, kann man die Wunde mit Jodoformgaze tamponieren (Ollendorf 1905) oder nach dem Vorgang von Axenfeld (1901) nach der Herausnahme des Sackes die ganze Wundfläche noch mit dem Galvanokauter ausgedehnt verschorfen, um auch die letzten erkrankten Partien zu zerstören.

Tritt nach der Operation eine Fistel auf, so muß diese Fistel sorgfältig umschnitten und herausgenommen werden. Ich habe zwei solche Fälle nach der Operation primär heilen sehen.

Bribak (1911) empfiehlt nach der Operation noch eine Behandlung mit Tuberkulin. Ob dadurch bessere Resultate erzielt worden sind, ist nicht angegeben.

Prognose. Handelt es sich um eine primäre Tuberkulose des Tränensackes ohne anderweitige Komplikationen, kann man die Prognose als durchaus günstig bezeichnen. Man muß nur darauf sehen, daß die Entfernung des erkrankten Sackes möglichst frühzeitig vorgenommen wird.

Aber auch auf schon bestehende Komplikationen in der Nase und in der Bindehaut hat die Herausnahme des Sackes einen günstigen Einfluß.

Daß bei weitausgedehnten granulierenden Entzündungen in der Umgebung des Sackes, bei bestehender Caries der Knochen die Prognose einer Operation, wenigstens im Sinne einer Primärheilung, viel ungünstiger ist, ist klar. Es hängt eben alles davon ab, ob es gelingt, alles erkrankte Gewebe zu entfernen.

Literatur.

1885 GAYET: Tuberculose primitive de la conjonctive propagé au sac lacrymal. (Soc. franç. d'ophth.) Gaz. méd. de Paris No. 8.

1886 BLOCK, Klinische Beiträge zur Ätiologie und Pathogenesis des Lupus vulgaris, Vierteljahrsschr. f. Dermatol. u. Syphil. S. 201. — STÖLTING: Über Tuberkulose der Conjunctiva. Graefes Arch. f. Ophthalmol. Bd. 32, 3, S. 225.

1888 BENDER: Über Lupus der Schleimhäute. Vierteljahrsschr. f. Dermatol. u. Syphilis Bd. 15, S. 891. — VALUDE, E.: Versuche über experimentelle Tuberkulose des Tränensackes. (Der Tuberkulosekongreß in Paris, ref. a. d. Semaine méd.) Münch. med. Wochenschr. S. 576. — Derselbe: Essais de tuberculisation expérimentale du sac lacrymal. Arch. d'ophth. T. 8, p. 165.

1889 LEIDHOLDT, L.: Beiträge zur Kasuistik der Augentuberkulose mit spezieller Berücksichtigung der Tumorenform. Inaug.-Diss. Halle.

1891 ARNOZAN, H.: Du lupus de la joue consécutif aux lésions tuberculeuses de la muqueuse nasale par l'intermédiaire d'une fistule lacrymale. Arch. d'ophth. p. 496. — BOCK, E.: Tuberkulose des Tränensackes. Wien. med. Wochenschr. Nr. 18. — FICK, E.: Über Tuberkulose des Tränensackes. (Ges. d. Ärzte in Zürich.) Korresp.-Blatt f. Schweiz. Ärzte Bd. 21.

1894 JAULIN: Sur la tuberculose de l'appareil lacrymal. Thèse de Paris.

1895 DENIG, R.: Über die Häufigkeit der Lokaltuberkulose des Auges, die Beziehungen der Tuberkulose des Auges zur Tuberkulose der übrigen Organe, nebst Bemerkungen über die Diagnose und Prognose. Arch. f. Augenheilk. Bd. 31, S. 359.

1898 GROBE, K.: Zur pathologischen Anatomie der Tränensacktuberkulose. Inaug.-Diss. Jena. — MORAX: Lupus des voies lacrymales. (Soc. franç. d'ophth.) Ann. d'oculist. T. 119, p. 332. — ROCHON-DUVIGNEAUD: Abscès froid tuberculeux de la région du grand angle de l'œil, ayant les apparences d'une dacryocystite, chez un enfant de 7 mois. Opération. Guérison. Arch. d'ophth. T. 18, p. 391. — DE SCHWEINITZ: Growth in region of lachrymal sac with the histological characters of tubercle. Thirty-fourth annual meeting p. 327.

1899 BODE, H.: Über primäre Konjunktivaltuberkulose. Inaug.-Diss. Tübingen. — GOURFEIN: Étude expérimentale sur la tuberculose des voies lacrymales. Arch. d'ophth. T. 19, p. 362 u. 440. — HERTEL: Beitrag zur pathologischen Anatomie der Tränensackerkrankungen. Graefes Arch. f. Ophth. Bd. 48, S. 21. — JOERSS, K.: Beiträge zur normalen und pathologischen Histologie des Tränenschlauches. Beitr. z. Augenheilk. (DEUTSCHMANN) Nr. 35, S. 355. — PRÖSCHER: Ein Fall von primärer Tuberkulose der Nase, Tränenleitung und Konjunctiva mit Übergreifen auf die Lungen. Zentralbl. f. prakt. Augenheilk. Bd. 23, S. 303. — ROLLET: Tuberkulose des Tränensacks. Ophth. Klinik Bd. 3, S. 344. — Derselbe: La tuberculose du sac lacrymal. Clin. ophth. No. 13. — SEIFERT: Tuberkulose des Tränennasenkanales. Münch. med. Wochenschr. S. 1966. — STRZEMINSKI: Un cas de tuberculose primitive de la peau palpébrale et du sac lacrymal. Guérison spontanée. Recueil d'ophth. T. 21, p. 193.

1900 VINCENT: La tuberculose du sac lacrymal. Thèse de Lyon.

1901 AXENFELD: Ergebn. d. allg. Pathol. u. pathol. Anat. Bd. 6, S. 203. — HINSBERG: Über Augenerkrankungen bei Tuberkulose der Nasenschleimhaut und die Milchsäurebehandlung der letzteren. Zeitschr. f. Ohrenheilk. Bd. 39, S. 224. — LEVY, A.: Ein Beitrag zur Spontanheilung und zum klinischen Bilde der Konjunktivaltuberkulose. Klin. Monatsbl. f. Augenheilk. Bd. 39, 1, S. 386.

1902 AURAND: Tuberculose de la conjonctive et de la cornée. (Soc. des sciences méd. de Lyon.) Recueil d'ophth. T. 24, p. 679.

1903 POULARD: Tuberculose des voies lacrymales. (Soc. d'ophth. de Paris.) Arch. d'ophth. T. 23, p. 773 und Ann. d'oculist. T. 120. — ROLLET: La tumeur lacrymale tuberculeuse. Rev. gén. d'ophth. p. 141.

1905 Chappé: Néoplasie tuberculeuse paralacrymale. Ann. d'oculist. T. 133. — Chaillous: Tuberculose des voies lacrymales et de la conjonctive chez un enfant. (Soc. d'ophth. de Paris, Sitzung v. 11. Dez. 1904.) Arch. d'ophth. T. 14. Klin. Monatsbl. f. Augenheilk. Bd. 1, S. 242. — Ollendorf: Tuberkulose des Tränensackes. (Württemb. ophth. Ges.) Ophth. Klinik Bd. 9, S. 6. — Derselbe: Ein Fall von Tuberkulose der Tränenwege. Klin. Monatsbl. f. Augenheilk. Bd. 43, 1, S. 112. — Shiba: Über die Ätiologie der Tränensackentzündungen bei Tuberkulose der Umgebung und über Dacryocystitis tuberculosa. Beilageheft z. Klin. Monatsbl. f. Augenheilk. 43, S. 63.

1906 Axenfeld: Die tuberkulöse Erkrankung des Tränensacks. Med. Klinik Nr. 7. — Wagenmann: Demonstration mikroskopischer Präparate 1. ... 2. Ein Fall von Tuberkulose des Tränensackes. 33. Vers. d. ophth. Ges. zu Heidelb. S. 296 und 300.

1907 Caboche: Deux cas de tuberculose naso-lacrymale. (Soc. franç. d'otol. d. laryng. et de chirurg.) Rev. gén. d'ophth. p. 89. — Wagner, R.: Beiträge zur Pathologie des Tränensackes. Inaug.-Diss. Tübingen. — Wirtz: Beitrag zur klinischen und pathologisch-anatomischen Kasuistik der primären Tränensacktuberkulose.

1908 Elliot: Some notes and observations on three hundred and ten consecutive operations for exstirpation of the lacrymal sac. Ophth. rev. p. 33. — Lundsgaard: 2 Tilfackle af Hudtuberkulose, utgaaet fra en Dacryocystitis. Hospitaltidende p. 1459.

1909 Tydings: Probable case of lupus. (Chicago ophth. soc.) Ophth. rec. p. 123.

1910 Fage: La tuberculose du sac lacrymal. Arch. d'ophth. T. 30, p. 352. — Moreau: Dacryocystite tuberculeuse simulant une ostite du malaire, exstirpation, guérison. (Soc. de scienc. méd. de Saint Etienne.) Rev. gén. d'ophth. p. 422. — Peters: Erkrankungen des Auges im Kindesalter. Bonn: Cohen. — Rollet et Grandelement: Tuberculose primitive du sac lacrymal. Rev. gén. d'ophth. p. 477. Klin. Monatsbl. f. Augenheilk. Bd. 48, 1, S. 113. 1911.

1911 Bribak: Klinische und mikroskopische Beiträge zur Häufigkeit, sowie zur Diagnose und Therapie der Tränensacktuberkulose. Klin. Monatsbl. f. Augenheilk. Bd. 49, 2, S. 747. — Fromaget: Traitement de la dacryocystite tuberculeuse. (Soc. de méd. et de chirurg. de Bordeaux.) Recueil d'ophth. T. 33, p. 158. — Hessberg: Eitrige Tränenleiden. (Ärztl. Ver. Essen a. Ruhr.) Berlin. klin. Wochenschr. S. 2276. — Rollet: Tuberculosi delle vie lacrimali. Clin. ocul. T. 12, p. 776. — Derselbe: Tuberculose des voies lacrymales. (Soc. franç. d'ophth.) Recueil d'ophth. T. 33, p. 169 und Ref.: Klin. Monatsbl. f. Augenheilk. Bd. 49, 2, S. 113. — Werncke: Tuberkulose des Auges und seiner Adnexe. Russki Wratsch. Nr. 56, S. 1906.

1912 van Lint: Traitement préopératoire, à la pâte au bismuth, d'une dacryocystite tuberculeuse. Clin. ophth. p. 122 et Policlin. de Bruxelles, févr.

1913 Fage: Tuberculose du sac lacrymal. Ophth. provinc. p. 114. — Derselbe: Un cas de tuberculose du sac lacrymal. (Soc. d'ophth. de Paris.) Ann. d'oculist. 150, p. 207. — Rollet et Genet: Tuberculose du sac lacrymal. Clin. ophth. p. 734. — Stock, W.: Über anatomische Untersuchungen von exstirpierten Tränensäcken. (Ver. d. Augenärzte d. Prov. Sachsen, Anhalts u. d. Thüring. Lande.) Klin. Monatsbl. f. Augenheilk. Bd. 51, 2, S. 774. — Wittich: Über Beteiligung der Tränenröhrchen an der Tuberkulose des Tränensackes. Klin. Monatsbl. f. Augenheilk. Bd. 51, 1, S. 577.

1914 Scholz, W.: Klinische und pathologisch-anatomische Befunde bei Untersuchung von 109 Tränensäcken mit besonderer Berücksichtigung der Tuberkulose. Inaug.-Diss. Jena.

1920 Hessberg, R.: Über Augentuberkulose. Berlin. klin. Wochenschr. S. 11. — Rollet et Bussy: Les formes cliniques de la tuberculose des voies lacrymales. Rev. gén. d'ophth. T. 34, p. 205.

b) Tränensackerkrankungen bei Syphilis.

Es ist ganz sicher nicht richtig, bei einem Kranken, der syphilitisch ist und eine Tränensackerkrankung aufweist, diese Erkrankung als syphilitisch anzusprechen. Ich habe in der Augenklinik Jena alle Tränensackerkrankungen der Wassermannschen Reaktion unterzogen und dabei feststellen können, daß bei diesen Kranken die Syphilis nicht häufiger ist als in dem zum Vergleich herangezogenen Material. Als solches dienten alle möglichen anderen Erkrankungen, bei welchen die Syphilis als solche nicht als ursächliches Moment in Frage kommt, z. B. die Conjunctivitiden, Blepharitiden, Hornhautgeschwüre usw., kurz die Kranken, die wegen irgendeiner Klage die Klinik aufsuchten. In beiden Serien war die Syphilis in gleicher Menge vertreten.

Primäraffekt im Tränensack. IGERSHEIMER (1918) schreibt: Gar nicht beobachtet sind Primäraffekte, die vom Tränensack ihren Ursprung nehmen. Ich finde einen Fall, den DE VINTENTIIS (1900) beschreibt:

Nach einer leichten Reizung am inneren Lidwinkel trat eine Schwellung und braunrote Verfärbung der Haut über dem Tränensack auf, die Drüse am Unterkieferwinkel und die Ohrdrüse schwollen indolent an. Heftige Kopfschmerzen stellten sich ein. An der

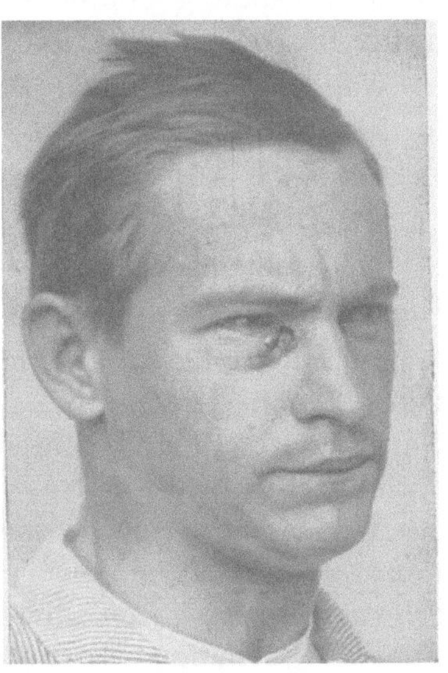

Fig. 27. Primäraffekt im Tränensack.

Stelle des Tränensackes bildete sich eine harte, eiförmige Geschwulst. Später traten typische sekundäre Erscheinungen auf.

Ich selbst hatte Gelegenheit, einen nach meiner Ansicht sicheren Primäraffekt, der vom Tränensack ausging, zu beobachten. Ich gebe die Abbildung des Falles (Fig. 27).

Es handelte sich um einen 23jährigen Mann, der 10 Wochen, ehe er in die Klinik zur Behandlung kam, eine Verdickung am rechten inneren Lidwinkel hatte. Das rechte Auge tränt seither. Nach 6 wöchentlichem Bestehen ist die Geschwulst nach außen aufgebrochen. Bei der Aufnahme fand sich im inneren Lidwinkel rechts ein Geschwür mit steilen, derb infiltrierten Rändern. Die Spülflüssigkeit, die vom unteren Tränenröhrchen eingespritzt wurde, entleerte sich durch das Geschwür nach außen. In die Nase floß nichts ab. Spirochäten wurden im Reizserum nicht gefunden. Die Occipital- und Unterkieferdrüsen sind als dicke indolente Pakete zu fühlen. Die Wassermannsche Reaktion ist vierfach positiv.

Beiderseits besteht eine leichte Iritis.

Auf eine energische Kur mit Neosalvarsan heilt das Geschwür rasch ab. Die Drüsenschwellungen verschwinden, die Iritis heilt ab.

In diesem Falle hat es sich nach der Vorgeschichte sicher um einen Primäraffekt des Tränensackes selbst gehandelt, der, da er nicht erkannt war, nach außen durchgebrochen ist. Der Tränensack ist dadurch vollständig obliteriert. Über die Art der Infektion ließ sich nichts feststellen.

Weitere Berichte über Primäraffekte des Tränensackes sind nicht in der Literatur zu finden.

Sekundär-luetische Erkrankungen im Tränensack.

Sichere Beobachtungen sekundär syphilitischer Erkrankungen, z. B. Kondylome des Tränensackes sind in der Literatur nicht zu finden.

Die Mitteilungen, die mir zugänglich waren, sind alle als Beschreibungen von tertiären syphilitischen Prozessen aufzufassen. GALEZOWSKI (1876) beschreibt eine Frau, die sich 10 Jahre vorher syphilitisch infiziert hatte. Es bildete sich bei ihr eine Geschwulst des Tränensackes. Es wurde ein Stück aus der vorderen Tränensackwand ausgeschnitten, die Vernarbung der Wunde machte sehr große Schwierigkeiten. Erst eine antisyphilitische Kur brachte die gewünschte Heilung. Es muß sich wohl um ein Gummi der Tränensackwand gehandelt haben. Eine ganz ähnliche Beobachtung beschreibt ALMBLAD (1907). Bei der Incision des phlegmonös erkrankten Tränensackes kam er in ein speckiges Gewebe. Auch hier brachte erst eine antisyphilitische Kur Heilung.

Einen Fall, der lange Zeit als Lupus behandelt worden war und dann später unter einer antisyphilitischen Kur heilte, beschreibt IGERSHEIMER (1918). Eine ganz ähnliche Krankengeschichte kann auch ich geben: Ein 17jähriges Mädchen wird wegen eines großen Geschwürs, das in den Tränensack durchgebrochen war, seit einem Jahre von den verschiedensten Ärzten mit der Diagnose Lupus oder Carcinom ohne jeden Erfolg behandelt. Die Wassermannsche Reaktion war positiv. Unter einer energischen Salvarsankur heilte die ganze Erkrankung in 3 Wochen aus (Fig. 28).

Fast dieselbe Krankengeschichte von einem jungen Mann ist auch von PANAS (1902) mitgeteilt worden.

Über Tränensackerkrankungen infolge von syphilitischer Zerstörung der Knochen sind in der älteren Literatur Mitteilungen von LAGNEAU, SICHEL, RICHET und PANAS (zit. nach IGERSHEIMER 1918). In der neueren Zeit sind wohl solche Befunde bei acquirierter Syphilis deshalb seltener, weil die Behandlung solch schwere Veränderungen nicht zustande kommen läßt. ALEXANDER (1889) berichtet noch über einen Fall von einem Mann, bei welchem der Knochen der Nase und wohl auch das Tränenbein infolge von Syphilis sich als nekrotische Massen abstießen, und bei dem sich durch diese Veränderungen eine Eiterung des Tränensackes entwickelt hatte. Es bestand eine Fistel von dem Tränensacke aus in die zerstörte Nase.

Bei der angeborenen Syphilis, die zur Bildung einer Sattelnase geführt hat, ist das Tränenträufeln eine häufige Erscheinung. Aber auch die Tränensackentzündung ist nicht selten. CHAILLOUS (1902) zeigt ein solches Kind, auch TERSON weist in der Diskussion zu dem Vortrag von CHAILLOUS darauf hin, daß bei solchen hereditär syphilitischen Kindern häufig neben einer Ozaena, einer Keratitis parenchymatosa auch die Tränenabflußwege erkrankt sind.

SIDLER-HUGUENIN (1904) hat bei 125 hereditär luetischen Kindern viermal eine Dakryostenose, einmal eine Tränensackfistel und einmal eine Tränensackeiterung festgestellt.

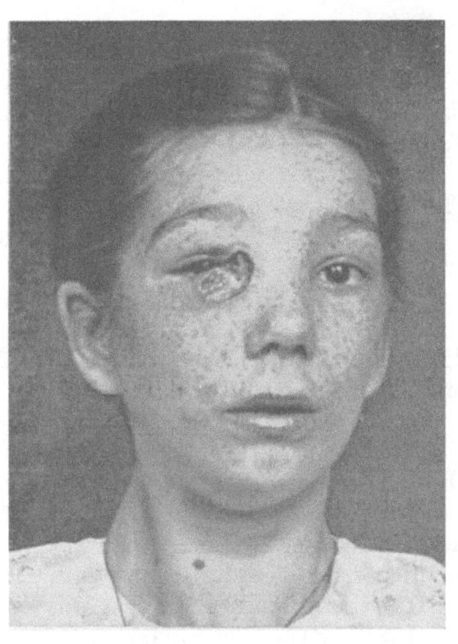

Fig. 28. Gummöse Zerstörung der Haut über dem Tränensack.

Ich selbst habe bei mehreren Kranken mit einer Sattelnase bei angeborener Syphilis den Tränensack wegen Eiterung entfernt. Im anatomischen Präparat fanden sich aber immer nur Veränderungen wie auch sonst bei gewöhnlicher Dakryocystitis. Die Erkrankung des Tränensackes muß also wohl eine sekundäre Erscheinung durch Zerstörung der Knochen und Verengerung des Tränennasenkanals sein.

Literatur.

1876 GALEZOWSKI: Tumeur lacrymale syphilitique. Guérison. Réc. d'ophth. p. 179.

1881 LAREBIÈRE, P.: Contribution à l'étude des altérations syphilitiques des voies lacrymales. Thèse de Paris p. 59.

1882 Bull Charles Stedmann: Syphilitic diseases of the lachrymal apparatus. New York journ. a. obstetr. rev., April.

1884 Fano: Abscès ossifluent du grand angle de l'orbite chez un nouveau né, guéri d'administration de l'iodure de potassium à la nourrice. Ann. d'oculist., August-September.

1889 Alexander: Syphilis und Auge. Wiesbaden: J. F. Bergmann. — Robinson, J.: Case of syphilitic inflammation of both lachrymal ducts. Illustr. med. news, London p. 283.

1891 Wurdemann, W.: Some syphilitique lesions of the eye. Americ. journ. of ophth. p. 277.

1894 Dunn, F. D.: A case of simultaneous syphilitic inflammation of the mucous membrane of both lachrymal ducts. Ophth. rec., Nashville p. 345.

1900 de Vincentiis, C.: Sifiloma del sacco lagrimale. Ann. di ottalmol. T. 29, p. 682.

1902 Chaillous: Tränenträufeln bei einem hereditär luetischen Kind. Clin. ophth. p. 213. Ophth. Klinik S. 213. — Fumagalli: Manifestazione cotaneo sifilitica terziaria simulante un epitelioma cutaneo della regione del sour lacrymale. Ann. di ottalmol. T. 31, p. 757. — Panas: Syphilis des voies lacrymales. Arch. d'ophth. T. 22, p. 749.

1903 Rijo: Schanker der Tränensackgegend. Cronica med.-chirurg. de la Halona. Clin. ophth. p. 387.

1904 Sidler-Huguenin: Über die hereditär-syphilitischen Augenhintergrunds-erkrankungen. Beitr. z. Augenheilk. Bd. 6.

1907 Almblad: Fall of gumma i saccus lacrimalis. Hygiea Schwed. S. 525.

1909 Antonelli: Patologia nasolacrimale nella sifilide congenita. Riv. ital. di ottalmol. p. 211. Arch. d'ophth. T. 28, p. 599, Zeitschr. f. Augenheilk. Bd. 22, S. 248 und Ann. de maladies vénér 1910 No. 1. — Kalt: Pathologie de l'appareil lacrymale. Encycl. franç. d'ophth. T. 8.

1912 Luedde: Multiple gummata al inner canthus simulating dakryocystitis. Ophth. rec. p. 191 und Americ. journ. of ophth. Vol. 29. p. 8.

1914 Igersheimer: Über die Erkrankungen der tränenabführenden Wege bei hereditärer Lues. Klin. Monatsbl. f. Augenheilk. Bd. 52, 1, S. 212. — Hochsinger: Studien über hereditäre Syphilis. Wien.

1918 Igersheimer: Syphilis und Auge S. 176. Berlin: Julius Springer.

1921 Pais: Secondary syphilitic dacryocystitis. Gior. de Ocul. p. 81.

c) Lepra.

Bei der Lepra werden besonders in den fortgeschrittenen Fällen, also bei einer Dauer der Lepra über 30 Jahre, nach den Mitteilungen von Lyder Borden (1899) und Lie (1899), die Lider der Augen häufig Sitz von leprösen Veränderungen sowohl bei der Lepra maculo-anaesthetica als bei der Lepra tuberosa.

Tränensackeiterungen und lepröse Veränderungen der Tränenwege sind in dieser größeren Monographie gar nicht erwähnt.

Ich bin der festen Überzeugung, daß deshalb nicht geschlossen werden darf, daß die Tränenwege frei von leprösen Veränderungen blieben. Diese Veränderungen treten bei der Schwere der Erkrankung der Lider und des Augapfels so in den Hintergrund, daß sie eben nicht der Erwähnung für wert befunden worden sind.

Da man bei einer fortgeschritteneren Leprainfektion fast immer Leprabacillen im Nasensekret findet, muß ja das Naseninnere regelmäßig ergriffen sein, und so schließe ich, daß auch die Schleimhaut des Tränensackes und des Tränennasenkanales Lepraknoten oder Geschwüre tragen muß.

Ich selbst habe nur einen Fall von lepröser Scleritis gesehen, bei welchem der Tränensack frei war. Auch in diesem Falle fanden sich massenhaft Leprabacillen im Nasensekret.

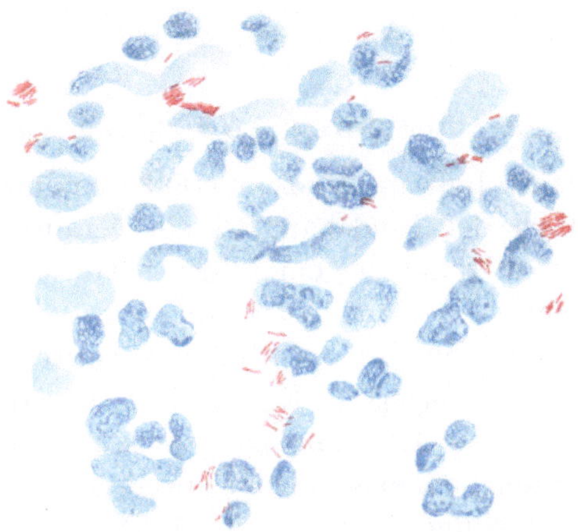

Fig. 29. Nasensekret eines Leprösen. Massenhaft Leprabacillen.

Einen Ausstrich dieses Sekrets habe ich zeichnen lassen. Die Abbildung soll zeigen, welche Massen von Leprabacillen in solchen Fällen ausgeschieden werden (Fig. 29).

Literatur.

1899 LYDER BORTHEN und LIE: Die Lepra des Auges. Leipzig: Wilhelm Engelmann.

d) Diphtherie.

Eine diphtherische Erkrankung des Tränensackes ist in der Literatur nur einmal von FEILCHENFELD beschrieben.

FEILCHENFELD ist der Ansicht, daß die bei Bindehautdiphtherie einsetzende hochgradige Schwellung der Tränenröhrchen den Übergang des Prozesses auf den Tränensack verhindere, und daß deshalb eine eigentliche Diphtherie des Tränensackes so selten sei. Ich halte diese Erklärung nicht für haltbar.

Sein Fall verlief folgendermaßen: Ein 3jähriges hereditär luetisches Kind bekommt eine Diphtherie der Bindehaut. Im Anschluß daran eine akute Dakryocystitis. Auf Diphtherieserum heilte die Entzündung des Tränensackes aus. Ein Beweis dafür, daß es sich um eine diphtherische Entzündung des Tränensackes gehandelt hat, ist nicht erbracht.

Den Fall, den CASPAR im selben Band des Z. f. pr. A. beschreibt, halte ich für eine von der Gegend des Tränensackes ausgegangene Noma.

Literatur.

1902 CASPAR: Diphtherische Gangrän des Tränensackes. Zentalbl. f. prakt. Augenheilk. Bd. 26, S. 83. — FEILCHENFELD: Dacryocystitis diphtherica. Ebenda Bd. 26, S. 38.

e) Tränensackeiterung durch Anwendung von Jequiriti.

Nachdem im Jahre 1882 DE WECKER (1882) die durch Jequiritiinfus erzeugte Entzündung der Bindehaut als ein geradezu ideales Mittel gegen den Pannus trachomatosus empfohlen hatte, wurde dieses Medikament, wie die sehr zahlreichen Mitteilungen in der Literatur zeigen, in den nächsten Jahren in großem Umfange verwendet. Aber bald erhoben sich Einwände dagegen: Es wurden schwere Erkrankungen der Hornhaut mit totaler Einschmelzung ja sogar Vereiterungen des ganzen Auges mitgeteilt, daneben auch schwere Tränensackeiterungen. 1884 liegen solche Mitteilungen von SIMI (1884) und DEL TORO (1884) vor. In der deutschen Literatur weist besonders VOSSIUS (1884) auf diese sehr unangenehme Komplikation hin. Als dann RÖMER (1901) im Jahre 1901 in dem Abrin eine genauer dosierbare Substanz beschrieb und auch ein Serum herstellen ließ, das die Abrinentzündung rasch wieder zum Verschwinden bringen konnte, glaubte man, daß nun diese schweren Komplikationen unmöglich wären. Aber auch mit diesem Mittel ließen sich Tränensackeiterungen nicht vermeiden. HOOR (1902) hat unter 121 mit diesem Mittel behandelten Fällen fünfmal eine Tränensackeiterung bekommen. Da die genaueren Mitteilungen über diese Komplikation recht spärlich sind, möge es gestattet sein, die wenigen etwas genauer zu berichten. Im ersten Falle wurde nach Einträufelung der Lösung I, II und III eine mittelschwere Entzündung erzeugt. Zu gleicher Zeit trat eine Tränensackeiterung auf, die zu Phlegmone der Umgebung mit Durchbruch des Eiters nach außen führte. Beim zweiten Falle wurde bis zur Lösung IV gegangen, während der schweren Ophthalmie entstand eine Tränensackeiterung mit Absceßbildung.

Serum wurde in diesen beiden Fällen nicht gegeben. In einem weiteren Falle entsteht bei einer durch Lösung IV hervorgerufenen schweren Ophthalmie eine Tränensackeiterung, die trotz sofortiger ausgiebiger Serumanwendung zur Abscedierung führte. In zwei weiteren Fällen wird bei dem einen mit Lösung III, bei dem anderen mit Lösung IV eine schwere Ophthalmie erzeugt. Es stellt sich eine Rötung und Schwellung der Tränensackgegend mit Eiterung im Tränensack ein. Auf ausgiebige Anwendung von Serum bildet sich aber die Tränensackeiterung ganz zurück.

SEEFELDER (1905) hat unter 20 behandelten Fällen 5 Tränensackeiterungen gesehen. 4 Fälle traten bei Frauen, 1 bei einem Jungen von 14 Jahren auf. Zweimal entwickelte sich eine Tränensackeiterung mit Neigung zur Phlegmonisierung auf der Höhe der Ophthalmie. Einmal verschwand die Tränensackeiterung nach 9 Tagen zusammen mit der Entzündung des Auges, bei einem anderen blieb die Tränensackeiterung bestehen. In 3 Fällen wurde die Tränensackeiterung erst längere Zeit nach der Entlassung festgestellt und in einem dieser Fälle schuldigt SEEFELDER sogar die Tränensackeiterung an, die Sehverbesserung, die erzielt worden war, wieder aufgehoben zu haben.

SALFFNER (1901) hat unter 58 behandelten Augen 14mal eine Dakryocystitis auftreten sehen: 3mal heilte die Entzündung unter Anwendung von Serum wieder aus, bei 5 blieb eine Dakryocystitis dauernd bestehen.

Eine anatomische Untersuchung einer frischen durch Jequiritoleinträufelung entstandenen Dakryocystitis liegt nicht vor. Man ist deshalb über die Art ihrer Entstehung auf Vermutungen angewiesen. Ich kann mich hier ganz der Ansicht besonders von SEEFELDER (1905) anschließen: Während der Entzündung der Bindehaut ist in fast allen Fällen auch die Tränensackgegend auf Druck schmerzhaft. Es liegt also zweifellos auch eine Entzündung der Tränensackschleimhaut vor. Dadurch wird wohl der Ductus nasolacrimalis verlegt, und die jetzt sekundär einsetzende bakterielle Entzündung führt zu den schweren Komplikationen. Sind diese noch nicht eingetreten und wird durch Serumeinspritzung die Schwellung wieder beseitigt, so wird wohl die Dakryocystitis wieder ausheilen können. Daß aber Veränderungen im Tränensack auch jetzt vorhanden sein können, beweist das spätere Auftreten einer Eiterung in den SEEFELDERschen (1905) Fällen.

So ist also bei der Anwendung auch des Jequiritols und des Jequiritolserums große Vorsicht zu empfehlen, besonders da auch das langsame Ansteigen, d. h. die sehr vorsichtige Dosierung nicht schützt. Es sind Fälle von Tränensackeiterung beschrieben, bei welchen erst die Lösung I und II ohne größere Reaktion ertragen wurden (HOOR 1902, SEEFELDER 1905).

Literatur.

1882 DE WECKER, L.: Die mittels Jequiritiinfusion künstlich erzeugte Ophthalmia purulenta. Klin. Monatsbl. f, Augenheilk. Bd. 20, S. 317.

1883 SIMI: La dacriocistite per l'instillazione dell'infuso di jequirity nel sacco congiunctivale. Boll. d'ocul. IV. p. 53.

1884 SIMI: La dacryocystite per la instillazione dell'infuso del jéquirity nel sacco congiunctivale. Boll. d'ocul. T. 6, No. 4, p. 97. — DEL TORO: Akute durch Jequiriti hervorgerufene Dakryocystitis. Cronica de especialidades médico-quirurgicas. Ref.: Zentralbl. f. prakt. Augenheilk. Bd. 8, S. 295. — VOSSIUS: Die heilsamen Wirkungen der Jequiritoltherapie. Berlin. klin. Wochenschr. Nr. 17, S. 257.

1901 RÖMER: Experimentelle Untersuchungen über Abrinimmunität als Grundlage einer rationellen Jequirititherapie. v. Graefes Arch. f. Ophth. Bd. 52, S. 72. — SALFFNER: Klinische Betrachtungen über Jequiritol und Jequiritolserum. Arch. f. Augenheilk. Bd. 44, S. 322.

1902 HOOR, K.: Das Jequiriti, das Jequiritol und Jequiritolserum. Vossius' zwanglose Abh. a. d. Geb. d. Augenheilk. Bd. 5, H. 2, S. 1.

1903 KRAUSS: Über Jequiritol. Zeitschr. f. Augenheilk. Bd. 10, S. 34 u. 122.

1905 SEEFELDER: Das Jequiritol. Klin. Monatsbl. f. Augenheilk. Bd. 43, S. 275.

1924 BALACCO: Dacriocistite da Jequirity nell'eta giovanile Boll. d'ocilist. Anno III, No. 3, p. 270.

f) Streptotricheen im Tränensack.

Während der Befund von Konkrementen in den Tränenröhrchen keine Seltenheit darstellt, finden sich in der Literatur nur ganz spärliche Fälle dieser Erkrankung im Tränensack.

TJUMÄNZEW (1910) beschreibt ein Konkrement im Tränensack, das er für einen Actinmoyces hält, und MORAX (1911) hat ein solches Konkrement aus einem eitrigen Tränensack entfernt. Er hält den Pilz für ein Sporotrichum Beermanni.

Es wird sich wohl in beiden Fällen um dieselben Keime handeln, die wir im Tränenröhrchen finden und die zu der Familie der Streptotricheen gehören.

Literatur.

1910 TJUMÄNZEW: Ein Fall von Aktinomykose des Tränensackes. Westnik Ophth. S. 181.

1911 MORAX: Sporotrichose primitive du sac lacrymal. Ann. d'oculist. T. 145, p. 49.

1922 FAVA, ATTILIO: Streptothricose primitive du sac lacrymal et de la joug de l'home. Ann. d.'oculist. T. 159, H. 2, p. 117.

g) Tränensackeiterung der Neugeborenen.

Die Tränensackeiterung der Neugeborenen ist zweifellos in den allermeisten Fällen eine Folge einer Atresie des Tränennasenkanals, gehört also wohl in das Gebiet der angeborenen Mißbildungen. PETERS und sein Schüler BERNHARDT (1907) halten deshalb den Namen „Tränenschlauchatresie der Neugebornen" für besser, weil damit die Ursache des Krankheitsbildes gegeben ist. Ich möchte trotzdem hier auf diese Erkrankung eingehen.

In seltenen Fällen kann diese Eiterung auch entstehen durch Veränderungen der Knochen bei angeborener Syphilis. Diese Ursache ist in dem Kapitel „Syphilis der abführenden Tränenwege" besprochen, hier wird also nicht noch einmal darauf eingegangen.

Klinische Symptome. Die Kinder werden häufig schon sehr frühzeitig, manchmal schon in den allerersten Lebenstagen zum Arzt gebracht, weil den Eltern oder der Hebamme auffällt, daß ein oder beide Augen tränen oder Eiter absondern. Häufig wird vom Laien die Diagnose Gonorrhöe gestellt. Manchmal wird auch das Leiden vom Arzt als eine chronische Bindehauterkrankung angesehen und behandelt. Ich selbst habe einen solchen Fall beobachtet. Ein 7jähriges Kind war dauernd von dem Hausarzte mit Tropfen, Umschlägen usw. behandelt, einem Spezialarzte war es nie zugeführt worden. Beim Druck auf den erweiterten Tränensack entleerte sich eine Masse Eiter.

Von dieser Tränensackeiterung aus kann sich auch eine Phlegmone mit nachfolgender Tränensackfistel entwickeln.

Nach PETERS (1891) ist der Verlauf häufig folgender: Einige Tage nach der Geburt tritt spärliche eitrige Sekretion aus einem Conjunctivalsack auf. Die Conjunctiva erscheint gewöhnlich normal. Ebenso ist keine Sekretion aus der Nase vorhanden. Auch fehlt meist eine Auftreibung der Tränensackgegend. Beim Druck auf den Tränensack entleert sich am ersten Tage nur wenig oder gar kein Sekret, dasselbe ist dann ziemlich eingedickt und wird erst später dünnflüssiger. Nach einigen Tagen tritt gewöhnlich Heilung ein, oder dieselbe zieht sich mehr in die Länge. In solchen Fällen konnte noch nach 6 Wochen und 4 Monaten durch bloßes Ausdrücken des Tränensackes Heilung erzielt werden.

Dieser günstige Ausgang ist aber sicher nicht in allen Fällen zu erwarten. Ich selbst habe Neugeborene gesehen, bei welchen im Anschluß an eine solche Tränensackeiterung eine Phlegmone aufgetreten ist. Allerdings habe ich schwere Komplikationen weder selbst gesehen noch in der Literatur beschrieben gefunden. Diese Phlegmone tritt aber erst nach einiger Zeit ein. Der Eiter, der aus dem Tränensack in den ersten Lebenstagen entleert wird, ist nach PETERS (1892) steril. Es muß sich also um eine Sekundärinfektion vom Conjunctivalsack aus handeln. Daß dann eine gewisse Gefahr auch für das Auge besteht, ist sicher, denn nun werden in dem Eiter fast regelmäßig Pneumokokken gefunden.

WEISS (1892) führt als Beweis dieser Gefahr folgenden Fall an: Ein schwächliches Kind, das seit der Geburt an beiderseitigem Tränenträufeln leidet, wird zu ihm gebracht, weil ein Auge trüb geworden sei. Er stellt eine doppelseitige Tränensackeiterung und ein Geschwür auf der rechten Hornhaut fest. Am nächsten Tage findet sich auch ein Geschwür auf der linken Hornhaut. Nach der Beseitigung der Tränensackeiterung durch Sondierung heilen die Geschwüre in 14 Tagen ab. Allerdings ist dieses Kind nach $^1/_4$ Jahr gestorben, und es mag vielleicht die „Schwäche", vielleicht ein Nährschaden mit die Ursache der Hornhauterkrankung gewesen sein.

Einen beweisenderen Fall habe ich selbst beobachtet: Ein 8 Tage altes Kind wird mir gebracht mit doppelseitigen Hornhautgeschwüren. Ich nahm zuerst auch eine Keratomalazie an und schickte das Kind zu Prof. BIRK (Kinderklinik) zur Untersuchung. Von dort bekam ich die Nachricht, daß irgendeine allgemeine Schädigung auch im Sinne eines Nährschadens sicher nicht vorhanden sei. Darauf wurden die Tränensäcke genau untersucht, aus beiden ließ sich massenhaft Eiter ausdrücken. Sowohl in diesem Eiter als im Abstrich von den Geschwüren fanden sich Pneumokokken. Eine sofort ausgeführte Sondierung brachte die Tränensackeiterung zur Heilung. Nach 5 Tagen waren auch die Geschwüre der Hornhaut ausgeheilt. Dieser Fall beweist meines Erachtens mit Sicherheit die Gefährlichkeit der Tränensackeiterung auch des Neugeborenen für die Hornhaut.

Differentialdiagnose. Ein geübter Untersucher wird diese Tränensackeiterung mit Sicherheit finden. HEDDÄUS (1892) erwähnt als Unterscheidungsmerkmal gegen Gonorrhöe, daß bei dieser die Eiterabsonderung auch während des Schlafes weitergeht, während sie bei der Tränensackeiterung während dieser Zeit aufhöre.

In der jetzigen Zeit wird ja unter allen Umständen ein Präparat des Eiters auf Mikroorganismen zu färben sein — damit ist dann die Gonorrhöe ohne weiteres auszuschließen.

Ein Druck auf den Tränensack wird dann den Austritt von Eiter aus den Tränenröhrchen ergeben.

Ursache. Während in den früheren Abhandlungen vor dem Jahre 1889 die angeborene Tränensackeiterung kaum erwähnt wird, finden sich in den nächsten Jahren, ganz besonders durch die Veröffentlichungen von PETERS (1891) angeregt, eine Menge von Arbeiten über diesen Gegenstand. Schon früher hatte VOSSIUS (1890 S. 98) die Ansicht ausgesprochen, daß eine angeborene Fistel des Tränensackes dadurch entstanden sei, daß der Tränennasenkanal nicht in der normalen Weise gebildet, sondern an seinem untern Ende durch einen Epithelüberzug geschlossen gewesen sei. Er hatte bei einer 17jährigen Zigarrenarbeiterin eine solche Fistel dadurch geheilt, daß er zuerst den Tränennasenkanal mit einer Sonde öffnete und dann später die Fistel circumcidierte.

Diese Ursache nimmt nun PETERS (1891) für die Mehrzahl der angeborenen Tränensackeiterungen an.

PETERS geht in dieser Frage von den Arbeiten von KÖLLIKER aus, der nachgewiesen hat, daß die Bildung der Tränenwege in die Nase auf folgende Weise zustande kommt: Es wächst ein Epithelschlauch, der im Anfang solid ist und erst später ein Lumen bekommt, in die Tiefe und verbindet die Bindehaut mit der Nase. Zum Schluß öffnet sich dieser Epithelschlauch an seinem Übergang in die Nasenschleimhaut. Nach der Ansicht von PETERS kommt es nun vor, daß diese Öffnung in ganz ähnlicher Weise ausbleibt, wie das manchmal ja auch bei der Analöffnung beobachtet wird. Es staut sich dann das Sekret in den oberen Partien, anfangs ist das Sekret steril, später erfolgt die Infektion vom Conjunctivalsack aus.

WEISS (1892) wendet sich gegen diese Ansicht und glaubt, ganz besonders da anatomisch beweisende Präparate fehlen, daß auch eine Schwellung der Schleimhaut eine solche Tränensackeiterung hervorrufen könne.

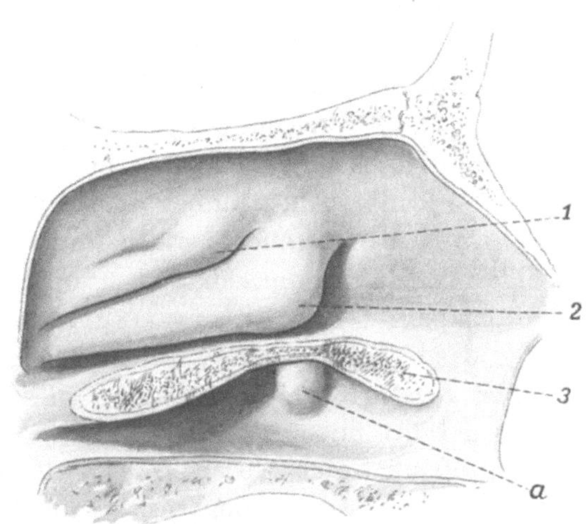

Fig. 30. Verschluß des Ausgangs (*a*) des Tränennasenkanals beim Neugeborenen (Präparat von ELSCHNIG).
1) obere, *2*) mittlere, *3*) untere (abgetragene) Muschel.

In der Versammlung der ophthalmologischen Gesellschaft in Paris wird 1891 das Thema sehr eingehend behandelt und CHEVALLEREAU (1891) vertritt auch die Auffassung von PETERS.

Dieser Ansicht schließen sich in den nächsten Jahren nun eine große Anzahl von Autoren an: HEDDÄUS (1892), HIRSCH (1892), BAAS (1894), LEVY (1897), LEPLAT (1900), CIRINCIONE (1903) und EVERSBUSCH (1903). Auch ich habe in sehr vielen Fällen feststellen können, daß bei sonst ganz gesunden Kindern eine solche Tränensackeiterung darauf beruhte, daß nur ein ganz leichter Verschluß des untersten Endes des Tränennasenkanals als Ursache festzustellen war. Beweisend für die Ansicht, daß es sich hier um einen angeborenen Verschluß handelt, ist ein anatomisches Präparat, dessen Abbildung ich ELSCHNIG verdanke. Dieses Präparat stammt aus der Hasnerschen (1848, 1850) Sammlung. Die Abbildung füge ich hier bei (Fig. 30).

Ein ganz ähnliches Präparat hat übrigens Rochon-Duvigneaud (1899) in der französischen ophthalmologischen Gesellschaft gezeigt. Cirincione (1895) hat ganz ähnliche Präparate bei Föten von 6—9 Monaten Alter gesehen, ja sogar eine cystische Geschwulst im unteren Abschnitt des Tränennasenganges war vorhanden, diese cystische Vorwölbung ist durch Erweiterung der kleinen Membran, welche pathologischerweise die Mündung selbst verschloß und durch den Druck der ausgeschiedenen Flüssigkeit ausgedehnt war, entstanden.

Auch Péchin (1905) scheint ähnliche Befunde gesehen zu haben. Daß es natürlich auch vorkommen kann, wie besonders Wicherkiewicz (1891) betont, daß einmal eine angeborene Syphilis, oder Verletzungen des Schädels bei der Geburt bei engem Becken oder durch die Zange durch Verlegung des Tränennasenkanals zu einer Tränensackeiterung führen können, ist klar. Solche Ursachen muß der gewissenhafte Untersucher immer auch in Betracht ziehen.

Behandlung. Handelt es sich um einen solchen membranösen Verschluß des Tränennasenkanals, muß die Behandlung dieser Ursache angepaßt sein. Peters (1892) gibt an, daß ein öfteres Ausdrücken des Sackes in seinen Fällen sehr oft — sogar nach seiner Ansicht fast regelmäßig zum Sprengen dieser Membran und damit zur Heilung geführt habe.

Ich muß mich der Ansicht von Weiss (1892) anschließen, der mit dieser einfachen Behandlung nicht zum Ziele gekommen ist. Er beschreibt einige Fälle, bei welchen die Tränensackeiterung nicht ausheilte. Auch ich konnte nur in seltenen Fällen mit dem einfachen Ausdrücken Heilung erzielen.

Die meisten Autoren empfehlen eine Sondierung des Tränennasenkanals, Weiss (1892) nimmt dazu eine konische Sonde. Vossius (1890) kam — allerdings bei einer 17jährigen Patientin — nur dadurch zum Ziel, daß er eine Zeitlang eine Dauersonde einlegte. Weiss (1892) sondiert nach Schlitzen des unteren Tränenröhrchens in Narkose, ich selbst habe weder je das Schlitzen des Röhrchens noch eine Narkose nötig gehabt.

Zusammenfassend wäre also die Behandlung folgendermaßen auszuführen:

Bei Neugeborenen oder ganz jungen Kindern soll man erst versuchen, durch öfteres Ausdrücken und Massage des Tränensackes die Erkrankung zum Ausheilen zu bringen (Peters 1892, Panas 1894, Eliasberg 1900 u. a. m.). In einer Reihe von Fällen wird man damit zum Ziel kommen. Verschwindet die Tränensackeiterung nicht, so muß man zur Sonde greifen. Ich empfehle, mit einer konischen Sonde das untere Tränenröhrchen leicht zu erweitern und dann mit einer geknöpften $^1/_2$ mm starken Sonde den Tränennasenkanal in derselben Sitzung öfters zu durchbohren. Es gelingt leicht, ohne Nebenverletzungen in die Nase durchzustoßen. Sofort fließt Eiter in die Nase ab. Ich habe im Anschluß an die Sondierung nachher den Tränensack mit physiologischer Kochsalzlösung durchgespült um festzustellen, ob wirklich eine Öffnung in die Nase entstanden ist. Auch bei älteren Kindern und dann, wenn der Tränensack schon erweitert ist, wird man ohne Sondieren nicht zum Ziel kommen.

Als Nachbehandlung ist ein öfteres Ausdrücken des Tränensackes zu empfehlen.

Eine chirurgische Behandlung — Herausnahme des Sackes — wird von allen Autoren abgelehnt.

Prognose. Die Aussichten für die Heilung sind durchaus günstig. Auch in Fällen, in welchen schon eine Erweiterung des Sackes eingetreten ist, geht diese, nachdem der Tränennasenkanal offen ist, zurück.

Literatur.

1848 v. Hasner: Über die Bedeutung der Klappe des Tränenschlauchs. Prager Vierteljahrsschr. Bd. 2, S. 155.

1850 v. Hasner: Beiträge zur Physiologie und Pathologie der Tränenableitungsapparate. Prag. S. 104.

1882 Horner in Gerhardts Handb. d. Kinderkrankh. Bd. 5, 2.

1890 Vossius: Ein Beitrag zu den kongenitalen Affektionen der Tränenwege. Beitr. z. Augenheilk. Bd. 1, H. 2, S. 81.

1891 Chevallereau: Soc. franç. d'ophth. nach Zentralbl. f. prakt. Augenheilk., Mai. — Peters: Über die sog. Tränensackblennorrhöe der Neugeborenen. Klin. Monatsbl. f. Augenheilk. Bd. 29, S. 376. — Wicherkiwicz, zitiert nach Peters (1891).

1892 Heddaeus: Zur sog. Tränensackblennorrhöe der Neugeborenen. Klin. Monatsbl. f. Augenheilk. Bd. 30, S. 81. — Lange: Zur Kasuistik der Tränenschlaucheiterung bei Neugeborenen. Ebenda Bd. 30, S. 304. — Peters: Zur Behandlung der Tränenschlauchatresie der Neugeborenen. Ebenda Bd. 30, S. 363. — Derselbe: Bemerkungen über Erfolge der Nasenbehandlung bei Augenleiden. Zeitschr. f. Augenheilk. — Weiss: Zur Behandlung der Erkrankungen der Tränenwege bei Neugeborenen. Klin. Monatsbl. f. Augenheilk. Bd. 30, S. 238.

1894 Baas: Über einige seltenere Erkrankungen des Tränenapparates. Münch. med. Wochenschr. S. 101. Ref.: Mich.-Nagel, Jahresber. S. 507. — Panas: Traité des maladies des jeux.

1895 Cirincione, G.: Dacriocistite dei neonati. Lav. d. clin. d. R. univ. di Napoli T. 4, p. 105. — Merkanti: Ätiologie der Dakryocystitis der Neugeborenen. Ref.: Zentralbl. f. Augenheilk. S. 489.

1897 Levy: Contribution à l'étude de la dacryocystite congénitale. Thèse de Paris. Ref.: Zentralbl. f. Augenheilk. S. 651.

1899 Rochon-Duvigneaud: Bemerkungen zur Anatomie und Pathologie der Tränenwege. Ophth. Klinik S. 181.

1900 Leplat: L'imperforation du canal lacrymal. Ref.: Jahresber. f. Ophth. S. 483. — Natanson: Augeneiterung der Neugeborenen infolge kongenitaler Atresie des

Tränennasenkanals. Ref.: Ebenda S. 482. — STANKULEANU: Recherches sur le développement des voies lacrymales chez l'homme et chez les animaux. Arch. d'ophth. T. 20, p. 141. Ref.: Ebenda S. 55.

1901 ELIASBERG: Beitrag zur Frage von der Dacryocystitis congenita. Klin. Monatsbl. f. Augenheilk. Bd. 39, S. 192.

1902 HIRSCH: Zur Dakryocystitis congenita. Arch. f. Augenheilk. Bd. 45, S. 291. — WAGENMANN: Münch. med. Wochenschr. S. 631. Ref.: Jahresber. f. Ophth. S. 503.

1903 CIRINCIONE: Ref.: Klin. Monatsbl. f. Augenheilk. Bd. 41, S. 318. — EVERSBUSCH: Die Erkrankungen der Augen in ihren Beziehungen zu Erkrankungen der Nase. Handb. d. Augenheilk.

1904 ZASKIN: Zur Kasuistik der angeborenen Dakryocystitis. Wochenschr. f. Therap. u. Hyg. d. Augen Nr. 46.

1905 PÉCHIN: Franz. ophth. Ges. Ref.: Klin. Monatsbl. f. Augenheilk. Bd. 43, S. 784. — SACHS, KLEIN, WINTERSTEINER: Ophth. Ges. Wien, Okt. Ref.: Ebenda 1906. Bd. 44, S. 268.

1907 ADDARIO: Beitr. zur Ätiologie und Behandlung der angeborenen Dakryocystitis. Ital. ophth. Ges. 1906. Ref.: Klin. Monatsbl. f. Augenheilk. Bd. 45, S. 45. — BERNHARDT, H.: Die Tränenschlauchatresie der Neugeborenen. Inaug.-Diss. Rostock. — CABANNES: Dacryocystite et sinusite maxillaire à gonocoques chez un nouveau né. (Soc. d. méd. et d. chirurg. de Bordeaux.) Rev. gén. d'ophth. p. 288. — OLLENDORF: Über die Tränensackeiterung der Neugeborenen. Klin. Monatsbl. f. Augenheilk. Bd. 45, 1, S. 113.

1909 PETERS: Die angeborenen Fehler und Erkrankungen des Auges. Bonn: Cohen. S. 201.

1914 ELSCHNIG: Persönliche Mitteilungen an mich. — MEYER, WIENER und SAUER, E.: Dacryocystitis caused by a membranosus closure of the nasal duct. Ann. of ophth., July.

1921 GRADLE: Congenital atresia of lacrimal puncta of one side. Arch. of ophth. v. 50. p. 349. — LEBOUCQ: Congenital family dacryocystitis. Soc. Belge d'ophthalm. Amer. journ. of ophthalm. v. 4, p. 759. — LEMOINE and VALOIS: Iodin in congenital lacrimal inflammation. Cln. ophth. v. 25. p. 256. — ZENTMAYER: Congenital atresia of lacrimonasal duct. Amer. journ. of ophth. v. 4. p. 685.

1922 KRÄMER: Zur Ätiologie der Dacryocystitis congenita. Z. f. A. Bo. 49. H. 1, S. 20. — Derselbe; Ein Fall von beiderseitiger Streptokokkendacryocystitis mit einseitigem Durchbruch bei einem Neugeborenen. Kl. M. f. A. Bd. 68, S. 647. — MC MURRAY: Congenital stenosis of nasolacrimal duct. Amer. journ. of ophth. v. 5. p. 226.

1923 CRIGLER, LEWIS: The treatment of congenital dacryocystitis. Journ. of the Americ. med. assoc. T. 81, No. 1, p. 23. — MAGNI, F.: Su di un caso di dacriocistite congenita bilaterale con flemmone parimente bilaterale del sacco lacrimale. Boll. d'ocul. Jg. 2, No. 9, p. 488.

4. Geschwülste des Tränensackes.

Geschwulstbildungen, die vom Tränensack ausgehen, sind offenbar sehr selten. In der ersten Auflage dieses Handbuches sind sie von SCHIRMER (1877) gar nicht erwähnt worden.

a) Gutartige Geschwülste.

Hier sind einmal Cysten, die von der Tränensackwand ausgehen, und dann Polypen im Tränensack bekannt.

1. Cysten. LURIE (1910), der der erste ist, der sich eingehender mit der Cystenbildung in der Tränensackwand beschäftigt, erwähnt

die Ansicht von Mandelstamm (1889). Mandelstamm (1889) behandelt diese Cysten in seinen „klinischen Vorlesungen“ (zit. nach Lurie) in der Weise, daß er angibt, als Cysten seien solche Fälle anzusehen, bei welchen bei Druck weder durch die Tränenröhrchen noch durch den Tränennasenkanal Inhalt entleert wird, und dann solche Fälle, bei welchen die Einführung einer Sonde gut vonstatten geht, während die Geschwulst bleibt.

Ich möchte als Cysten der Tränensackwand nur solche Gebilde ansehen, die sich auf Druck nicht entleeren, während die Tränenwege glatt durchgängig sind, oder wenn es sich um einen neben dem Tränensack liegenden von ihm abgeschlossenen Hohlraum handelt.

Lurie (1910) hat zwei solcher Fälle gesehen. Einmal wurde ihm ein Tränensack gezeigt, der wegen Eiterung entfernt war. Bei der Operation wurde eine neben dem Sack gelegene Cyste angestochen, die eine gallertige Flüssigkeit enthielt. Der Tränensack selbst war mit Eiter gefüllt. Eine anatomische Untersuchung dieser Cyste wurde nicht gemacht.

Bei einem zweiten Falle fand er ein vom Tränensack ausgehendes Divertikel, das mit dem Tränensack kommunizierte. Bei der anatomischen Untersuchung wurde festgestellt, daß es sich um ein reines Schleimhautdivertikel handelte.

Kubik (1920) hat bei einem 21jährigen Mädchen eine mit dem Tränensack nicht kommunizierende Cyste entfernt, die anatomisch genau wie die Tränensackwand gebaut war.

Aus diesen Beobachtungen geht hervor, daß solche Cysten sicher aus Divertikeln des Tränensackes entstehen können. Es wären das dann Folgen von entwicklungsgeschichtlichen Anomalien im Bau des Tränensackes.

Man muß aber auch annehmen, daß solche Cysten aus den Drüsen, die im normalen Tränensack (Joerss 1899, Hertel 1899, Wernke 1904 [zit. nach Kubik 1920]), (siehe bei Tränensackentzündung) vorhanden sind, ausgehen können. Ein Beweis für diese Entstehungsart ist allerdings noch nicht erbracht.

2. Polypen im Tränensack. Richtige Schleimhautpolypen im Tränensack sind wohl selten. Bei genauer anatomischer Untersuchung der herausgenommenen Tränensäcke wird man sie aber sicher öfters finden. Auffallend oft hat Berlin (1868) — bei 7 operierten und untersuchten Fällen 6 mal — solche Polypen gefunden, desgleichen Rollet und Bussy (siehe oben).

Man muß unterscheiden zwischen gestielten Fibromen, die offenbar sehr selten sind, und Granulomen. Der Unterschied ist anatomisch leicht zu machen. Fibrome sind mit Epithel überzogen, Granulome nicht.

Ein echtes Fibrom hat HERTEL (1899) beschrieben, während die Fälle von WAGENMANN (1906) und PIESBERGEN (1921) sicher als Granulome aufzufassen sind. Solche Granulome kommen wohl meist durch Verletzungen des Tränensackes zustande. In dem WAGENMANNschen (1906) Falle war auf den Tränensack eingeschnitten, und bei dem von PIESBERGEN (1921) waren häufige Sondierungen vorgenommen worden.

Von dem Falle von PIESBERGEN (1921), der aus meiner Klinik stammt, gebe ich ein Bild. Besonders wichtig in diesem Falle ist der Umstand, daß an der Oberfläche der Geschwulst die Bindegewebszellen so flach sind, daß man bei oberflächlicher Beurteilung wohl an einen Epithelüberzug denken kann, der aber sicher nicht vorhanden ist (Fig. 31).

Die klinische Diagnose ist nicht mit Sicherheit zu stellen.

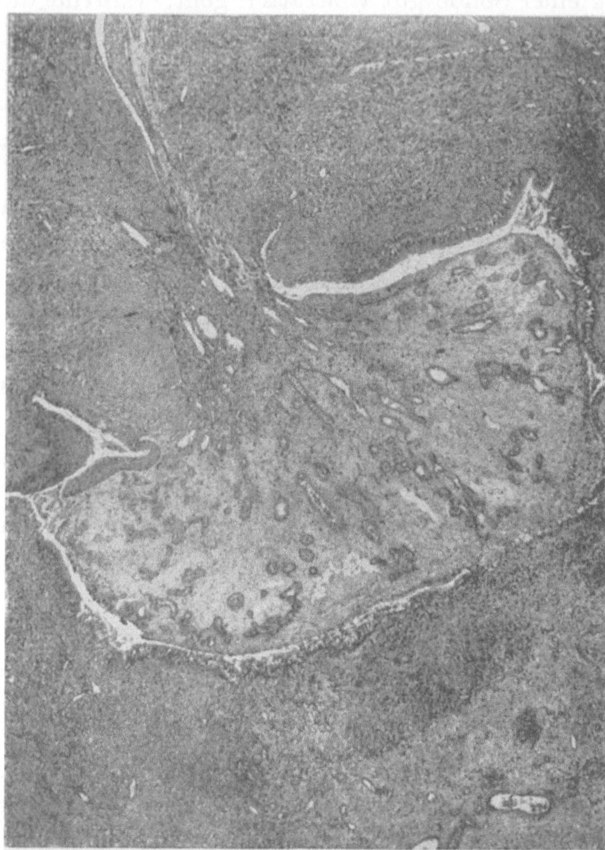

Fig. 31. Polyp im Tränensack (Fall PIESBERGEN).

An eine solche Geschwulstbildung muß man denken, wenn der Tränensack, nachdem er ausgedrückt oder ausgespült ist, noch immer weich und dick zu fühlen ist. Man wird aber immer auch an eine Tuberkulose der Sackwand denken müssen, denn hier sind die Erscheinungen ganz ähnlich.

Solche Polypen sind noch beschrieben von: STRZEMINSKI (1899) bei einer 38jährigen Frau mit einer Dakryocystitis mit Fistelbildung, dann von SAMURAWKIN (1904) bei einem 9jährigen Mädchen, das seit einem

Jahre wegen Dakryocystitis behandelt war, außerdem von WAGNER (1907) und POKROWSKY (1912).

Auch der Fall von SNEGIREW (1910), den er als Sarkom mitteilt, war wohl ein solcher Polyp. Jedenfalls wurde von einem pathologischen Anatomen bei der Diskussion seiner Demonstration energisch bestritten, daß es sich um ein Sarkom handele.

Ein „hartes Papillom", das ebenfalls gestielt war, hat HERRMANN (1901) beschrieben.

ROLLET und BUSSY (1923 S.125) finden bei der anatomischen Untersuchung von 100 mit dem Ductus nasolacrimalis zusammen herausgenommenen Tränensäcken in 35 % Polypen im Tränensack. Diese Polypen sitzen entweder breit auf oder haben einen dünnen Stiel. Die Größe ist sehr verschieden. Manchmal füllen sie den Sack vollständig aus.

Am häufigsten finden sie sich bei den „Formes muqueses". Eine so große Häufigkeit der Polypen ist von niemand angegeben. KUHNT (1891 S. 154) und alle anderen Untersucher — auch ich in meinem Material — bezeichnen wirkliche Polypen des Tränensackes als eine sehr seltene Erscheinung.

KUHNT (1891) erwähnt, daß er pseudopolypöse Wucherungen, sogenannte Granulome, „häufig" gesehen habe. Ich nehme an, daß auch die Befunde von ROLLET und BUSSY wohl fast immer nur Granulome — nicht eigentliche Polypen waren.

b) Bösartige Geschwülste.

1. Carcinome. ROLLET (1906) nimmt an, daß bei älteren Leuten viel häufiger als man gewöhnlich annehme ein Carcinom der Tränensackwand die Ursache einer Dakryocystitis sei. Er hat 5 solcher Carcinome beschrieben. Ich kann mich dieser Ansicht nicht anschließen. Ich habe mindestens 500 Tränensäcke von Leuten über 60 Jahren herausgenommen und genau anatomisch untersucht; nie habe ich ein Carcinom in einem solchen Sack gefunden.

Wenn solche Carcinome vom Tränensack ausgehend entstehen, sind sie offenbar sehr bösartig. PICCOLI (1895), LAFON (1906), BISTIS (1909), die hierher gehörige Fälle operiert haben, berichten alle über Recidive, die dann inoperabel waren.

CIRINCIONE (1890) nennt seinen Fall ein Cystadenom und ist der Ansicht, daß es von den Drüsen im Sack ausgegangen sei.

Zwei merkwürdige Fälle seien noch etwas ausführlicher beschrieben: Einmal ein von DALÉN (1899) mitgeteilter:

24jähriges Mädchen. Seit 8 Jahren Dakryocystitis. Vor 2 Jahren war der Tränensack exstirpiert worden. Jetzt wachsen kleine Geschwülstchen neben der Narbe, die Narbe selbst wird dicker. Die Narbe und die kleinen Geschwülstchen neben der Narbe werden operativ entfernt. Es tritt schon nach $^1/_4$ Jahr ein Recidiv ein, das wieder operiert wird. Die Kranke stellt sich nicht mehr vor, woraus DALÉN (1899) schließt, daß sie geheilt ist. Die anatomische Untersuchung ergab Carcinom und DALÉN (1899) nimmt an, daß dieses Carcinom von Resten des Tränensackes oder der Fistel ausgegangen ist.

GUIBERT und GUÉRITEAU (1905) bekamen einen 56jährigen Mann mit einem großen, der vorderen Tränensackwand angehörigen Carcinom in Behandlung. Da der Tumor inoperabel war, wurde er mit Röntgenstrahlen behandelt. Glatte Heilung.

Ob es sich in diesem Falle um ein Carcinom des Tränensackes oder nach meiner Ansicht wohl um ein Ulcus rodens, das von der Haut ausging, gehandelt hat, ist nicht mit Sicherheit zu entscheiden. Im letzteren Falle wäre die Heilung durch Röntgenstrahlen ja nicht so besonders merkwürdig. Diese oberflächlichen Carcinome der Gesichtshaut eignen sich am besten für Röntgenbehandlung, wie ich selbst an vielen Fällen, die recidivfrei geblieben sind, gesehen habe.

2. Sarkome. Bei einem 17jährigen Mädchen wurde der Tränensack wegen Verdachts auf Tuberkulose entfernt. BUTLER (1915), der diesen Fall beschreibt, findet anatomisch in der Tränensackwand ein kleinzelliges Rundzellensarkom. Schon nach 1 Monat Recidiv. 3 Jahre nachher Tod. Einen ähnlichen Fall: Diagnose gemischtzelliges Sarkom hat SILVESTRI (1897) nach der Operation an Recidiv verloren. MAGGI (1906) beschreibt ein Angiosarkom und PERROD (1911) ein Lymphangioendotheliom der Tränensackwand.

Daß bei Leukämie Lymphome in der Tränensackwand vorkommen, beweist ein von CREUTZ (1881) beobachteter und untersuchter Fall.

VERHOEFF (1915) und DERBY (1915) haben ein Plasmom des Tränensackes anatomisch untersuchen können. Sie halten das Plasmom für einen entzündlichen Prozeß, ich füge diesen Fall aber der Vollständigkeit halber hier an.

Es handelte sich um einen 38jährigen Mann, der seit 9 Monaten eine Schwellung in der Gegend des linken Tränensackes hatte. Es wurde der Tränensack mit dem umgebenden Gewebe in einer Ausdehnung von 10 mm Länge und 6 mm Dicke herausgenommen.

Bei der anatomischen Untersuchung fand sich eine außerordentlich starke Infiltration des subepithelialen Gewebes mit Plasmazellen und unter und zwischen dieser Infiltration sehr viel Hyalin. Die Veränderung ist genau beschrieben, wie die Fälle von hyaliner und amyloider Degeneration der Conjunctiva (sehr gute Abbildungen bei Ishihara Klin. Monatsbl. f. Augenheilk. 1913, Bd. 2, S. 65).

Literatur.

1868 Berlin: Über Exstirpation des Tränensackes. Vers. d. ophth. Ges. zu Heidelberg. Klin. Monatsbl. f. Augenheilk. Bd. 6, S. 355.

1877 Schirmer: Erkrankungen der Tränenorgane. Dieses Handbuch. 1. Aufl. Bd. 7.

1881 Creutz: Einige seltene Fälle von Bindehauterkrankung. Inaug.-Diss. Würzburg.

1889 Mandelstamm: Klinische Vorlesungen, Kiew. Bd. 2, S. 323. (Russisch.) (Zitiert nach Lurie.)

1890 Cirincione: Cisto-adenoma sotto cutaneo giust apporto al sacco lacrimale. Progresso med. IV. Fasc. 4.

1891 Kuhnt: Zur Pathologie und Therapie des tränenableitenden Apparates. Vers. d. ophth. Ges. zu Heidelb. Bd. 20, S. 234.

1895 Piccoli: Carcinoma del sacco lacrimale. 14. congr. dell'assoc. ottalmol. ital. p. 19.

1897 Silvestri: Sarcoma del sacco lacrimale. Ann. di ottalmol. T. 26, p. 452.

1899 Dalén: Ein Fall von Carzinom nach Exstirpation des Tränensackes bei einem 24jährigen Individuum. Beitr. z. Augenheilk. (Deutschmann) Bd. 5, H. 41, S. 1. — Hertel: Beitrag zur pathologischen Anatomie der Tränensackerkrankungen. v. Graefes Arch. f. Ophth. Bd. 48, S. 21. — Joerss: Beiträge zur normalen und pathologischen Histologie des Tränenschlauches. Beitr. z. Augenheilk. (Deutschmann) Bd. 4, S. 355. — Strzeminski: Ein Fall von Polypen des Tränensackes. v. Graefes Arch. f. Ophth. Bd. 49, S. 339.

1900 Sgrosso: Epithelioma del sacco lagrimale. Ann. di ottalmol. T. 29. p. 82. —

1904 Samurawkin: Polyp des Tränensackes. (Moskauer augenärztl. Ges.) Russki Wratsch. Bd. 2, Nr. 36. — Werncke: Westnik ophth., Sept.-Okt. (Russisch.) (Zitiert nach Lurie.)

1905 Guibert und Guériteau: Heilung eines Tränensackkarzinoms durch Röntgenstrahlen. Ophth. Klinik Bd. 9, S. 81.

1906 Lafon: Epithelioma du sac lacrymal récidivé. Rev. gén. d'ophth. p. 517. — Maggi: Contributo allo studio dei tumori primitivi del sacco lagrimale. Ann. di ottalmol. T. 35, p. 789. — Rollet: Le cancer primitif du sac lacrymal. Arch. d'ophth. T. 26, p. 337. — Sulzer et Duclos: Lymphome double du sac lacrymal, suivi de lymphadénie généralisée sans leucémie. (Soc. d'ophth. de Paris.) Recueil d'ophth. T. 28, p. 353. — Wagenmann: Ein großer gestielter Polyp im Tränensack. Vers. d. ophth. Ges. zu Heidelb. Bd. 33, S. 296.

1907 Wagner: Beitrag zur Pathologie des Tränensackes. Inaug.-Diss. Tübingen.

1909 Bistis: Tumeur primitive du sac lacrymal. Congr. internat. di oftalmol. T. 2, p. 533. — Lurie: Zur Frage der Entstehung der Tränensackcysten. Klin. Monatsbl. f. Augenheilk. Bd. 48, 1, S. 374. — Snegirew: Sarkom des Tränensackes. Westnick ophth. S. 686. — Spoto: Neoproduzione inflammatoria della mucosa del sacco lagrimale del causa traumatica. Progr. ophth. T. 5, p. 79.

1911 Perrod: Contributi all'oncologia oculare. Ann. di ottalmol. T. 40, p. 513.

1912 Pokrowski: Sur les polypes du sac lacrymal. Ann. d'oculist. T. 147, p. 369. — Schlindwein: A case of probably malignant disease of the lachrymal duct. Ophth. rec. p. 207.

1915 Butler, T. Harrison: A case of sarcoma of the lachrymal sac. Arch. of ophth. Vol. 43, p. 16. — Verhoeff und Derby: Plasmom des Tränensackes. Ebenda Vol. 44, 3, p. 249.

1920 Kubik: Zur Frage der Tränensackcysten. Klin. Monatsbl. f. Augenheilk. Bd. 44, S. 264.

1921 Gras Rebull: Neubildung der Gegend des Tränensackes. Exstirpation, Heilung. Siglo méd. Jg. 68, No. 3537, S. 921—922. Ref. Zentralbl. f. d. ges. Ophth. Bd. 7, S. 27. — Piesbergen, H.: Über polypöse Wucherungen im Tränensack. Klin. Monatsbl. f. Augenheilk. Bd. 66, 1, S. 695. (Festnummer für Schleich.) — Posey: Report of a case of Primary tubular epithelioma of the lacrimal sac. Transact. of the Americ. ophth. soc. T. 19, p. 205.

1923 Rizzo, Antonino: Su di un polypo mixomatoso del sacco lagrimale. Boll. d'ocul. Jg. 2, No. 4, p. 194.

5. Argyrosis der Tränensackwand.

Nach längerem Gebrauch von Silberverbindungen tritt neben einer Argyrosis der Conjunctiva auch eine solche der Tränensackwand ein. Da die Tränensäcke in solchen Fällen nur zur anatomischen Untersuchung kommen, wenn sie wegen einer Eiterung herausgenommen werden, sind die Berichte über diese Erkrankung natürlich sehr spärlich.

Ich finde in der Literatur nur die Mitteilungen von de Schweinitz (1903), Santos Fernandez (1910), Ruata (1910) und v. Skramlik (1915).

Der Kranke von v. Skramlik hat 3 Wochen lang täglich 1% Arg. colloidale eingeträufelt und dadurch eine Argyrose der Bindehaut bekommen. Bei der Herausnahme des eiternden Tränensackes fiel eine Pigmentierung der Wand auf. Die anatomische Untersuchung ergab 1. eine diffuse Schwarzfärbung einzelner Bindegewebszellen in der Subepithelialschicht, 2. eine Einlagerung von dunklen Körnchen zwischen die Bindegewebszellen und 3. eine ebensolche Einlagerung von dunklen Pünktchen in einzelne Zellen selbst.

Ruata findet bei einem 68 jährigen Manne mit Argyrose der Conjunctiva auch eine Pigmentierung der Tränensackwand und bei der anatomischen Untersuchung Silberkörner in den elastischen Fasern der Tränensackwand, in der Tunica propria und im subepithelialen Gewebe.

Ganz denselben Befund beschreibt de Schweinitz als Folge von langdauernder Einträufelung von Protargollösung. Auch Santos Fernandez beschreibt einen solchen Fall.

Literatur.

1903 de Schweinitz: Argyrosis of conjunctiva and lachrymal sac following use of protargol. Transact. of the ophth. soc. Vol. 39, p. 41.

1910 Ruata: Un caso di argirosi del sacco lagrimale. Ann. di ottalmol. T. 18, p. 153. — Santos Fernandez: Un caso di argirosi del sacco lagrimale. Anales de oftalmol. p. 153.

1915 v. Skramlik, Emil: Argyrose des Tränensackes. Klin. Monatsbl. f. Augenheilk. Bd. 54, 1, S. 443.

Druck von Breitkopf & Härtel in Leipzig.

Die Mikroskopie des lebenden Auges. Von Professor Dr. **Leonhard Koeppe,** Privatdozent für Augenheilkunde an der Universität Halle, Professor h. c. für Augenheilkunde der Universität Madrid.

Erster Band: **Die Mikroskopie des lebenden vorderen Augenabschnittes im natürlichen Lichte.** Mit 62 Textabbildungen, 1 Tafel und 1 Porträt. (319 S.) 1920. 23 Goldmark

Zweiter Band: **Die Mikroskopie der lebenden hinteren Augenhälfte im natürlichen Lichte** nebst Anhang: Die Spektroskopie des lebenden Auges an der Gullstrandschen Spaltlampe. Mit 42 zum Teil farbigen Textabbildungen. (128 S.) 1922. 8,40 Goldmark

---

Der Augenhintergrund bei Allgemeinerkrankungen. Ein Leitfaden für Ärzte und Studierende. Von Dr. med. **H. Köllner,** a. o. Professor an der Universität Würzburg. Mit 47 großenteils farbigen Textabbildungen. (191 S.) 1920. 11,50 Goldmark; gebunden 13,40 Goldmark

---

Die Krankheiten des Auges im Zusammenhang mit der inneren Medizin und Kinderheilkunde. Von Professor Dr. **L. Heine,** Geh. Medizinalrat, Direktor der Universitäts-Augenklinik Kiel. Mit 219 zum größten Teil farbigen Textabbildungen. (Aus »Enzyklopädie der klinischen Medizin«. Spezieller Teil.) (560 S.) 1921. 21 Goldmark

Grundriß der Augenheilkunde für Studierende. Von Professor Dr. **F. Schieck,** Geh. Medizinalrat, Direktor der Universitäts-Augenklinik in Halle a. S. Dritte, verbesserte und vermehrte Auflage. Mit 125 zum Teil farbigen Textabbildungen. (178 S.) 1922. Gebunden 6,50 Goldmark

---

Syphilis und Auge. Von Professor Dr. **Josef Igersheimer,** Oberarzt an der Universitätsaugenklinik zu Göttingen. Mit 150 zum Teil farbigen Abbildungen. (641 S.) 1919. 31 Goldmark

---

Die augenärztliche Therapie. Ein Leitfaden für Studierende und Ärzte. Von Dr. **Ernst Franke,** fr. a. o. Professor der Augenheilkunde und Leiter der 2. Augenklinik an der Universität Hamburg, Augenarzt in Kolberg. (145 S.) 1924. 4,80 Goldmark

Die Lehre von den Pupillenbewegungen. Von Dr. **Carl Behr,** o. ö. Professor der Augenheilkunde an der Hamburgischen Universität. Mit 34 Textabbildungen. (Bildet zugleich Band II der Untersuchungsmethoden von »Handbuch der gesamten Augenheilkunde«. Begründet von A. Graefe und Th. Saemisch. Dritte Auflage.) (230 S.) 1924. 16,50 Goldmark

---

Myelogenetisch-anatomische Untersuchungen über den zentralen Abschnitt der Sehleitung. Von Dr. phil. et med. **Richard Arwed Pfeifer,** Oberassistent der Klinik und a. o. Professor für Psychiatrie und Neurologie an der Universität Leipzig. Mit 119 zum Teil farbigen Abbildungen. (»Monographien aus dem Gesamtgebiete der Neurologie und Psychiatrie«, Bd. 43.) (154 S.) Erscheint im Februar 1925

Goethes und Schopenhauers Stellung in der Geschichte der Lehre von den Gesichtsempfindungen. Rektoratsrede anläßlich der 340. Stiftungsfeier der Universität Würzburg gehalten in der Aula am 11. Mai 1922 von Dr. **Karl Wessely,** Professor der Augenheilkunde. (43 S.) 1922. 1 Goldmark